Vorwort

Als ich die Anfrage bekam, für dieses Buch ein Vorwort zu schreiben, habe ich spontan zugesagt – obwohl ich den Inhalt noch gar nicht gelesen hatte. Allein der Titel reichte mir schon aus, um das Buch freudig zu begrüßen. Denn in der Tat wird das immer weiter um sich greifende Burnout-Syndrom bislang nahezu ausschließlich als Folge einer übermäßigen psychischen Belastung angesehen und behandelt.

Dabei deutet die Übersetzung des englischen Begriffs bereits eindeutig auch auf eine andere Ursache hin: burn out heißt ausgebrannt und bedeutet zum Beispiel bei einer Öllampe, dass sie wegen Öl-Mangels nicht mehr brennt, und nicht etwa, weil sie zu heiß gebrannt hat. Füllt man den Öl-Vorrat wieder auf, kann man die Lampe wieder anzünden und nutzen wie zuvor.

Ein ähnlicher Vorgang, wie wir ihn heute mit dem Burnout-Syndrom wahrnehmen, geschah in den 1960er-Jahren. Seinerzeit kam es zu einem vermehrten Auftreten von Herzinfarkten, die bis dato eine Rarität waren. Auch hier war die »öffentliche Meinung« schnell mit der Diagnose bei der Hand: Das ist die »Managerkrankheit, weil die so viel Stress haben«.

Inzwischen sterben etwa zwei Drittel der Bevölkerung an und mit dieser »Managerkrankheit«, die in Wirklichkeit eine generalisierte Erkrankung des Herz-Kreislauf-Systems als Folge unseres falschen Lebensstils darstellt. Es ist nur zu verständlich, dass eine solche generalisierte Funktionsstörung des Körpers auch vor dem Gehirn nicht Halt macht! Sicherlich ist das Gehirn ein besonderes Organ und von daher wohl auch besser geschützt als andere Organe. Aber letztendlich haben seine Zellen vergleichbare Stoffwechselbedürfnisse wie die restlichen Zellen im Körper. Hinzu kommt, dass das Gehirn andere Aufgaben als die übrigen Organe hat. Daher sind die Symptome einer Funktionsstörung natürlich auch andere als bei Problemen des Herzens oder der Wirbelsäule: von den Gehirnzellen nicht mehr ausreichend gebildete Botenstoffe führen zu Lustlosigkeit, Antriebsarmut und Depression, untergegangene Gehirnzellen je nach Lokalisation zu Demenz und Morbus Parkinson. Die Perspektiven, die sich aus diesen Zusammenhängen ergeben, sind eindeutig und alles andere als rosig!

Umso wichtiger ist daher dieses Buch, nach dessen Lektüre ich den beiden Autorinnen zu ihrem Werk gratulieren möchte. Es ist außerordentlich verdienstvoll, neben die psychologischen Bemühungen beim Burnout-Syndrom zusätzlich ein verbessertes Ressourcenmanagement für den gesamten menschlichen Körper zu stellen. Handelt es sich dabei doch um ein hocheffektives Werkzeug zur Verhinderung und Behandlung chronischer Krankheiten, das nun ein weiteres Einsatzgebiet erhält: Burnout ist vermeidbar und behandelbar!

Schlangenbad, im Februar 2012

Prof. Dr. Jörg Spitz

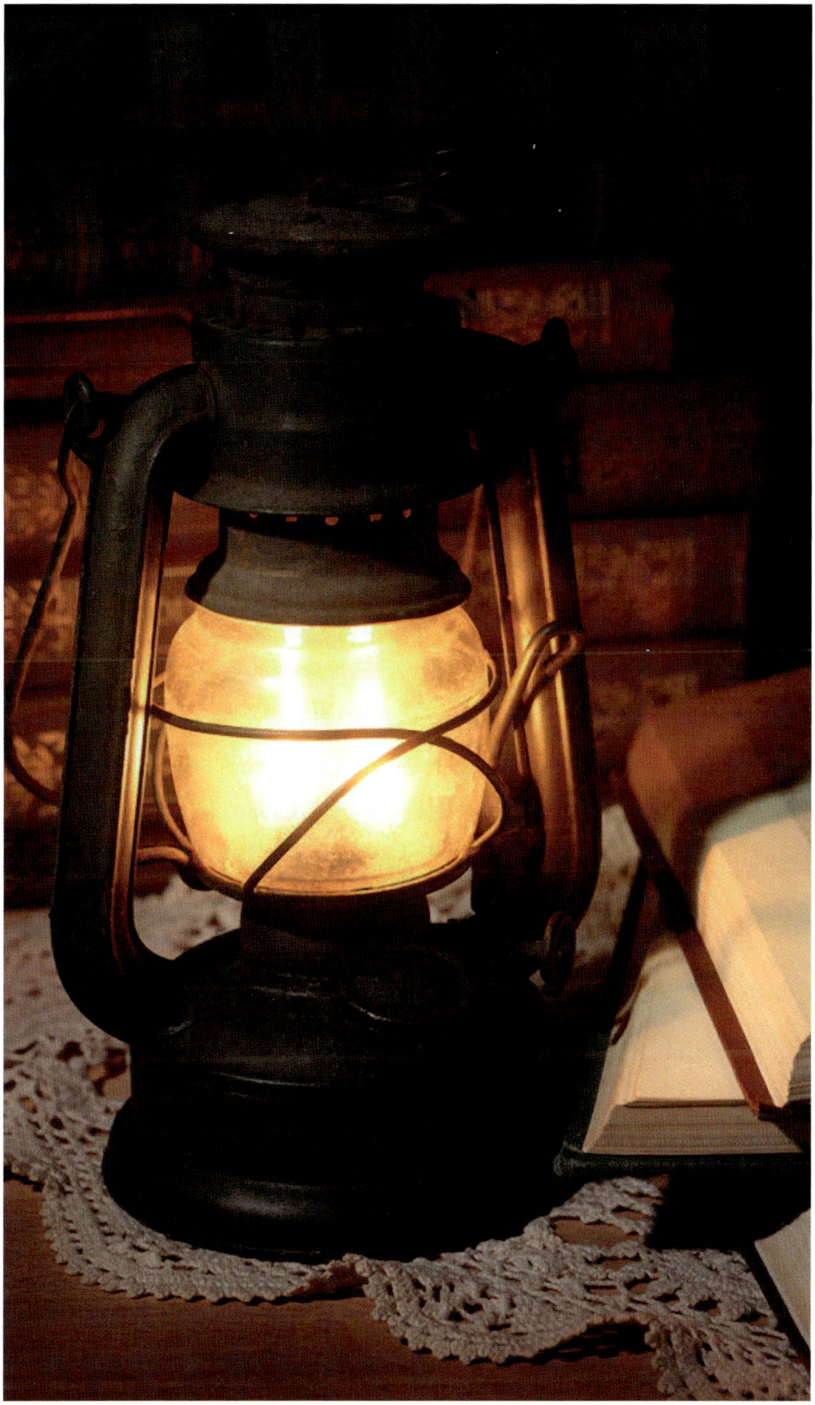

Noch ein Buch zu Burnout? Warum dieses Buch dringend notwendig ist!

Ende Dezember 2011 gab die Gesellschaft für deutsche Sprache wie jedes Jahr das Wort des Jahres bekannt. »Burnout« schaffte es knapp hinter »Fukushima« und vor »guttenbergen« auf Platz 6. Das Burnout-Syndrom hat im Jahr 2011 die öffentliche Diskussion nachhaltig bestimmt. Es gab kaum eine Talkshow, die das Thema nicht aufgegriffen hätte, kaum eine Zeitschrift, die nicht »Burnout« als Aufmacher hatte. Das Magazin »Der Spiegel« widmete dem Thema sogar zwei Titelseiten.

Auch im Jahr 2012 reißt die Diskussion nicht ab: Bundesarbeitsministerin Ursula von der Leyen plant beispielsweise eine breit angelegte Kampagne gegen psychische Überlastung in der Arbeitswelt. »Wir wollen uns im nächsten Jahr mit den Tarifpartnern, Sozialversicherungsträgern sowie Länderexperten zusammensetzen, um wirksame Maßnahmen gegen psychische Überlastungen im Beruf zu entwickeln«, sagte von der Leyen im November 2011 der Saarbrücker Zeitung.

> Das Burnout-Syndrom steht also weiterhin im Brennpunkt. Viele Experten aus Medizin, Psychologie, Politik und Wirtschaft diskutieren Ursachen, Folgen und vor allem Präventions- und Therapiestrategien.

Aus unserer Sicht kommt bei all diesen Diskussionen und Erläuterungen bislang jedoch ein ganz wichtiger Aspekt deutlich zu kurz: die körperlichen Ursachen und Auswirkungen des »Ausgebranntseins«. Wir möchten mit diesem Buch diese Lücke schließen und Ihnen, liebe Leserin und lieber Leser, diesen Aspekt in kompakter und leicht verständlicher Weise nahebringen.

»Ich fühle mich so ausgepowert und erschöpft, habe ich auch schon Burnout?

Soll ich zum Arzt, Psychologen oder doch lieber zum Schamanen? Oder bestelle ich meine Gesundheit am besten einfach beim Universum?« Immer mehr Menschen suchen für ihre gesundheitlichen Probleme Antworten jenseits der klassischen Pfade. Wir leben in einer Zeit, in der Informationen und Wissen in einer Vielfalt zur Verfügung stehen wie niemals zuvor. Aber zur Verfügung stehendes Wissen allein macht niemanden schlau – das Wissen muss auch abgerufen werden. Im Dschungel dieses Wissens müssen wir uns irgendwie zurechtfinden – und das ohne Navigationssystem. Mit anderen Worten: Eine Unmenge verfügbares Wissen zu haben, bedeutet nicht automatisch, dass wir dadurch klüger werden. Oft werden wir zuerst einmal verwirrter. Viele Informationen widersprechen sich, manche sind sogar regelrecht falsch oder auch gefährlich. Orientierung ist nicht immer einfach, und kritisches Hinterfragen ist angesagt. Dabei setzt kritisches Hinterfragen aktuelles Wissen über Zusammenhänge voraus. In kaum einem wissenschaftlichen Bereich haben wir in den letzten Jahren so weitreichende bahnbrechende Erkenntnisse miterleben dürfen wie in der Medizin. Das Verständnis über die Funktionen menschlicher Körperzellen hat sich aufgrund der neuesten Forschungsergebnisse aus Evolutionsbiologie, Biochemie und Biophysik in den letzten Jahren enorm verändert. Gesundheit und Krankheit müssen aufgrund dessen in einem komplett neuen Licht betrachtet und verstanden werden.

Gesundheit fängt in der Zelle an. Dieser simple Satz hat weitreichende Konsequenzen für die Behandlung aller chronischen Erkrankungen, auch für das Burnout-Syndrom. Wir möchten mit Ihnen brandaktuelle wissenschaftliche Erkenntnisse teilen, sie quasi aus den Elfenbeintürmen holen. Daher haben wir das neue Wissen über die Zelle verständlich aufbereitet und viele Experten zum Thema Zellstoffwechsel zu Wort kommen lassen. Wir wünschen uns, dass dieses neue Wissen einer breiten Öffentlichkeit zuteil wird, damit Gesundheit für viele wieder eine Selbstverständlichkeit sein kann.

Ist Gesundheit heute eigentlich noch eine Selbstverständlichkeit? Wir meinen: Ja – solange wir tatsächlich mit unserer Lebensweise den Bedürfnissen unseres Organismus gerecht werden. Nur, in dem Moment, wo wir uns meilenweit von »artgerechter« Lebensweise entfernen, ist es blauäugig zu erwarten, dass dann unser »Vehikel Körper«, in dem wir unterwegs sind, einfach so »aus dem Nichts heraus« weiter optimal funktioniert – insbesondere in einem beruflichen Umfeld, das ständig höchste Anforderungen an unsere Leistungsfähigkeit stellt. Wenn uns die Gesundheit verlässt, dann ist die Überraschung oft groß. Schnell wird jemand gesucht, der das, was nicht mehr »funktioniert«, »reparieren« soll, und das möglichst über Nacht und ohne dass wir selbst etwas dafür tun müssen.

»Sagt uns nicht der gesunde Menschenverstand, was gesunde Lebensweise ist?«, werden Sie jetzt vielleicht denken. Schließlich sind die Medien voll von Ratgebern für ein besseres und vor allem gesünderes Leben. »Der gesunde Menschenverstand ist eine Ansammlung von Vorurteilen, welche man sich bis zum 18. Lebensjahr angeeignet hat«, soll Albert Einstein einmal gesagt haben. Allerdings: Der Wissensstand ändert sich ständig, was gestern noch als richtig galt, muss teilweise heute wieder in Zweifel gezogen werden. Und: Hört nicht der gesunde Menschenverstand oft da auf, wo die eigene Bequemlichkeit beginnt? Nehmen wir mal als kleines Beispiel das Thema Bewegung. Sport soll ja ach so gesund sein, das weiß ja jedes Kind. Aber: Waaas? Iiiiiich soll mich bewegen????? Wann denn, wie denn, wo denn????? Keine Zeit, keine Gelegenheit, keine Lust!!!!!! Kommt Ihnen das vielleicht bekannt vor? Und falls SIE jetzt speziell ein Mensch sind, der sich regelmäßig bewegt – wo ist IHR persönliches »Bequemlichkeitsthema«?

Natürlich möchten wir alle Bequemlichkeit – gerade, wenn die Energiereserven erschöpft sind. Aber dieses Buch ist unbequem, denn es wird Sie durch seine Inhalte zum Umdenken und Aktivwerden auffordern. Da es mit seiner Themenvielfalt mehr in die Breite als in die Tiefe geht, ergibt sich für die einzelnen Aspekte dabei eine eher komprimierte Darstellung. Das geht logischerweise zulasten der Detailliertheit. Wir haben uns auf die Schwerpunkte beschränkt, die sich in unserer täglichen Praxis als die wichtigsten herauskristallisiert haben. Somit erhebt das Buch keinen Anspruch auf Vollständigkeit der Faktoren.

> Noch ein Hinweis: Ein Buch kann verständlicherweise in keinem Fall den Besuch bei einem erfahrenen Arzt oder Heilpraktiker ersetzen.

Wir möchten Sie, liebe Leserin und lieber Leser, motivieren, mit Freude bewusster mehr für die Pflege Ihres »Supervehikels« Körper und seine Gesundheit zu tun. Damit auch für Sie gilt:

Burnout ist vermeidbar und behandelbar!

Wir wünschen Ihnen viel Spaß und gute Erkenntnisse beim Lesen!

Uschi Eichinger Kyra Hoffmann-Nachum

Für Kontakt und zusätzliche Informationen besuchen Sie uns auch auf unserer Webseite www.derburnoutirrtum.de.

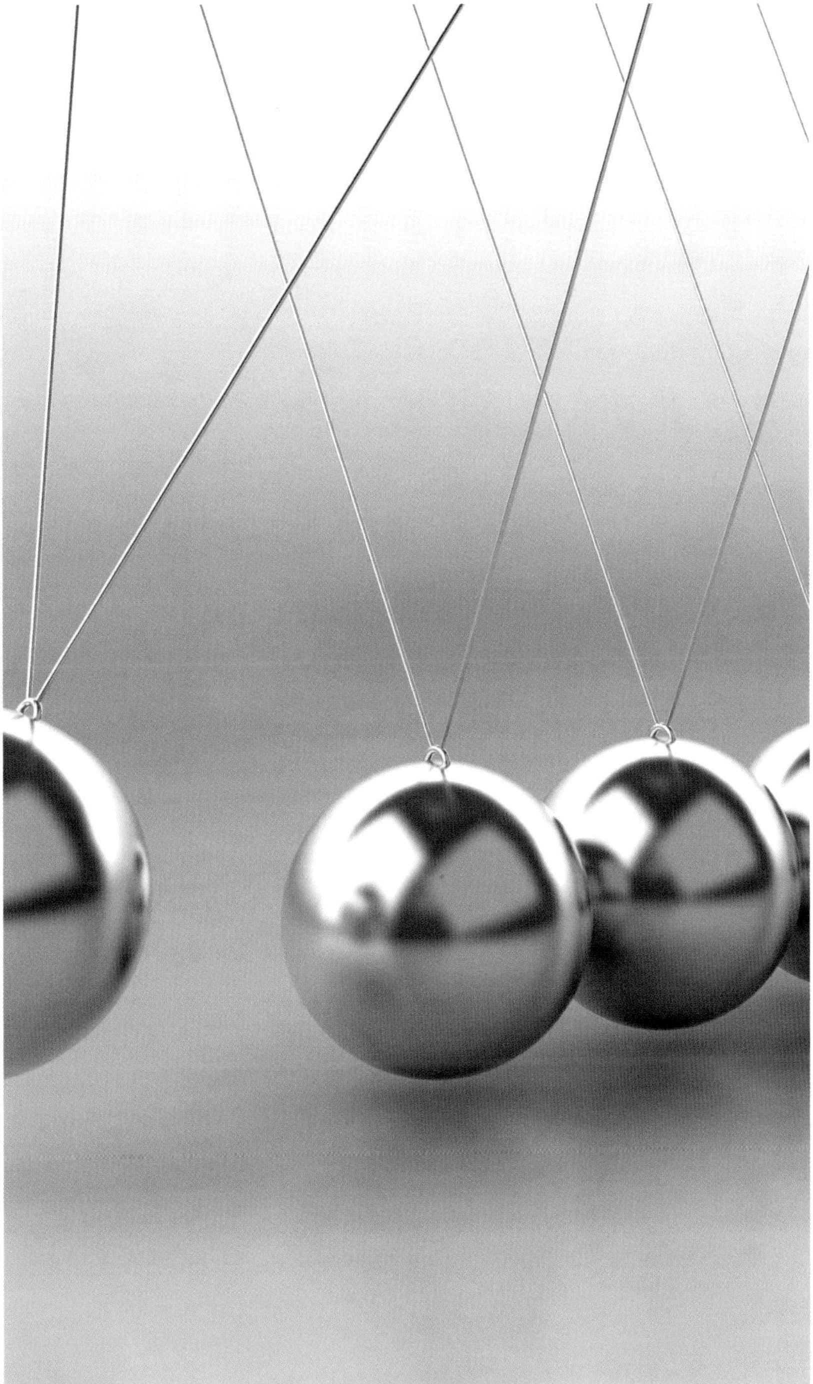

Holt den Burnout aus der Psycho-Ecke!

> *»Ich fühle mich so energielos, so schlapp. Ich bin immer müde, sogar nach einem ausgedehnten Urlaub.«*
>
> *aus Patientenberichten*

Geht es Ihnen auch so? Dann geht es Ihnen wie vielen Menschen in diesem Land. Und es werden immer mehr, deren Kraft nicht mehr so richtig zum Leben reicht und die dadurch eine starke Einschränkung ihrer Lebensqualität erfahren – Menschen aus allen Lebens- und Berufsbereichen. Viele unserer Patienten sind beruflich noch nicht einmal überdurchschnittlich belastet. Sie entsprechen also nicht dem »typischen« Burnout-Patienten, der mit einer 80-Stunden-Woche, permanenter Überforderung oder im Schichtdienst eines helfenden Berufes sein Brot verdient. Burnout ist zu einer Art neuen Volkskrankheit geworden.

Dabei basieren die Darstellungen in den Medien und die zum Thema verfügbare Literatur heute immer noch weitgehend auf dem gleichen herrschenden Paradigma, das seit 1975 seine Gültigkeit hat: Burnout entsteht durch emotionale Ursachen wie Stress, Überforderung am Arbeitsplatz, fehlende Work-Life-Balance, Mobbing und ähnliches.

»Muss bald ganz Deutschland auf die Couch?« fragte Maybrit Illner im Herbst 2011 ihre illustre Talkrunde.

Durch Gespräche mit unseren Patienten und mit Kollegen ist uns aufgefallen, dass die herkömmliche Therapie des Burnout-Syndroms in den meisten Fällen schwerpunktmäßig psychosoziale Aspekte berücksichtigt. D. h., gemeinsam mit dem Patienten werden – im Rahmen einer beruflichen Auszeit – Strategien zur Wiederherstellung der sogenannten Work-Life-Balance erarbeitet und Entspannungsmethoden erlernt. Reicht dies nicht aus, wird in psychosomatischen Kliniken weiter behandelt – oft unter Zuhilfenahme von Psychopharmaka.

...also doch: ganz Deutschland bald auf der Couch?

Nun, schauen wir uns das doch einmal genauer an: Tatsache ist, unsere Arbeitswelt hat sich in den letzten 10 bis 20 Jahren deutlich verändert. Extreme Beschleunigung in jeder Hinsicht, mehr Druck, und auch beruflich wie privat ein verändertes soziales Miteinander. Das Klima ist rauer geworden. Parallel dazu hat sich aber noch ein ganz anderer Faktor unbemerkt, aber nachhaltig verändert, nämlich die Art, wie wir leben und mit unserem Körper umgehen. Unsere in zunehmendem Maße nicht »artgerechte« Lebensweise bewirkt, dass zu emotionalen Ursachen schleichend und oft über lange Zeit unbemerkt körperliche Defizite hinzukommen. Dieses Zusammentreffen der beiden Aspekte – steigende Anforderungen an die persönliche Leistungsfähigkeit bei schleichender Verschlechterung des Zellstoffwechsels durch verschiedene Faktoren des Lebensstils – halten wir für die wesentliche Ursache des exponentiellen Anstiegs des Phänomens Burnout. Jetzt ausschließlich auf psychosozialer Ebene nach den Ursachen zu suchen, wird dieser Komplexität nicht gerecht und gleicht ein wenig dem Mann, der unter dem Lichtkegel einer Straßenlaterne sein Portemonnaie sucht, das er allerdings im Wald verloren hat. Etwas flapsig gesagt, steckt das Burnout nach unserer Ansicht in der Psycho-Ecke (fest) und unser Anliegen ist es, es da herauszuholen.

Dabei stellen wir die Wirksamkeit psychotherapeutischer Verfahren keineswegs in Frage – es gibt genügend Belege dafür, dass durch eine erfolgreiche Therapie in diesem Bereich durchaus im Stoffwechsel positive Veränderungen hervorgerufen werden können. Allerdings ist das unter Umständen ein langwieriger Prozess, der die Geduld der Betroffenen oft auf eine harte Probe stellt. Und wenn die Ursache der Erkrankung tatsächlich vorrangig im Fehlen bestimmter Substanzen liegt, die der Organismus benötigt, um zum Beispiel die »Hardware« unserer Emotionen – etwa die Glückshormone – zusammenzubauen, wird die beste Verhaltenstherapie nicht in der Lage sein, dem Körper diese notwendigen Stoffe zuzuführen. Eine kluge Kombination der diagnostischen und therapeutischen Maßnahmen berücksichtigt beide Ebenen, und durch die entstehenden Synergien lässt sich die Behandlung von Burnout deutlich optimieren und verkürzen. Es geht uns also nicht um »Entweder – Oder«. Es geht uns um das »Sowohl – Als auch«!

Darüber hinaus halten wir noch einen weiteren (psychologischen!) Aspekt für höchst bedeutsam: die nach wie vor vorhandene Tabuisierung psychischer Erkrankungen. Auch wenn sich in der jüngeren Vergangenheit immer wieder Prominente – insbesondere in Sportler- und Künstlerkreisen – zu Burnout oder auch Depressionen bekennen und Selbstmorde bekannter Persönlichkeiten schockieren und Aufmerksamkeit auf die gesamte Thematik »Überforderung« mit ihren negativen Auswirkungen lenken, gilt es gerade und vorrangig in besonders Burnout gefährdeten beruflichen Umfeldern wie im Topmanagement immer noch häufig als »No-Go«, ein »psychisches« Problem zu haben. Lieber beißt Man(n) die Zähne zusammen, macht weiter wie bisher, notwendige Diagnostik und präventive Therapie unterbleiben und am Ende steht dann der Infarkt oder der Schlaganfall. Tragisch, ja, aber zumindest eine »respektable« Krankheitsursache. Bekannte oder Verwandte sagen dann ganz oft: »Das habe ich ja kommen sehen ….« Wenn wir Burnout als systemische Erkrankung betrachten, auf die wir in vielfältiger Weise über eine adäquate »Wartung und Pflege« unseres Organismus Einfluss nehmen können, fällt das Stigma »Psycho« weg und so manche schwere und schwerste Folgeerkrankung kann durch präventive Diagnostik im Sinne einer umfassenden »Inspektion« und durch die erforderlichen Korrekturen vermieden werden.

Burnout – also (nur) eine Frage der Psyche? Irrtum!

Wir möchten Sie daher zu einem Paradigmenwechsel einladen: Burnout ist kein ausschließliches Problem der Psyche – Burnout findet immer auch stofflich statt. Nämlich dann, wenn in Ihrem Körper, in jeder einzelnen Zelle die Energieproduktion immer mehr abnimmt.

Wir sehen die körperlichen Therapien als zwingend notwendige Ergänzung zu sicherlich sinnvollen Maßnahmen auf der psychischen oder auch organisatorischen Ebene. Da es sich bei einem Burnout meistens um einen ganzen Komplex beteiligter Ursachen handelt, die sich oft noch gegenseitig verstärken, muss auch auf mehreren Ebenen angesetzt werden, um den gordischen Knoten zu lösen. Dabei hilft die Frage, was Henne und was Ei ist, am Ende nicht weiter – entscheidend ist, wie einem Betroffenen am besten geholfen werden kann.

Wo liegen jetzt die Ursachen dafür, dass Burnout bisher überwiegend als psychische Erkrankung betrachtet wird? Dies wollen wir uns im Folgenden näher ansehen:

Z73.0 (Burnout-Syndrom) – Modediagnose oder Volkskrankheit?

»Die Ärztezeitung« berichtete in ihrer Ausgabe vom 02.06.2011, dass 30 Prozent der arbeitenden Menschen chronisch erschöpft seien. Auch viele Umfragen unter Beschäftigten zeigen, dass Burnout eine ernst zu nehmende Erkrankung unserer Zeit ist. Immer mehr Menschen fühlen sich müde und erschöpft. Gewerkschaften und Arbeitgebervereinigungen zeigen sich – wenn sie in die Zukunft blicken – nicht zu unrecht besorgt. Haben wir eine neue Volkskrankheit, die ähnlich einer Virusgrippe – nur viel schleichender – in unseren Unternehmen grassiert?

Ist Burnout eine Volkskrankheit?

Wir meinen: Ja! Denn immer mehr Menschen aus allen Berufssparten zeigen die typischen Symptome. »Allein mit der Diagnose Burnout waren 2010 hochgerechnet auf alle gesetzlich versicherten Beschäftigten knapp 100.000 Menschen mit 1,8 Millionen Fehltagen krankgeschrieben«, so die Ärztezeitung am 19.04.2011. Burnout ist ein soziokulturelles, berufsspartenübergreifendes Phänomen geworden, das sowohl die Hausfrau, die Bibliothekarin als auch den Piloten oder den Top-Manager treffen kann.

Die Symptome beim Burnout-Syndrom sind sehr vielfältig. (Ein Syndrom bezeichnet das Vorliegen mehrerer Symptome). Fast alle Betroffenen berichten über ein Gefühl der Überforderung, über emotionale Erschöpfung, ein »Ich-kann-nicht-mehr« mit Leistungsabnahme und gesellschaftlichem Rückzug – in aller Regel einhergehend mit einer chronischen Müdigkeit und Erschöpfung, die sich auch durch Erholungsphasen wie Wochenende und Urlaub nicht nachhaltig bessert. Häufig berichten Betroffene auch über Beschwerden in verschiedenen Organsystemen, sodass Patienten in der Regel bis zur endgültigen Diagnose eine (Tor)tour durch verschiedene Facharztpraxen hinter sich haben.

Die häufigsten Symptome sind:

- Ein- und Durchschlafstörungen
- Konzentrationsstörungen, Gedankenkreisen
- Gereiztheit, Aggression
- Lustlosigkeit
- depressive Verstimmungen
- funktionelle Herzbeschwerden, z.B. Herzstolpern und Herzrasen
- Schweißausbrüche
- Muskelverspannungen
- chronische Schmerzen im ganzen Körper
- Kopfschmerzen
- innere Distanz zur Tätigkeit
- funktionelle Magen-Darm-Beschwerden
- Unruhe
- Antriebslosigkeit
- Panikattacken
- Immunschwäche/chronische Infektanfälligkeit.

Kein Zweifel: Burnout bedroht die Lebensqualität vieler Menschen!

Wie kam es jetzt aber dazu, dass das Thema Burnout einen so extremen psychosozialen Schwerpunkt bekommen hat? Diese Frage lohnt einer näheren Betrachtung, die wir mit einem kleinen Ausflug in die Geschichte beginnen möchten: Der Begriff »Burnout-Syndrom« wurde von dem amerikanischen Psychologen Herbert J. Freudenberger geprägt, der 1975 den ersten wissenschaftlichen Artikel zu diesem Thema im Zusammenhang mit Erschöpfung in Pflegeberufen verfasste. Im Jahr 1981 entwickelten die Psychologinnen Christina Maslach und Susan E. Jackson das »Maslach Burnout Inventory (MBI)«. Es ist ein bis heute gültiger Diagnosekatalog zur Erfassung des Burnout-Syndroms. Das MBI umfasst 22–25 Fragen in den Kategorien »emotionale Erschöpfung«, »Depersonalisation« und »reduzierte persönliche Leistungsfähigkeit«. Anhand dieser Fragen wird ermittelt, wie häufig sich ein Patient von seiner Tätigkeit gestresst bzw. überfordert fühlt. Dieser Fragebogen und auch die klassische Burnout-Definition nach Herbert J. Freudenberger bezogen sich seinerzeit in erster Linie auf die sogenannten »Helfenden Berufe«, d.h. vor allem Pflegepersonal und Ärzte.

Auch die neueren Fragebögen, wie z.B. das »Copenhagen Burnout Inventory (CBI)« zielen auf die Erfassung von beruflichen Belastungen in sozialen Berufen ab. Burnout ist aber längst nicht mehr auf eine Berufsgruppe beschränkt – noch nicht einmal mehr auf die Berufstätigkeit an sich.

Nach dem Internationalen Katalog für Erkrankungen (ICD-10) wird dem »Burnout-Syndrom« die Ziffer Z73.0 – »Ausgebrannt sein/Schwierigkeiten mit der Lebensbewältigung« zugewiesen, eine eigenständige Ziffer existiert nicht. Dabei ist die Abgrenzung zu verwandten Diagnosen wie »Depression« oder »Chronisches Müdigkeitssyndrom« (Chronic Fatigue Syndrome CFS) oftmals schwierig.

In den 1970er-Jahren steckte die Zellstoffwechsel-Forschung jedoch noch in den Kinderschuhen, die Neurobiologie war gerade erst dabei, die weitreichenden Wirkungen der ersten in den Fünfzigerjahren entdeckten Neurotransmitter zu erforschen. Das Thema der Psychosomatik hat zwar schon seit ca. 200 Jahren Eingang in die Medizin gefunden – dass es Auswirkungen von Emotionen auf den Körper gibt, stellt heute niemand mehr in Frage. Dass es aber ebenso nachhaltige Ursache-Wirkungs-Beziehungen in die umgekehrten Richtung gibt, dass sich also körperliche Prozesse und Störungen gravierend auf unsere Emotionen und Befindlichkeiten auswirken können, ist als gesichertes Wissen in dieser Komplexität erst wenige Jahre verfügbar.

Somit liegt die Ursache für die stetige Zunahme von Burnout-Erkrankungen unserer Meinung nach in einer wachsenden Anzahl von vielfältigen chronischen Stressfaktoren aus beiden Bereichen – Psyche und Körper. Stress beschränkt sich ja nicht auf das, was wir im umgangssprachlichen Sinn unter Stress verstehen. Wenn wir sagen »Hatte ich heute wieder einen stressigen Tag…«, dann beschreibt das vorrangig ein subjektiv gefühltes Missverhältnis zwischen den Anforderungen und den individuellen Möglichkeiten, diesen Anforderungen gerecht zu werden, beschränkt sich also auf den emotionalen Anteil. Stress ist jedoch mehr als das – Stress wird letztendlich auf der Ebene Ihrer Körperzellen ausgetragen. Die Zellbiologie spricht heute auch von »Zellstress«. Ständige Müdigkeit und Erschöpfung sind dabei Warnsignale Ihres Organismus: Wie ein Warnlämpchen, das uns zum Beispiel im Auto anzeigt, dass der Ölstand niedrig ist, zeigt uns die Energielosigkeit: die Akkus sind leer. Dann sind wir aufgefordert, dahin zu schauen, wo unsere Energie produziert wird – in die ca. 70 Billionen menschlichen Körperzellen. Die Energie, die Sie morgens beschwingt aufstehen lässt, wird in jeder Ihrer Körperzellen rund um die Uhr hergestellt. Burnout heißt ganz klar Energiemangel! Hier wird aufgrund von unterschiedlichen Stressfaktoren die Energieproduktion zum Erliegen gebracht.

Burnout ist messbar geworden!

In der Regel sind trotz der vielfältigen Symptome beim Burnout sämtliche klassischen Blutparameter unauffällig. Der Patient ist vermeintlich »gesund« und bekommt oft genug das Gefühl vermittelt, er bilde sich seine Beschwerden nur ein. Auch das hat seinen Teil zu dieser Entwicklung beigetragen. Aber: Dass wir etwas (noch) nicht messen können, heißt ja nicht, dass es nicht vorhanden ist. Dank neuer labordiagnostischer Methoden sind die körperlichen Aspekte von Burnout jedoch messbar und damit quantifizierbar geworden. Mithilfe moderner Labordiagnostik ist es heute möglich, das Ausmaß der individuellen Stressbelastung auf die Zellen und die Fähigkeit der Zellen, Energie zu produzieren, zu ermitteln. Laboruntersuchungen sind unverzichtbar, wenn es darum geht, möglichst schnell Hinweise auf die individuellen Ursachen eines Burnout-Syndroms zu erhalten. Sie helfen uns, ein individuelles und effizientes Therapiekonzept zu erstellen.

Hinweis: Diese Laboruntersuchungen sind bislang noch kein Bestandteil der Leistungen der gesetzlichen Krankenversicherungen – Eigenmotivation und -initiative sind hier besonders gefragt.

Stress essen Körper auf

Vielleicht erinnert sich der eine oder andere von Ihnen noch an einen Film von Rainer Werner Fassbinder mit einem ähnlichen Titel: »Angst essen Seele auf«. Ein eindrucksvolles Bild, dessen Bezug zur Wirklichkeit sicher von niemandem bezweifelt wird. Dass aber auch der Körper in ganz erheblichem Maß von Stress in Mitleidenschaft gezogen wird (Angst ist übrigens ein extremer emotionaler Stressauslöser) ist uns oft nur vage bewusst. In unserer Kultur herrscht zu diesem Thema gedanklich in vielen Köpfen eine strikte Trennung: der Körper auf der einen Seite und die Gefühle auf der anderen. Wie viele Wechselbeziehungen zwischen beiden – und zwar in beide Richtungen – bestehen, ist den wenigsten Menschen wirklich klar. Deshalb soll das folgende Kapitel eine kleine Beschreibung dessen liefern, was sich bei Stress in Ihrem Körper abspielt.

Stellen Sie sich vor, Sie sind ganz entspannt im Zoo unterwegs, Sie haben frei, vielleicht ist es ein Ausflug mit Ihrer Familie. Sie stehen gemeinsam vor dem Löwengehege. Einer der Löwen macht einen etwas ungehaltenen Eindruck und läuft brüllend hin und her. Möglicherweise ist er ja hungrig und da draußen stehen Sie – eine potenzielle Delikatesse. Beunruhigt Sie das? Wahrscheinlich nicht – das Gehege ist ja ausreichend gesichert. Und jetzt stellen Sie sich bitte die gleiche Situation vor: ohne Zaun, Gehege oder schützende Glasscheiben. Bleiben Sie dann einfach ruhig stehen und beobachten entspannt, was passiert? Ganz bestimmt nicht – wahrscheinlicher ist, dass Sie sich so schnell wie möglich in Sicherheit bringen. Der »Kampf-oder-Flucht-Mechanismus« tritt in Kraft. Im Falle eines Löwen als Gegenüber werden Sie sich vermutlich für Flucht entscheiden! Dabei denken Sie auch nicht allzu viel nach, das würde ja wertvolle Zeit kosten.

Bei einer solchen Überlebensbedrohung schaltet unser Organismus automatisch um und fährt, ähnlich wie ein Computer, ein spezielles Programm hoch, das die Körperfunktionen dieser extremen Situation anpasst.

Das, was vom Auge wahrgenommen wird, wird im Gehirn überprüft, eine Bewertung erfolgt, ob es sich tatsächlich um eine Bedrohung handelt. Wenn ja, schaltet unser Körper blitzartig in den Überlebensmodus. Verschiedene Prozesse laufen hier gleichzeitig ab. Ein Signal geht vom Hirn, genauer gesagt, vom Hypothalamus über die Hypophyse an die Nebennieren, die sofort Cortisol an die Blutbahn abgeben. Ein bisschen können Sie sich das so vorstellen, wie bei dem alten Sketch von Otto, den sicher noch viele kennen: Otto in der Kneipe. »Ohr an Großhirn: Da hat einer Saufkopf gesagt!!!!!« »Großhirn an alle: Fertigmachen zum ärgern!« Falls Sie den Sketch noch nicht kennen, geben Sie bei Youtube mal »Otto« und »ärgern« ein, das Anschauen wirkt garantiert Stress abbauend!

Cortisol löst jetzt im Zusammenspiel mit verschiedenen anderen »Mitspielern« (wir werden sie Ihnen später noch genauer vorstellen) verschiedene Effekte im Körper aus. Ziel ist, Ihren Körper so zu aktivieren, dass Sie mit dieser lebensbedrohlichen Situation umgehen können, indem Sie zum Beispiel die Flucht ergreifen: Die Atmung geht schneller, der Mund wird trocken, der Herzschlag beschleunigt sich, der Blutdruck steigt. Das Blut wird aus den inneren Organen in die Muskeln gepumpt, nach dem Motto »für die Verdauung des Frühstücks ist später wieder Zeit«. Die Pupillen weiten sich, damit wir erkennen können, aus welcher Richtung die Gefahr auf uns zukommt, fokussiertes Sehen ist in diesem Moment nicht primär von Nutzen. Die Muskulatur spannt sich an, Sie müssen schnell laufen, und möglicherweise möchten Sie den nächsten Baum erklimmen. Ein Teil Ihres Immunsystems ist jetzt hochaktiv für den Fall, dass Sie sich verletzen. Diese Aktivität geht zulasten eines anderen Teils des Immunsystems, der sich mit Eindringlingen in Ihrem Körper auseinandersetzt – keine gute Zeit für Erkältungen. Die Blutgerinnung wird gefördert, falls das nette Tier Sie doch erwischen sollte. Auch die Bildung von Glukose aus Eiweiß wird gefördert. Damit Sie in einer solchen extremen Situation ausreichend Energie zur Verfügung haben, ist der Organismus kurzfristig sogar in der Lage, durch Umwandlung von Muskelmasse Glukose zur Verfügung zu stellen. Sind alle diese Umschaltungen vollzogen, hemmt das Cortisol selbst den weiteren Ablauf dieses Mechanismus.

So. Sie haben den Baum erklommen, der Löwe wurde wieder eingefangen und Sie können sich von der Anstrengung jetzt erholen. Alle Körperfunktionen normalisieren sich wieder. Jetzt fragen Sie sich vielleicht, was denn dieses alberne Beispiel mit dem Löwen hier zu suchen hat. Für Besuche im Zoo haben Sie schon lange keine Zeit mehr. Außerdem sind frei herumlaufende Löwen hier bei uns in Mitteleuropa eine absolute Seltenheit, somit hat dieses Beispiel mit Ihnen wahrscheinlich überhaupt nichts zu tun. Oder vielleicht doch? Sehr wahrscheinlich ist, dass Sie die oben beschriebene Reaktion Ihres Körpers sehr wohl in Ihrem Alltag erleben, ziemlich regelmäßig sogar. Immer dann nämlich, wenn Ihr Gehirn eine Situation in Ihrem Alltag als mögliche Bedrohung einstuft, läuft der oben beschriebene Mechanismus genau so ab. Ihr »Biocomputer« unterscheidet dann nicht mehr zwischen einem echten Löwen und einer relativ harmlosen Situation im Arbeitsalltag. Plötzlich wird aus der Kollegin oder dem Chef ein lebensbedrohendes Untier und die »Kampf/Flucht«-Automatik läuft in vollem Umfang ab. Nein, stopp. Natürlich nicht in vollem Umfang. Sie greifen nämlich nicht zur Keule, um die Kollegin zu erschlagen, und Sie laufen in solch einer Situation auch nicht im Laufschritt davon (obwohl manch einer sicher das Bedürfnis gut kennt, jetzt genau das zu tun …). Dafür haben wir ja eine einigermaßen zivilisierte Sozialisation hinter uns.

Wie kommt Ihr Gehirn eigentlich auf die Idee, einen in Wirklichkeit oft recht harmlosen Auslöser wie das Telefon oder einen Kollegen für eine echte Bedrohung, also quasi für einen Löwen zu halten? Das hängt damit zusammen, welche Bewertung das Gehirn zu dem jeweiligen Auslöser gespeichert hat. Diesen Mechanismus im Detail zu beschreiben, würde den Rahmen des Buches an dieser Stelle sprengen. Umfassende Forschungen in der Neurobiologie belegen allerdings eindrucksvoll, dass die Bewertung eines Auslösers maßgeblich von der Vorerfahrung abhängt, die wir mit diesem Auslöser verbinden – und das unabhängig davon, ob wir uns an diese Vorerfahrung bewusst erinnern oder nicht.

Ist Ihr (Arbeits-)Alltag jetzt relativ stressfrei, werden Sie selten mit Situationen konfrontiert, die diesen Mechanismus in Gang setzen. Wenn das also zum Beispiel nur einmal in der Woche für zehn Minuten der Fall ist, kann unser Organismus damit auch recht problemlos umgehen. Auf Anspannung folgt Entspannung, bei Bedarf auch eine entsprechende Regeneration. Wenn es allerdings in Ihrem Alltag von kleinen oder großen oft »hausgemachten« Löwen nur so wimmelt, dann werden negative körperliche Wirkungen nicht lange auf sich warten lassen. Deshalb ist es in jedem Falle lohnend, bei als bedrohlich bewerteten emotionalen Auslösern zu hinterfragen, ob die wahrgenommenen »Löwen« denn eine tatsächliche Bedrohung darstellen. Da unsere Bewertungen in aller Regel auf gemachten Erfahrungen beruhen, wir sie also »gelernt« haben, können wir sie möglicherweise auch wieder »verlernen«. In vielen Fällen schaffen wir das allerdings nicht allein, sondern brauchen dazu die Hilfe von Spezialisten. Hier ist im Wesentlichen der Bereich der psychischen Behandlungsmethoden angesiedelt.

Was sich auf der körperlichen Ebene abspielt, während wir uns mit echten oder fiktiven Löwen herumschlagen, lohnt sich jedoch ebenfalls genauer anzuschauen, denn oft sind uns die Zusammenhänge zwischen emotionalen Auslösern und körperlichen Symptomen nicht wirklich bewusst. Greifen wir nur mal einige heraus: Herzfrequenz und Blutdruck steigen. Erkrankungen des Herz-Kreislauf-Systems sind nach wie vor die häufigste Todesursache in Mitteleuropa. Dabei ist Bluthochdruck oft ein sehr frühes »Alarmlämpchen« dafür, dass mehr als nur der Blutdruck nicht in Ordnung ist. Der Verdauungstrakt ist nicht optimal durchblutet, somit für optimales Arbeiten auch nicht gerüstet – die Folgen sind unterschiedlichste Beschwerden in diesem Bereich. Wie oft haben Sie schon gehört oder vielleicht selbst gesagt: »Das schlägt mir auf den Magen« oder »Dem ist wohl eine Laus über die Leber gelaufen«? Problematisch wird das besonders dann, wenn wir in diesen nicht optimal arbeitenden Verdauungstrakt unsere Nahrung (unter Zeitdruck, versteht sich) hineinschlingen. Und die nun dauerhaft herabgesetzte Immunabwehr begünstigt eine erhöhte Infektneigung. Jeder Erreger, der vorbeischaut, kann es sich jetzt bei Ihnen gemütlich machen, wichtige Abteilungen Ihres Immunsystems sind gerade völlig unterbesetzt. Das geht sogar bis hin zur Verminderung der frühen Abwehr von Krebszellen.

Soweit die Symptome, die sich quasi auf der »Bühne« Ihres Körpers abspielen. Im nächsten Schritt möchten wir die Bühne verlassen und ein wenig mit Ihnen hinter die Kulissen gehen. Hier lohnt es sich, das »Orchester« einmal näher zu betrachten, das auf biochemische Weise im Hintergrund die »Musik spielt«, während im Vordergrund Ihr Chef oder ein Kunde tobt. Dabei spielen anregende und dämpfende Hormone und Neurotransmitter verschiedene Rollen und wir möchten Ihnen nachfolgend die einzelnen »Künstler« etwas detaillierter vorstellen. Da wir Sie nicht mit allzu viel biochemischen Details langweilen möchten, haben wir uns auf die wichtigsten Stoffe beschränkt und gehen vorrangig auf die unerwünschten Auswirkungen eines Zuviel und Zuwenig ein, die im Zusammenhang mit Burnout von Bedeutung sind.

Die wichtigsten »Beschleuniger« sind Cortisol, unser wichtigstes »Stresshormon«, sowie die Neurotransmitter (Nervenbotenstoffe) Adrenalin, Noradrenalin und Dopamin. Die wichtigsten Bremsen: DHEA und Serotonin.

Cortisol: Vielen ist dieser Stoff als medikamentöses Cortisonpräparat bekannt. Cortisol – ein sogenanntes Steroidhormon und neben den Katecholaminen unser wichtigstes Stresshormon – wird in der Nebennierenrinde gebildet. Die Nebenniere ist eine paarige Hormondrüse, die wie zwei kleine Kappen auf Ihren beiden Nieren sitzt. Hauptfunktion des Cortisols ist bei einer Belastungssituation die Energiebereitstellung in Form von Glukose – bei Bedarf sogar durch die Umwandlung von Muskelmasse in Zucker (Glukoneogenese). Cortisol wirkt immunsuppressiv und antientzündlich und führt dadurch zu einer Verminderung der Schmerzwahrnehmung. Seine Produktion im Organismus unterliegt einem bestimmten Tagesrhythmus mit einem Anstieg nach dem Aufstehen am Morgen als Anpassung an die bevorstehende Tagesbelastung.

Bei einer adäquaten Regulationsfähigkeit des Organismus mit Wechsel von Anspannung zu Entspannung hemmt das Cortisol selbst jetzt den weiteren Ablauf des Regelkreises, der alle Umstellungen des Körpers auf die akute Bedrohung steuert. Anders jedoch bei chronischem Stress. Wenn es keine Entspannungsphasen für die Regeneration mehr gibt, wird ständig zu viel Cortisol in diesen Kreislauf gebracht, die Nebenniere arbeitet dauerhaft auf Hochtouren. Irgendwann gibt sie dann erschöpft auf. Sie wirft sozusagen entnervt das Handtuch und sagt: »Ich kann nicht mehr, sieh zu, wie Du ohne mich weiter klar kommst.« Praktisch bedeutet das eine deutlich reduzierte Cortisolproduktion, die nicht ohne Folgen bleibt: Hypocortisolismus führt zu gesteigertem Schmerzempfinden, Müdigkeit und Stressintoleranz.

Die Katecholamine: Dopamin, Noradrenalin und Adrenalin. In engem Zusammenspiel mit Cortisol sind diese drei wichtigen Neurotransmitter des Nebennierenmarks an der Stressantwort des Organismus an unterschiedlichen Stellen beteiligt. Grundbausteine der Katecholamine sind die Aminosäuren Phenylalanin bzw. Tyrosin. Für die einzelnen Produktionsschritte sind als Co-Faktoren eine Reihe von Mikronährstoffen, allen voran Vitamin B_6, Magnesium, Folsäure, Vitamin C und Kupfer unbedingt erforderlich. Ein Defizit an einem oder mehreren dieser Stoffe führt also hier zu einem Mangel der entsprechenden Neurotransmitter, weil deren Synthese nicht erfolgen kann. Darüber hinaus führt extremer Stress zu Umwandlungsstörungen von Tyrosin in Dopamin (siehe auch Kapitel 5, GAU im Zellkraftwerk).

Wofür sind sie jetzt im Einzelnen zuständig?

Dopamin wird benötigt für koordinierte Motorik, Konzentration, Wahrnehmungsfähigkeit und geistige Leistungsfähigkeit. Ein dauerhafter Überschuss bei gleichzeitigem Serotoninmangel führt zu einer zentralen Erschöpfung und schneller Ermüdbarkeit. Da es die Bildung freier Sauerstoffradikale fördert, wirkt ein Zuviel nervenschädigend. Ein Dopaminmangel führt zu Muskelschwäche, Tagesmüdigkeit und Motivationsverlust sowie zu Konzentrations- und Aufmerksamkeitsstörungen und Vergesslichkeit.

Noradrenalin ist in direkter Wechselwirkung mit Cortisol maßgeblich an der Steuerung der Reaktion auf Stress und der Anpassung des Organismus auf körperliche und geistige Belastung beteiligt. Es fördert Aufmerksamkeit und Konzentration und ist wichtig für die zeitliche und räumliche Orientierung. Eine Dauerbelastung führt zunächst zu erhöhten Werten; hält die Belastung an, kommt es analog zum Cortisol zu einem starken Mangel.

Adrenalin, sicher der bekannteste dieser drei, steigert neben dem Blutdruck auch die Herzfrequenz, die Atemfrequenz, die Durchblutung zentraler Organe und die Aufmerksamkeit und Konzentration. Die Magen-Darm-Peristaltik wird gehemmt. Wenn es durch chronischen Stress zur Erschöpfung der Nebenniere kommt, kommt auch die Produktion von Adrenalin mehr und mehr zum Erliegen, die Folgen sind allgemeine Erschöpfung und Antriebsschwäche.

Damit haben wir in Kurzform die wesentlichsten »Beschleuniger« vorgestellt. Im nächsten Schritt schauen wir uns die Stoffe an, die die Stressreaktion im Organismus bremsen.

DHEA, Dehydroepiandrosteron, gilt als Anti-Stress-Hormon. Es wird in der Nebenniere aus Cholesterin über die Zwischenstufe Pregnenolon gebildet. Chronischer Stress behindert jedoch die Mitochondrien, in denen Pregnenolon hergestellt wird (siehe auch Kapitel 4, Tatort Zelle). DHEA nimmt altersbedingt kontinuierlich ab, was als Ursache vieler mit dem Alter assoziierter Erkrankungen diskutiert wird. Es kann möglicherweise stimulierend auf das Immunsystem und antientzündlich sowie antidepressiv wirken.

Serotonin – der Stoff, aus dem die gute Laune ist. Serotonin wirkt positiv auf die Stimmungslage, steigert Motivation und körperliche Leistung, wirkt entspannend und antidepressiv. Gleichzeitig wirkt es schlaffördernd und erhöht die Schmerzschwelle. Bei Stressreaktionen wird Serotonin zunächst verstärkt gebildet, bei langanhaltender Belastung reduziert sich die Serotoninkonzentration dann jedoch deutlich. Ein Serotonin-Mangel führt unter anderem zu Schlaflosigkeit, Essstörungen, unspezifischer Gewichtszunahme, unspezifischen Bindegewebsschmerzen (Fibromyalgie), Angstzuständen, Migräne, Aufmerksamkeitsstörungen und Depressionen.

Serotonin wird gebildet aus L-Tryptophan, einer essenziellen Aminosäure. Essenziell bedeutet, dass der Körper diese Aminosäure nicht selbst bilden kann, sondern sie mit der Nahrung aufnehmen muss. Co-Faktoren sind hier wieder spezielle Mikronährstoffe, z. B. Vitamin B_6 und Magnesium. Unter Dauerstress kommt es zu Störungen in der Umwandlung von Tryptophan in Serotonin (siehe auch Kapitel 5, GAU im Zellkraftwerk).

Interessanterweise kommt es auch bei einer bestimmten Nahrungsmittelunverträglichkeit, der Fruktosemalabsorption (einer Störung der Aufnahme von Fruchtzucker durch den Darm), durch Komplexbildung des Tryptophans mit der Fruktose zu einer mangelnden Aufnahme von Tryptophan. Das führt bei betroffenen Personen zu einem Serotonin-Mangel mit einer erhöhten Neigung zu Depressionen. Diese Depression unterscheidet sich in der Symptomatik nicht von einer emotional verursachten Depression. Um dem Patienten hier helfen zu können, muss die zugrunde liegende körperliche Ursache beseitigt werden, eine Behandlung mit Psychotherapie bewirkt bei dieser Konstellation nichts.

GUTE LAUNE, DIE MAN ESSEN KANN

Tryptophan, die Vorstufe von Serotonin, ist in der Natur weit verbreitet. Zu den tryptophanreichsten pflanzlichen Lebensmitteln zählen Walnüsse, Bananen, Ananas, Kiwis, Pflaumen, Tomaten und Kakaobohnen. Es ist also kein Ammenmärchen, sondern eine biochemische Tatsache, dass Bananen und Schokolade glücklich machen können.

Zwischen den beschriebenen Botenstoffen und auch zu anderen, die hier nicht genannt sind, bestehen über das Beschriebene hinaus vielfältige Wechselwirkungen. Störungen an einem Stoff wirken sich ähnlich wie bei einem Mobile an vielen anderen Stellen im Organismus aus. Wenn das Zusammenspiel aus dem Gleichgewicht gerät, wird aus einem harmonisch zusammenwirkenden Team ganz schnell ein »Panikorchester«.

Was wir hier sehen, ist ein echter Teufelskreis: Wenn Sie in dauerhaftem Stress sind, erschöpfen sich Ihre Neurotransmitter. Zu niedrige Spiegel erzeugen eine Liste von Symptomen, die sich liest wie das »Who's who« der Burnout-Symptome. Es stellt sich also die Frage: Haben Sie niedrige Neurotransmitterspiegel, weil Sie Stress haben, oder haben Sie Stress, weil Sie niedrige Neurotransmitterspiegel haben? Wer ist hier die Henne und was ist das Ei? Dabei ist es noch wichtig, im Bewusstsein zu haben, dass sich diese Prozesse häufig schleichend über Jahre hinziehen. Die Nebennieren erschöpfen sich nicht in ein paar Tagen. Eine Zuordnung zu einem bestimmten Auslöser ist oft nicht möglich. Wenn jetzt zu den emotionalen Stressoren im Außen noch massiver Zellstress aufgrund eines oder mehrerer der in den folgenden Kapiteln beschriebenen Störfaktoren hinzukommt, dann beschleunigt das die Entleerung Ihrer Akkus exponentiell. Wenn die Akkus leer sind, dann reduziert sich die allgemeine Stresstoleranz wie oben beschrieben. Der Teufelskreis schließt sich, die Burnout-Falle schnappt zu.

Wenn Sie unruhig und gestresst sind wegen einer konkreten beruflichen Situation, nehmen wir mal an, wegen eines herausfordernden, kontroversen Projektes, verursacht dann das Projekt den Stress? Oder macht es das nur, weil die stoffliche Basis der Gelassenheit nicht vorhanden ist? Und könnte es vielleicht sogar sein, dass Sie, wären Sie in Ihrem Neurotransmitter-Optimum, mit ganz anderer Gelassenheit an den Termin herangehen würden? Wenn der Stress erzeugende Zustand möglicherweise schon Jahre andauert – wer will das jetzt noch herausfinden? Und – ist das eigentlich wichtig? Oder ist es nicht viel wichtiger, diesen Teufelskreis zu durchbrechen und das System wieder ins Gleichgewicht zu bringen?

Mittels moderner Laboranalytik lassen sich die Stresshormone gut überprüfen

Test	Ergebnis	Einheit	Normbereich	Vorwert
Einzelanforderung				
Cortisol im Speichel (Probe 1)	**18,90**	ng/ml	4 - 12	
Cortisol im Speichel (Probe 2)	**6,30**	ng/ml	1,5 - 5,0	
Cortisol im Speichel (Probe 3)	**2,20**	ng/ml	0,4 - 1,5	

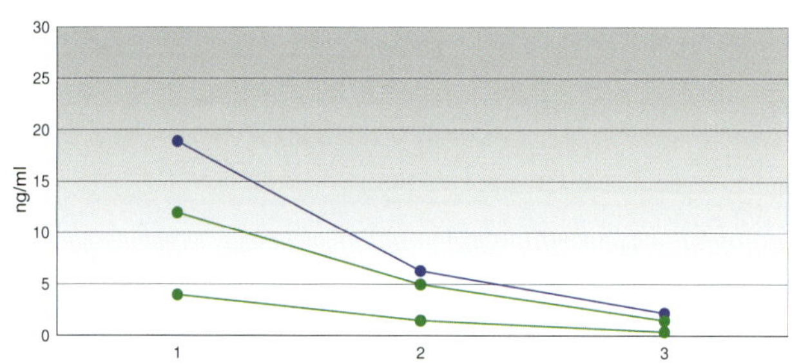

Herr H. L, 33 Jahre, Burnout-Syndrom, Schlafstörungen, Herzrasen.

Test	Ergebnis	Einheit	Normbereich	Vorwert
Neurostress				
Neurostressprofil Basis (Urinspot)				
Adrenalin (Urinspot)	**<0,83**		4 - 10	
Dopamin (Urinspot)	181,67		150 - 280	
Kreatinin (Urinspot)	60,00		10 - 300	
Noradrenalin (Urinspot)	**21,67**		32 - 58	
Serotonin (Urinspot)	**105,00**		148 - 230	

Frau B. W., 43 Jahre, Burnout-Syndrom, leidet unter chronischer Erschöpfung, Tagesmüdigkeit, Konzentrationsstörungen, Durchschlafstörungen, depressiver Verstimmung.

Psychischer und emotionaler Stress machen auf die Dauer krank. Dies sind aber bei weitem nicht die einzigen Faktoren, die uns zu schaffen machen, die uns auspowern, bis die Akkus leer sind. Wir nehmen Sie nun mit auf eine Reise in Ihren Zellstoffwechsel, dorthin, wo Ihre persönliche Energie erzeugt wird. Wir werden uns anschauen, welche Faktoren die Energiegewinnung fördern, behindern oder ganz zum Erliegen bringen. Und wir stellen Ihnen leicht gangbare Wege vor, um einem Absinken oder Erliegen Ihrer persönlichen Energieproduktion entgegenzuwirken.

Tatort Zelle – wo Burnout stattfindet

»… dass Leben und Gesundheit, Krankheit und Tod primär abhängig sind von der intakten Leistungsfähigkeit unserer Zellsymbionten in allen menschlichen Zellsystemen. Dies ist das uralte Erbe einer in der Naturgeschichte einzigartigen und einmaligen Fusion einer einfachen mikrobiellen Stammzelle mit bakteriellen Symbionten, die seit nunmehr 150 Jahren als Mitochondrien bezeichnet werden.«

Dr. Heinrich Kremer, Arzt
und Begründer der
Cellsymbiosistherapie®

Es gab doch auch Zeiten, in denen Sie sich energievoll und dynamisch fühlten. Warum steht Ihnen Ihre Energie gerade jetzt nicht mehr im gewohnten Umfang zur Verfügung? Haben Sie sich schon einmal die Frage gestellt, wo Ihre Energie eigentlich herkommt? Wir möchten, dass Sie Ihren Körper ein wenig besser kennenlernen und laden Sie ein, uns zum eigentlichen Ort der Energiegewinnung zu begleiten – in das Wunderwerk »Körperzelle«. Betrachten Sie dieses Kapitel als eine Art Gebrauchsanleitung für den »Biocomputer« Körper – es ist das komplexeste System, mit dem Sie es in Ihrem ganzen Leben zu tun haben.

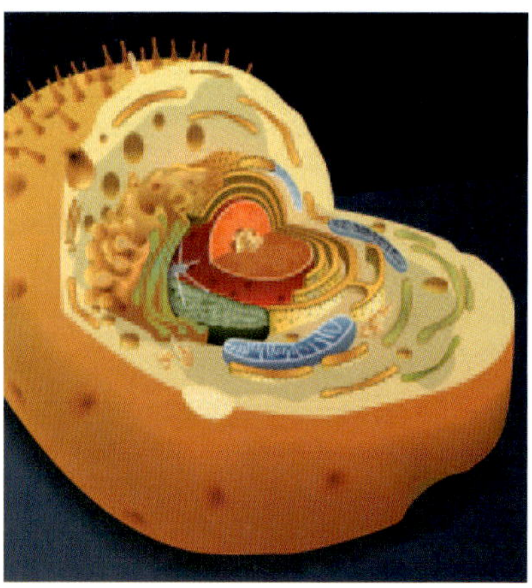

Ihr Körper besteht aus ca. 70 Billionen Körperzellen, jede davon ist ein eigener kleiner Mikrokosmos, der für die Gesamtheit des Körpers ganz bestimmte Aufgaben zu erledigen hat. So unterscheidet sich eine Nierenzelle von der Leberzelle vor allem durch ihre spezifische Aufgabe, z. B. haben einige Typen von Nierenzellen die Aufgabe, bestimmte Substanzen aus dem Blut herauszufiltern. Leberzellen dagegen haben u. a. die Aufgabe, Fremdstoffe, die über das Blut angeschwemmt werden, zu entgiften. Die Zelle braucht Bau-, Betriebs- und Brennstoffe. Hier benötigen wir die Mikronährstoffe, u. a. Vitamine, Mineralien, Spurenelemente und Polyphenole.

Um ihre Leistungen erbringen zu können, benötigen Zellen Energie in Form von Adenosintriphosphat (ATP). Diese muss aus der täglichen Nahrung gewonnen werden bzw. die in den Nahrungsmitteln vorhandene Energie muss in eine adäquate, verwertbare Energieform für die Zelle umgewandelt werden. Diesen Prozess nennen wir Zellstoffwechsel. Ungefähr 100.000 koordinierte Stoffwechselvorgänge pro Sekunde laufen in einer Zelle ab.

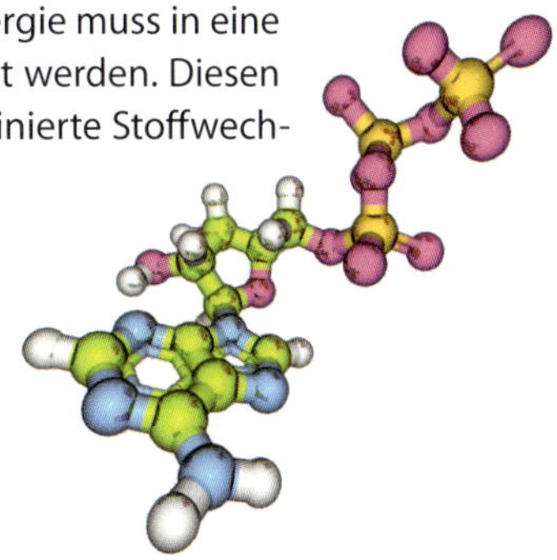

ATP kann im Organismus nicht gespeichert werden, es muss unaufhörlich nachgebildet werden. Tag und Nacht. Unser ganzes Leben lang. Die Menge an ATP, die der Körper pro Tag bildet, hängt von dem Gesamtgewicht des Körpers und dem Verbrauch ab.

Ein gesunder Zellstoffwechsel Ihrer ca. 70 Billionen Körperzellen ist somit die Grundvoraussetzung für Ihre körperliche Gesundheit.

Eigentlich recht einfach, oder? Lassen Sie uns noch etwas näher auf die Energiegewinnung eingehen. Der Hauptentstehungsort für Ihre Energie – das ATP – sind die Mitochondrien: eigenständige, winzige Organellen innerhalb der Zellen.

Die eigentliche Produktionsstätte von Energie in der Körperzelle sind die Mitochondrien.

Entdeckt wurden diese Zellorganellen erst am Ende des 19. Jahrhunderts von dem Mediziner Carl Benda. Er nannte die oval geformten Gebilde, die er unter dem Mikroskop sah, »Mitochondrien«. Diese Bezeichnung leitet sich von den griechischen Wörtern »mitos« und »chondros« ab, was übersetzt »Faden« und »Kern« heißt. Die Zahl der Mitochondrien in den Zellen ist verschieden und richtet sich im Wesentlichen nach den Aufgaben, die diese Zellen zu erfüllen haben. Muskelzellen, die im Durchschnitt mehr Energie benötigen als andere Zellen, besitzen sogar bis zu 1.500 dieser kleinen Energieerzeuger.

Unsere Nervenzellen verbrauchen noch wesentlich mehr Energie, darum sind in ihnen auch bis zu 5.000 Mitochondrien enthalten.

Der absolute Gewinner, was die Anzahl der Mitochondrien angeht, ist allerdings die weibliche Eizelle. Sie trägt bis zu 120.000 dieser kleinen Energiekraftwerke in sich. Auf diesem Weg werden sie an das werdende Leben weitergegeben. Die Mitochondrien in der männlichen Spermazelle, die aus Spermakopf und Spermaschwanz besteht, sitzen im Spermaschwanz. Bei der Verschmelzung zwischen Ei- und Samenzelle dringt nur der Spermakopf in die Eizelle ein, der mitochondrienhaltige Schwanz wird abgestoßen. Daher werden nur die Mito-

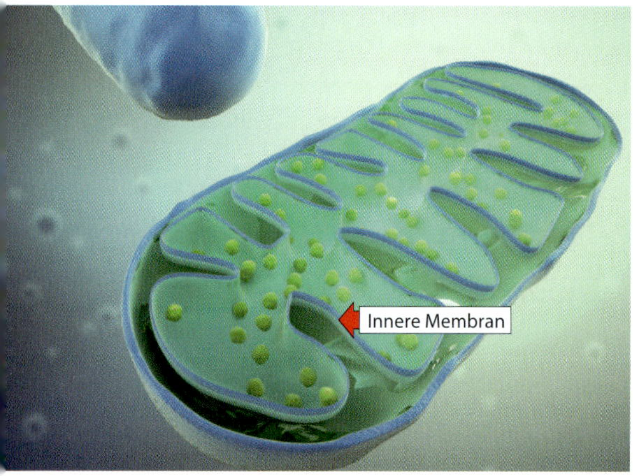

Abb.: Die eigentliche Produktionsstätte von Energie in der Körperzelle sind die Mitochondrien.

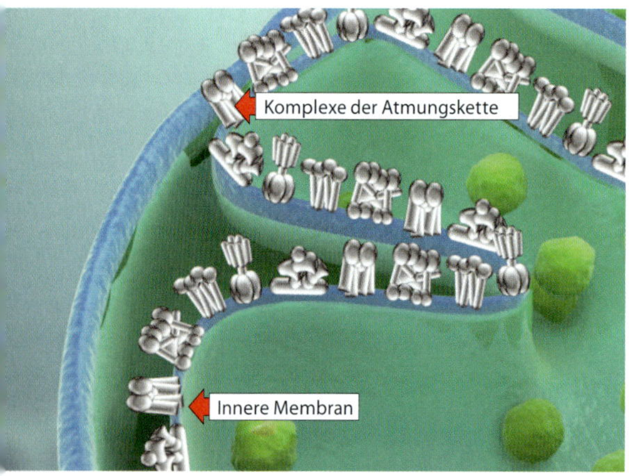

Abb.: Die Atmungsketten sind Orte der Energiegewinnung. Sie liegen in der inneren Membran der Mitochondrien

chondrien der Mutter weitergegeben. Erst im Laufe des 20. Jahrhunderts begann man die Funktion und auch die Herkunft der Mitochondrien besser zu verstehen. Bis heute sind die Funktionen allerdings noch nicht vollständig geklärt. Wir wissen jedoch, dass innerhalb der Mitochondrien, speziell in den sogenannten Atmungsketten, die Energiegewinnung unter Verbrauch von Sauerstoff stattfindet. Die Atmungsketten sind kleine Funktionseinheiten, die in der inneren Membran der Mitochondrien liegen.

In unserem Körper befinden sich ungefähr 180 Trillionen Atmungsketten! Das ist die Zahl 18 mit 12 Nullen.

Die Mitochondrien nutzen als Brennstoffe vor allem Abbauprodukte aus Zucker und Fettsäuren, die wir aus der Nahrung aufnehmen. Aber Brennstoffe allein reichen nicht aus. Notwendig für die Energiegewinnung sind auch viele verschiedene Betriebs- und Hilfsstoffe, die an unterschiedlichen Stellen der ca. 100.000 Stoffwechselvorgänge in der Zelle innerhalb und außerhalb der Mitochondrien wichtige und genau festgelegte Funktionen haben. Einer von vielen wichtigen Stoffen für den letzten Schritt der Energiegewinnung in den Atmungsketten ist zum Beispiel Magnesium, ohne das Energiegewinnung nicht möglich ist. Den meisten Menschen ist Magnesium in einem anderen Zusammenhang bekannt: nächtliche Wadenkrämpfe sind häufig ein Zeichen eines Mangels. Wadenkrämpfe sind unangenehm, aber wir haben nicht das Gefühl, dass sie ein großes Problem darstellen. Dass bei Magnesiummangel auch Ihre Energiegewinnung gedrosselt wird, hat dagegen eine ganz andere Dimension. Auf die wichtigsten dieser Substanzen werden wir in einem späteren Kapitel noch genauer eingehen.

Wo kommen eigentlich Ihre Mitochondrien her? Dazu lohnt es sich, einen kleinen Ausflug in die Urgeschichte der Entwicklung allen Lebens zu machen: Mitochondrien haben sich im Laufe der Evolution aus einer bestimmten Bakterienform, den sogenannten Proteobakterien, entwickelt. Vor ca. 2 Milliarden Jahren gingen diese eine Fusion mit einem anderen Einzeller, der Archaea, ein. Beide Zellen fusionierten zu einem neuen Zelltyp. Das Besondere hieran war, dass beide Einzeller bis zum damaligen Zeitpunkt keinen Kern besaßen. Erst mit dieser Vereinigung schufen sie einen gemeinsamen Kern mit ungefähr gleichen Anteilen.

Ursprünglich nutzten beide Zelltypen ganz unterschiedliche Wege der Energiegewinnung. Die Proteobakterien benötigten hierzu Sauerstoff. Die Energiegewinnung der Archaea-Einzeller hingegen war nicht zwingend auf Sauerstoff angewiesen. Noch heute kann man in den Tiefen der Meere in Vulkannähe diese Archaeaformen finden, die genauso wie damals vor zwei Milliarden Jahren ohne Sauerstoff ihre Energie gewinnen können. Im Laufe von Jahrmillionen entwickelten sich nun aus den ehemaligen Proteobakterien unsere Mitochondrien – die Hauptbildungsstätte unserer Zellenergie. Mitochondrien wurden zu eigenständigen Zellorganellen, spezialisiert darauf, mithilfe von Sauerstoff große Mengen an Energie zu erzeugen. Bilder von Mitochondrien zeigen noch heute das typische Aussehen von Bakterien. Sogar ein eigenes Genom, die mitochondriale DNS (mt DNS), ist heute noch vorhanden.

Neben der Energiegewinnung mit Sauerstoff ist die Zelle auch ohne Sauerstoff in der Lage, Energie mittels Zucker (Glukose) zu produzieren. Das ist das Erbe der Archaea. Die Fusion von Archaea und Proteobakterium führte zwei unterschiedliche Arten der Energiegewinnung zusammen, sodass wir heute in unseren Körperzellen zwei Möglichkeiten der Energiegewinnung besitzen. Beide Energiegewinnungsformen dienen ganz unterschiedlichen Zwecken. Während die Zelle ihre Leistungen erbringt, benötigt sie große Mengen an Energie. Während dieser Phase läuft die Energiegewinnung auf Hochtouren über die Mitochondrien unter Verbrauch großer Mengen an Sauerstoff. Wir nennen diese Art der Produktion das »Hochleistungsmodell«.

Körperzellen teilen sich in regelmäßigen Abständen. Während der Teilungsphase einer Zelle sind die Mitochondrien inaktiv und die Energiegewinnung verläuft für kurze Zeit im Zellplasma, das heißt innerhalb der Zelle, aber außerhalb der »Zellkraftwerke«. Wir nennen diese Art der Herstellung das »Energiesparmodell«.

Nach vollendeter Zellteilung geht die gesunde Zelle wieder zurück in das »Hochleistungsmodell«, um ausreichend Energie für die wichtigen und vielfältigen Zellleistungen zur Verfügung zu haben.

Schauen wir uns die Energiebilanz einmal an und vergleichen beide Formen der Energiegewinnung:

- In den Mitochondrien: 1 Einheit Zucker erschafft 38 Einheiten ATP.
- Im Zellplasma: 1 Einheit Zucker erschafft 2 Einheiten ATP.

Ein gewaltiger Unterschied! Das Hochleistungsmodell wird immer dann aktiv, wenn die Zelle ihre Leistungen durchführen muss. Es ist der Normalzustand einer gesunden Körperzelle. Während die Zellen arbeiten und ihre Leistungen erbringen, sorgen die Mitochondrien dafür, dass immer ausreichend Energie zur Verfügung steht. Bei diesen Arbeiten fallen im Hochleistungsmodell ständig Abfallstoffe an, sogenannte freie Radikale. Diese müssen von der Zelle umgehend entschärft werden. Freie Radikale sind chemisch hochreaktive Verbindungen, die Zellstrukturen angreifen und zerstören können. Deshalb verfügen Körperzellen über ein umfangreiches Sortiment an Schutzsystemen, damit unter normaler Belastung freie Radikale keinen Schaden anrichten können. Um Schäden durch sie zu vermeiden, fährt die Zelle immer dann die Energiegewinnung in den Mitochondrien herunter, wenn sie sich teilt. Dies geschieht vor allem zum Schutz des sich teilenden Zellkerns mit seiner empfindlichen DNS. Die Zelle geht in den Energiesparmodus. Wenn die Teilung erfolgt ist, ist es für die Sicherstellung der Leistungsfähigkeit der Körperzelle notwendig, dass die Zelle wieder in das Hochleistungsmodell zurückkehrt und nicht dauerhaft im Energiesparmodus verharrt.

Ohne Mitochondrien kein Leben. Ohne funktionsfähige, leistungsfähige Mitochondrien keine Lebensenergie!

Im Idealfall läuft die Energiegewinnung in den Mitochondrien ständig auf Hochtouren. Die Zellen haben somit ausreichend Energie, um ihre Leistungen zu erbringen. In einem solchen Zustand fühlen wir uns entsprechend leistungsfähig und gesund. Anders jedoch bei chronischem Energiemangel in der Zelle – ihn nehmen wir subjektiv als Müdigkeit oder auch Erschöpfung war. Je nachdem, welche Zellen betroffen sind, können bei Energiemangel auch andere Symptome auftreten. Betrifft er Gehirn- und Nervenzellen, können sich beispielsweise auch Konzentrations- und Gedächtnisstörungen bemerkbar machen.

Mittels neuer Laborparameter lässt sich die Leistungsfähigkeit der Mitochondrien objektiv erfassen. Bei Burnout finden wir in aller Regel deutliche Leistungsstörungen der Mitochondrienfunktion. Das subjektive Gefühl von Energiemangel und Müdigkeit korreliert mit einer messbaren Energiestoffwechselstörung in der Zelle.

Test	Ergebnis	Einheit	Normbereich	---	--	-	+	++	+++
Mitochondriale Aktivität	32,3	%	> 90,0						
		Vorläufiger Referenzbereich							
	Präventivmedizinischer Optimalbereich		> 95,0						

Frau S. Z.,48 Jahre, Burnout-Syndrom, chronische Schmerzen am ganzen Körper, Immunschwäche, Durchschlafstörungen.

Test	Ergebnis	Einheit	Normbereich	Vorwert
ATP-Belastungstest				
ATP-Eingangsmessung	490,00	pmol	500 - 1100	
ATP-Belastungsmessung	310,00	pmol	300 - 800	
ATP-Regenerationsmessung	210,00	pmol	400 - 1000	
ATP-Regenerationsleistung	43,00		%	

Herr G. K., 46 Jahre, Burnout-Syndrom, Panikattacken, Herzrasen, Gedankenkreisen.

Neben der Energiegewinnung sind die Mitochondrien für eine ganze Reihe weiterer wichtiger Funktionen im Organismus mitverantwortlich, nämlich vor allem für:

- die Produktion des Pregnenolons (Vorstufe aller Steroidhormone), welches Ausgangspunkt für fast alle Geschlechtshormone, das Stresshormon Cortisol und auch für das »Langlebigkeitshormon« DHEA ist.
- die Erhaltung des Kalziumgleichgewichts, welches u.a. wichtig für die Gehirnfunktionen und den Knochenstoffwechsel ist.
- die Häm-Synthese (u.a. wichtig für die Bildung des roten Blutfarbstoffes Hämoglobin und von Entgiftungsenzymen).

GAU im Zellkraftwerk – wenn die Energiebildung zusammenbricht

»Die Zukunft der Medizin liegt in der angewandten Mitochondrienforschung und -therapie.«

Dr. Bodo Kuklinski,
niedergelassener Internist und Umweltmediziner

Den Zustand der eingeschränkten Energiebereitstellung durch die Mitochondrien wird als »Mitochondriopathie« bezeichnet, ein anderer Begriff ist »mitochondriale Dysfunktion«. Bis 1962 ging die Wissenschaft davon aus, dass Mitochondriopathien grundsätzlich nur von der Mutter in Form von Mutationen der mitochondrialen DNA vererbt werden können. Der Mediziner Dr. Rolf Luft belegte als erster, dass Mitochondriopathien auch im Laufe des Lebens erworben werden können. Er begründete durch seine Erkenntnisse die »mitochondriale Medizin«.

Beim Burnout-Syndrom finden wir in den allermeisten Fällen erworbene Mitochondriopathien vor, d.h. Einschränkungen der mitochondrialen Energiegewinnung, die wir uns im Laufe des Lebens aufgrund verschiedener Einflussfaktoren angeeignet haben.

Während der Produktion von ATP im Hochleistungsmodell entstehen – wie bereits oben erläutert – freie Radikale. Das sind chemische Verbindungen (Atome oder Moleküle), die ungepaarte Elektronen besitzen. Man kann sie vergleichen mit Singles, die intensiv auf Partnersuche sind und nicht davor zurückschrecken, in bestehende Paarbeziehungen einzubrechen. Sie sind ständig auf der Suche nach einem Partner und greifen sich wahllos andere Atome heraus, um wieder »liiert« zu sein. Dadurch richten sie Schäden an Zellstrukturen an.

Stellen Sie sich freie Radikale wie eine Gruppe Randalierer vor, die nachts durch die Innenstadt ziehen und wahllos auf Autos und Schaufenster einschlagen – so verhalten sich auch freie Radikale in der Zelle. Ihre Zerstörungskraft kann verheerende Auswirkungen haben und sogar zu einem Zusammenbruch des

Energiestoffwechsels führen, insbesondere wenn die energieproduzierenden Mitochondrien direkt betroffen sind. Damit es nicht so weit kommt, haben Zellen eigene Schutzsysteme (Antioxidationssysteme), die bei normaler Radikalbelastung mit der Situation fertigwerden. Ihre Schutzsysteme können freie Radikale – gleich einer Polizistentruppe – »in Handschellen« legen und damit außer Gefecht setzen.

Ihr Körper verfügt über vielfältige Schutzsysteme, davon sind die wichtigsten:

- essenzielle Mikronährstoffe wie Vitamin C, Selen, Vitamin E, Beta-Carotin, Zink, Coenzym Q_{10}, Mangan, schwefelhaltige Aminosäuren (Thiole)
- Polyphenole (sekundäre Pflanzenstoffe)
- Glutathion (eine Eiweißverbindung aus unterschiedlichen Aminosäuren).

WISSENSWERTES: GLUTATHION

Dieses winzige Eiweiß ist eins der wichtigsten Schutzsysteme für die Mitochondrien, die Glutathion eigenständig aus den Aminosäuren Glycin, Glutaminsäure und Cystein unter Mitwirkung von Cofaktoren herstellen können. Der Körper muss daher diese Aminosäuren immer in ausreichender Menge zur Verfügung haben, um den Glutathionspiegel möglichst hoch zu halten. Es kann durch andere Antioxidantien, z.B. Vitamin C oder Selen, nicht ausgeglichen werden. Fehlen die Eiweiße in der Nahrung, ist der Glutathionspiegel häufig viel zu gering, um die Mitochondrien zu schützen.

Damit diese Abwehrsysteme ausreichend zur Verfügung stehen, müssen die oben genannten Substanzen regelmäßig über die Nahrung zugeführt werden. In einem gesunden Organismus herrscht im Allgemeinen ein Gleichgewicht von freier Radikalbelastung und Antioxidanzien.

Solange ausreichend schützende Systeme vorhanden sind, können freie Radikale keinen Schaden in bzw. an der Zelle anrichten. Wenn die Schutzsysteme jedoch ständig überfordert werden – sei es, dass die entsprechenden Aufbausubstanzen nicht mehr über die Nahrung aufgenommen werden oder weil die Radikalbelastung überproportional zugenommen hat, können sie uns keine ausreichenden Dienste mehr leisten. Diesen Zustand nennen wir »oxidativen Stress«. Ähnlich wie bei einer Polizistentruppe, die aufgrund von Urlaubszeit oder Krankheit unterbesetzt ist, können antioxidative Schutzsysteme nicht mehr ausreichend die Zelle und ihre Strukturen schützen. Die Gefahr einer Zerstörung durch freie Radikale ist dann sehr groß. In dieser Situation schaltet die Zelle ihre Mitochondrien ab, ähnlich wie bei einem Kurzschluss – es fließt keine Energie mehr. Dies geschieht aus reinem Selbsterhalt. Dr. Heinrich Kremer spricht in diesem Zusammenhang auch von einer »Schutzschaltung«, welche die Zelle automatisch nutzt, um sich selbst vor der zerstörerischen Kraft der freien Radikalen zu bewahren.

Die Zelle verlagert ihre Energiegewinnung in das Zellplasma. Sie geht in das »Notstromaggregat«, das sie eigentlich nur dann wählt, wenn sie sich teilt.

Geringere Energieproduktion = geringere Radikalbelastung

Der Energiesparmodus, der durch die Schutzschaltung bedingt ist, bleibt so lange angeschaltet, bis wieder ausreichend antioxidative Schutzsysteme zur Verfügung gestellt werden, die das Anspringen des Hochleistungs-Energiemodells ermöglichen. Schauen wir uns doch die Energiebilanz noch einmal an:

Zur Erinnerung: Bei der Schutzschaltung sind wir in demselben Energiesparmodus, den die Zelle auch wählt, wenn sie sich teilt.

Daher ist die Energiebilanz auch dieselbe:

- Mitochondrien: aus 1 Einheit Glukose (Zucker) werden 38 Einheiten ATP.
- Zellplasma: aus 1 Einheit Glukose (Zucker) werden 2 Einheiten ATP.

Permanenter oxidativer Stress führt somit zu einem Zusammenbruch des Hochleistungs-Energiemodells. Die Folge ist ein Energiedefizit.

Bei nur einer Zelle im Energiedefizit merken wir dies nicht, aber je mehr Zellen unseres Körpers in den Energiesparmodus wechseln, desto deutlicher spüren wir Energiemangel in Form von Müdigkeit, Leistungsschwäche und fehlender Motivation.

Freie Radikale entstehen in unserem Körper durch z. B.

- dauerhaft erhöhte Arbeitsbelastung
- psychischen Dauerstress
- chronische Darmstörungen
- chronische Entzündungen
- Rauchen
- Alkohol
- Lichtstress

In den letzten Jahrzehnten sind wir darüber hinaus vielen freien Radikalen ausgesetzt, die durch Umweltfaktoren bedingt sind:

- Industriegifte
- Schwermetalle
- Landwirtschaftsgifte
- Arzneimittel
- ionisierende Strahlung (Röntgen, Flugreisen).

Je mehr wir radikalbildenden Stressfaktoren ausgesetzt sind, desto mehr Antioxidanzien, d.h. Schutzsysteme, benötigen wir, um die Energiebildung und damit auch die Zellleistungen aufrechtzuerhalten. Um diese aufzufüllen, brauchen wir Entspannungsphasen und Regeneration sowie eine ausreichende Zufuhr dieser Powerstoffe über die Ernährung. Ausreichend Bewegung, Sonnenlicht und erholsamer Schlaf sind ebenfalls wichtige Quellen der Regeneration. Kommt es hier zu Störungen, geht die Schere zwischen Bedarf und Verfügbarkeit von Antioxidantien immer weiter auseinander. Eine Dauerbelastung mit freien Radikalen ohne ausreichende antioxidative Schutzsysteme führt zwangsläufig in ein Energiedefizit, da sich die Mitochondrienfunktion herunterregelt oder – im Extremfall – die Mitochondrienstruktur zerstört wird.

Eine dauerhafte ATP-Bildung im Zellplasma (»Notstromaggregat«) ist mit der Leistungsfähigkeit der Zelle und mit Gesundheit nicht vereinbar. Für alle Lebensprozesse, d.h. Versorgung und Entsorgung sowie Regeneration von Zellen, steht weniger Energie zur Verfügung. Bleibt dieser Zustand auf Dauer bestehen, wird der Körper zwangsläufig erkranken.

Wir können dank neuer Labormarker die oxidative Stressbelastung und somit die potenzielle Gefahr für unsere Zellen und die Energiegewinnung auf einfache Weise untersuchen:

Antioxidative Kapazität (IMANOX): misst den gesamten Antioxidantienstatus. Er ist ein guter und günstiger Screeningmarker, um Defizite auszuschließen. Eine erniedrigte antioxidative Kapazität ist ein Hinweis auf oxidativen Stress.

Test	Ergebnis	Einheit	Normbereich	Vorwert
Einzelanforderung				
Antioxidative Kapazität ImAnOx	172	µmol/l	300 - 392	

Herr X. L., 49 Jahre, Einschlafstörungen, chronische Erschöpfung, Bluthochdruck, fühlt sich überfordert, häufige Krankschreibungen.

Lipidperoxidation (PEROX): misst speziell die Schädigung der Zellmembranen durch freie Radikale. Auch eine erhöhte Lipidperoxidation ist ein Hinweis auf oxidativen Stress.

Test	Ergebnis	Einheit	Normbereich	Vorwert
Oxidativer Streß				
Lipidperoxidation	325,00	µmol/l	< 200	

Frau B. G., 32 Jahre, seit 4 Monaten wegen Burnout-Syndrom arbeitsunfähig, leichtes Übergewicht, ständiger Heißhunger auf Süßes, sehr hohes Schlafbedürfnis (oft mehr als 14 Stunden).

Nitrosativer Stress – der Super-GAU im Zellkraftwerk

Oxidativer Stress allein reicht schon aus, um die Energiegewinnung in der Zelle zu blockieren. Es gibt allerdings noch eine Steigerung: Eine besonders gefährliche Form von oxidativem Stress ist der nitrosative Stress, auch Nitrostress genannt. Dieser entsteht durch eine Überproduktion von Stickstoffmonoxid-Gas (NO-Gas). NO-Gas stellt fast jede Zelle Ihres Körpers selbst her. Die Zellen nutzen es z.B. als schnell wirksames Verteidigungsmittel gegen Krankheitskeime. Mittels NO-Gas werden auch unsere Gefäße und damit auch unser Blutdruck reguliert. Seine Entdeckung wurde 1998 mit dem Nobelpreis in Medizin gewürdigt.

NO-Gas ist in regulärer Dosierung für uns lebensnotwendig. Wird es aber in übergroßen Mengen produziert und können diese Mengen nicht gleichzeitig durch Antioxidantien entschärft werden, so bildet sich eine für die Zellen gefährliche Verbindung, Peroxinitrit. Dieses ist ein Superradikal, welches eine Halbwertszeit von maximal einer Sekunde hat. Es ist als Gas flüchtig und kann daher in dieser kurzen Zeit große Schäden an verschiedenen Zellbestandteilen, insbesondere auch an den Mitochondrien, verursachen. Es kann sowohl zu einer Blockade der Energiegewinnung in den Mitochondrien als auch zu einer Zerstörung der Mitochondrienstruktur führen.

Freie Radikale + NO-Gas = Nitrosativer Stress

NO-Gas wird in unserem Körper sehr häufig überhöht ausgeschüttet, z. B. verursacht durch

- chronische Schmerzen
- Nahrungsmittelallergien/chronische Entzündungen im Darm
- eine instabile Halswirbelsäule
- Elektrosmogbelastung
- Infektionen, insbesondere chronische Infektionen
- Nitrate (durch Kunstdünger, Zusätze in Nahrungsmitteln)
- Dauereinnahme bestimmter Medikamente, z. B. Cholesterinsenker (Statine).

Viel NO-Gas = geringe Energiebildung

Peroxinitrit lässt sich als Gas nicht direkt im Blut messen, daher greift man auf Stoffwechselprodukte zurück, die bei Vorhandensein von Peroxinitrit auftreten:

Test	Ergebnis	Einheit	Normbereich	---	--	-	+	++	+++
Nitrotyrosin	**107,3**	nmol/l	< 10						

Herr G. N., 47 Jahre, starke Erschöpfung, Schmerzen am ganzen Körper, Heißhunger, Hashimoto-Thyreoditis, starke Infektanfälligkeit, Atemwegsinfekte verlaufen immer langwierig und schwer.

Der Gascocktail Peroxinitrit blockiert nicht nur die Energiegewinnung in den Zellkraftwerken, sondern kann auch noch auf einem weiteren Weg zu Müdigkeit und Erschöpfung beitragen. Besonders spürbar wird die Auswirkung von Peroxinitrit, wenn es auf die Aminosäure Tyrosin trifft. Aus Tyrosin wird dann Nitrotyrosin. Tyrosin ist ein wichtiger Ausgangsstoff für die Synthese der Schilddrüsenhormone und auch der Katecholamine (siehe auch Kapitel 3, Stress essen Körper auf). Als Nitrotyrosin kann es aber in der Schilddrüse und in der Nebenniere nicht mehr in funktionierende Hormone umgewandelt werden. Es kommt daher zu funktionellen Störungen. Eine Schilddrüsenunterfunktion mit den typischen Symptomen wie Müdigkeit, Leistungsschwäche und Konzentrationsmangel ist eine mögliche Folge. An der Nebenniere, speziell am Nebennierenmark, macht sich dies häufig in einem Ungleichgewicht oder relativem Mangel der Stresshormone bemerkbar – in einer sogenannten Nebennierendysfunktion. Typische Merkmale sind eine lange Anlaufdauer morgens nach dem Aufstehen, starke Blutdruckschwankungen, eine abnorme Tagesmüdigkeit, geringe Stresstoleranz und fehlender Antrieb.

NEBENNIERENDYSFUNKTION ALS FOLGE VON NITROSATIVEM STRESS

In der klassischen Medizin spielt die Diagnostik der Nebennierenfunktion – im Gegensatz zur Schilddrüsenfunktion – in der Regel keine Rolle. Was verwundert – immerhin werden dort die wichtigsten Stresshormone gebildet. Das Krankheitsbild der Nebennierenunterfunktion ist schon vor 100 Jahren beschrieben worden, damals als »chronische Hypoadrenalie«. Bei lang andauernden Stressbelastungen können sich Nebennierenmark und Nebennierenrinde erschöpfen, d.h. die Hormone werden nicht mehr in ausreichendem Maße produziert (vgl. auch Kapitel 3, Stress essen Körper auf).

Wenn Peroxinitrit auf die Aminosäure Tryptophan trifft, so zerstört es diese in großem Umfang. Wie wir bereits gesehen haben, ist Tryptophan der wichtigste Baustein zur Synthese unseres Glückshormons Serotonin und auch unseres Schlafhormons Melatonin. Wenn Tryptophan nicht mehr zur Verfügung steht, kommt es zu einem Serotoninmangel mit den typischen, in Kapitel 3 beschriebenen Symptomen. Nitrosativer Stress ist bei vielen unserer Burnout-Patienten eine zentrale Ursache für die typischen Beschwerden. Die Diagnostik von nitrosativem Stress und seinen weitreichenden Auswirkungen hat bislang keine Relevanz in der konventionellen Medizin, obwohl die Zusammenhänge inzwischen ausreichend erforscht und belegt sind.

Das Burnout ist die direkte Folge einer Erschöpfung Ihrer Zellkraftwerke.

Burnout: Viele Ursachen – eine Krankheit!

Wir haben aufgrund unserer Erfahrungen in der Therapie mit Burnout-Patienten die wichtigsten Zellstressfaktoren für dieses Buch analysiert und für Sie zusammengetragen:

- Mikronährstoffmängel
- Fehlernährung
- Darmstörungen
- Lichtstress
- Schlafmangel
- Bewegungsmangel
- Elektrosmog
- Alltagsgifte: Schwermetalle, chemische Gifte, Arzneimittel
- Halswirbelsäulen-Traumata.

Die meisten oben genannten Stressfaktoren stehen in engem Zusammenhang mit dem stark veränderten Lebensstil der letzten Jahrzehnte. Der gemeinsame Wirkmechanismus ist Zellstress. Dieser kann vor allem bei Summation von verschiedenen Einzelfaktoren bis zum Zusammenbruch der Energiegewinnung führen. Was sich hinter den einzelnen Faktoren im Detail verbirgt und wie Sie Ihren Zellstress einschätzen und reduzieren können, erfahren Sie in den folgenden Kapiteln. In der Regel sind die o.g. Faktoren keine »Einzeltäter«, sondern sie sind eine »Bande von Ursachen«, die unserem Zellstoffwechsel zu schaffen machen. Wenn man sie nicht ausfindig macht und sie somit ihr Zerstörungswerk ungehindert fortsetzen lässt, führt dies zwangsläufig zu einer langsamen Erschöpfung Ihres Energiestoffwechsels.

Im Fokus: Chronische Entzündungen – Schwelbrand im Körper

Kennen Sie die berühmte Parabel des amerikanischen Ökonomen Peter F. Drucker? Setzt man einen Frosch in einen Topf mit heißem Wasser, so wird er alles unternehmen, um dem Hitzetod zu entkommen. Setzt man ihn jedoch in einen Topf mit kaltem Wasser und erhöht langsam die Wassertemperatur, so unternimmt er sehr lange nichts, da er die schleichende Temperaturerhöhung nicht wahrnimmt. Erst kurz vor dem »Siedepunkt« erkennt er seine Situation – allerdings ist es dann meist zu spät....

Dieses grausame Bild beschreibt die grundsätzliche Dramatik von chronischen Entzündungen in Ihrem Körper. Sie zerstören Zellen und Gewebe bis hin zu ganzen Organen, ohne dass Sie es merken.

Entzündungen sind eigentlich natürliche Abwehrprozesse im Körper, die das Überleben sichern. Immer, wenn ein »Feind« – sei es ein biologischer Feind (Bakterien, Viren, Parasiten) oder ein physikalischer Feind (Hitze, Kälte, Strahlen) – auftaucht, werden Abwehrprozesse mobilisiert. Schwellung, Rötung, Schmerzen und Erwärmung (Fieber!) helfen dem Immunsystem, den Angriff abzuwehren. Wenn die Gefahr vorüber ist, schalten sich Entzündungsprozesse in der Regel wieder ab. Problematisch wird es allerdings, wenn das Abschalten unterbleibt. Aus dem Feuer wird dann ein Schwelbrand, der ununterbrochen über mehrere Monate oder sogar Jahre andauern kann. Dann ist die Entzündung chronisch. Chronische Entzündungen machen häufig keine oder geringe Symptome. Sie verlaufen daher oft unbemerkt, nicht unmittelbar lebensbedrohlich und sind somit heimtückisch

Akute Entzündungen hingegen, z.B. eine banale Erkältung, machen Ihnen unter Umständen größere subjektive Beschwerden. Sie verursachen zuweilen sehr heftige Symptome, z.B. hohes Fieber, mitunter verlaufen sie sogar lebensbedrohlich.

Bei einer chronischen Entzündung versucht der Körper ständig zu regenerieren – vergleichbar ist das mit einer Wunde, die nicht heilt. Für Regenerationsprozesse geht der Körper in den Zellteilungsmodus. Dazu muss, wie in Kapitel

4, Tatort Zelle, gezeigt, die Mitochondrienleistung heruntergefahren werden. In der Folge wird vom Hochleistungsmodell auf Notstromaggregat umgeschaltet – die Energiegewinnung sinkt. Chronische Schwelbrände im Körper machen müde!

Grundsätzlich können chronische Entzündungen an jedem Organ auftreten. Im Zusammenhang mit Burnout-Syndrom und Erschöpfung finden wir häufig die chronische Darmschleimhautentzündung (siehe auch Kapitel 8, Ein weiterer Verdächtiger) und die Hashimoto Thyreoiditis – die chronische Entzündung der Schilddrüse. Dabei können sie unterschiedlichste Ursachen haben, z. B. dauerhafte Schadstoffzufuhr oder chronische Infektionen. Ein Ungleichgewicht der Botenstoffe, die in Ihrem Organismus für die Steuerung von Entzündungen zuständig sind, leistet dazu einen wesentlichen Beitrag – wir werden später in Kapitel 7, Fehlernährung – was Zellen gerne essen würden, näher darauf eingehen.

Über modernste Laborparameter (Zytokine) lassen sich auch kleinste Entzündungsherde im Körper aufspüren. Durch herkömmliche Laborwerte wie z. B. Blutsenkungsgeschwindigkeit oder (hochsensitives) C-reaktives Protein ist dies häufig nicht möglich.

Mikronährstoffmängel – wenn Powerstoffe fehlen

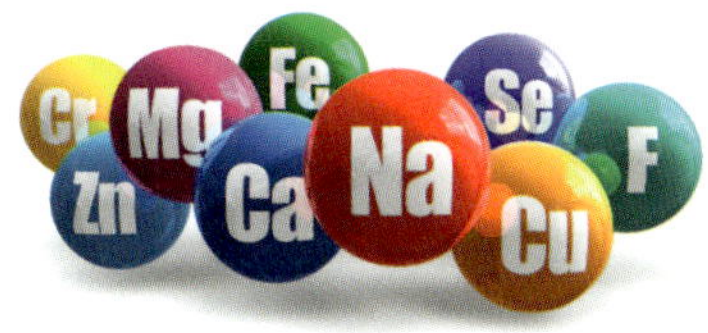

Ungefähr 100.000 Stoffwechselvorgänge pro Sekunde laufen nach Schätzungen der Wissenschaftler in jeder Ihrer 70 Billionen Körperzellen gleichzeitig ab. Sie hängen voneinander ab, beeinflussen sich gegenseitig, Stoffe werden teilweise ineinander umgewandelt, recyceln einander und das in einer Präzision, die unsere menschliche Vorstellungskraft weit übersteigt.

Diese Vorgänge in einer Zelle sind vergleichbar mit einem Uhrwerk. Alle Räder sind eng miteinander verzahnt. Stockt ein Rad, so hat dies Auswirkungen auf das große Ganze. Damit alles »wie geschmiert« läuft, benötigen unsere Zellen eine Vielzahl Bau-, Hilfs- und Betriebsstoffe aus der Nahrung.

In den Makronährstoffen (Fette, Eiweiße und Kohlenhydrate) sind in unseren Nahrungsmitteln im optimalen Fall alle erforderlichen Mikronährstoffe, d.h. Vitamine, Mineralien und Spurenelemente, sekundäre Pflanzenstoffe sowie Aminosäuren und Fettsäuren enthalten.

WISSENSWERTES: SEKUNDÄRE PFLANZENSTOFFE

Sekundäre Pflanzenstoffe sind natürliche Substanzen in Obst, Gemüse, Getreide und in Hülsenfrüchten. Es sind die Farb-, Duft- und Aromastoffe dieser Lebensmittel. In den Pflanzen wirken sie als Schutz vor schädlichen Umwelteinflüssen, wie z.B. hoher UV-Einstrahlung, und vor Schädlingen. Es werden vor allem folgende Gruppen von sekundären Pflanzenstoffen unterschieden: Carotinoide, Polyphenole, Flavonoide, Sulfide, Terpene und Phytosterine.

Mikronährstoffe haben vielfältige Aufgaben. Viele von ihnen sind unverzichtbare Cofaktoren für die Energiegewinnung in den Mitochondrien. Die meisten dieser Stoffe kann der Körper nicht selbst herstellen, sie müssen mit der täglichen Nahrung in ausreichendem Umfang zugeführt werden – sie heißen daher auch essenzielle Mikronährstoffe. Ein Leben ohne sie ist nicht möglich. Fehlen einige dieser Mikronährstoffe oder liegen sie nicht in ausreichender Menge vor, läuft der Stoffwechsel auf Sparflamme, das Hochleistungsmodell funktioniert nicht. Das spüren wir vor allem in Form von Müdigkeit.

Ein Mangel an diesen wichtigen Stoffen kann viele Ursachen haben, z. B. Stress, der über einen Mehrverbrauch die Speicher leert, Fehlernährung oder veränderte Nährstoffgehalte von Lebensmitteln aufgrund ausgelaugter Böden, lange Lagerung etc.

Nährstoffverlust
Vergleich einer 1985 erstellten Studie mit Laborwerten von 1996 und 2002

untersuchtes Nahrungsmittel	Nährstoffe	Ergebnis			Differenz in %	
		1985	1996	2002	1985:1986	1985:2002
Brokkoli	Calcium	103	33	28	-68	-73
	Folsäure	47	23	18	-52	-62
	Mangan	24	18	11	-25	-55
Bohnen	Calcium	56	34	22	-38	-51
	Folsäure	39	34	30	-12	-23
	Magnesium	26	22	18	-15	-31
	Vitamin B_6	140	55	32	-61	-77
Kartoffeln	Calcium	14	4	3	-70	-78
	Magnesium	27	18	14	-33	-48
Möhren	Calcium	37	31	28	-17	-24
	Magnesium	21	9	6	-57	-75
Spinat	Magnesium	62	19	15	-68	-76
	Vitamin C	51	21	18	-58	-65
Apfel	Vitamin C	5	1	2	-80	-60
Banane	Calcium	8	7	7	-12	-12
	Folsäure	23	3	5	-84	-79
	Magnesium	31	27	24	-13	-25
	Vitamin B_6	330	22	18	-92	-95
Erdbeere	Calcium	21	18	12	-14	-43
	Vitamin C	60	13	8	-67	-87
Mineralien und Vitamine in mg/100 g						

Quelle: 1985 Pharmakonzern Geigy. 1996 und 2002 Lebensmittellabor Karlsruhe/Sanatorium Oberthal. Tabelle entnommen aus: Ralf Meyer, Chronisch gesund-Prinzipien einer Gesundheitspraxis-das Originalkonzept der Cellsymbiosistherapie® nach Dr. Heinrich Kremer, S. 38

Im Folgenden möchten wir Ihnen einige wichtige Powerstoffe vorstellen. Dabei geht es uns nicht um eine vollständige Auflistung – das würde dieses Buch sprengen – sondern um die Darstellung der vielfältigen Wirkungen von einigen beispielhaften Powerstoffen, auf die gerade Burnout-Patienten Wert legen sollten.

Alpha-Liponsäure – Radikalenjäger in zwei Welten

Die Alpha-Liponsäure – ein Vitaminoid – ist ein wahres Multitalent im menschlichen Körper, was vor allem auf ihre starken antioxidativen Fähigkeiten zurückzuführen ist. Vitaminoide sind lebensnotwendige Stoffe mit vitaminähnlichen Eigenschaften. Die Alpha-Liponsäure ist dabei in zwei Abteilungen der »antioxidativen Schutztruppe« aktiv, denn sie ist sowohl ein wasserlösliches als auch ein fettlösliches Antioxidans und schützt speziell die Zellmembranen und die Mitochondrien vor Schäden. Darüber hinaus unterstützt sie das Immunsystem und wirkt entzündungshemmend. Außerdem leistet sie einen wichtigen Beitrag beim Schutz des Körpers vor Belastungen durch toxisch wirkende Schwermetalle. Sie ist ein sogenannter Chelat-Bildner, d. h. sie bildet mit den belastenden Schwermetallen und Spurenelementen Komplexe, wodurch diese abgebaut werden können. Im Zusammenspiel der Wirkstoffe hat sie wichtige regenerierende Aufgaben: Sie kann Coenzym Q_{10}, die Vitamine E und C und die Aminosäure L-Glutathion »recyceln«.Außerdem ist sie beteiligt am Schutz des Herz-Kreislauf-Systems vor Arteriosklerose und sie kann zur Senkung eines erhöhten Blutdrucks beitragen. Im Stoffwechsel wirkt sie als Coenzym für Fette, Proteine und Kohlenhydrate. Sie steigert u. a. die Ausnutzung von Glukose und die Bildung von Energie in den Muskeln. Alpha-Liponsäure kann vom Organismus selbst gebildet werden. Ob dies in ausreichendem Maß geschieht, darüber sind sich die Forscher bisher nicht einig. In der Nahrung ist sie vor allem in tierischen Nahrungsmitteln wie Herz und Leber enthalten, in pflanzlichen Lebensmitteln ist der Gehalt gering. In der Burnout-Therapie setzen wir Alpha-Liponsäure auch in Form von Infusionen ein.

L-Carnitin – das Brennstofftaxi

L-Carnitin wurde im Jahr 1905 zum ersten Mal aus Fleischextrakt isoliert – daher auch der Name (lat. Carnis: Fleisch). Es spielt eine zentrale Rolle im Fettstoffwechsel, da es für den Transport langkettiger Fettsäuren durch die Mitochondrienmembran ins Mitochondrieninnere essenziell ist, wo sie für die Energiegewinnung benötigt werden. Herzmuskelzellen beziehen z. B. ihre Hauptenergie aus der Verbrennung von Fettsäuren, deshalb ist im Herzmuskel auch die Konzentration von L-Carnitin sehr hoch. Somit verbessert L-Carnitin die Energieversorgung und steigert die körperliche Leistungsfähigkeit. Außerdem transportiert es die bei der Fettsäurenverbrennung in den Mitochondrien entstandenen Schadstoffe wieder ab, ist also gleichzeitig auch noch die »Müllabfuhr«. L-Carnitin unterstützt das Immunsystem und ist auch Teil des Antioxidantienorchesters. Es kann im Körper aus den Aminosäuren L-Lysin und L-Methionin gebildet werden – wichtige Cofaktoren sind Vitamin C, B_6, Niacin und Eisen. Lange war nicht klar, ob diese gebildete Menge ausreicht, um einen normalen Energiestoffwechsel aufrechtzuerhalten. Inzwischen ist bekannt, dass viele Menschen zusätzlich auf die äußere Zufuhr dieses Stoffes angewiesen sind, sodass L-Carnitin heute als Vitaminoid anerkannt ist. Ein L-Carnitin-Mangel macht sich durch Müdigkeit und Erschöpfung bemerkbar. In der Nahrung findet sich L-Carnitin in Fleisch, vorwiegend in Lamm- und Schaffleisch.

Coenzym Q_{10} – das Energieenzym

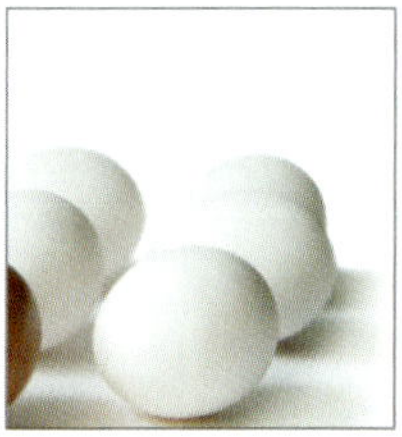

Coenzym Q_{10}, auch als Ubichinon-10 bezeichnet, ist ebenfalls ein Vitaminoid und spielt eine wichtige Rolle in der zellulären Energieproduktion in der Atmungskette. Es transportiert in der Mitochondrienmembran Elektronen vom Ort ihrer Entstehung zu dem Ort, wo sie als nächstes gebraucht werden. Eine ausreichende Menge von Q_{10} ist somit Voraussetzung für eine gute Versorgung der Zellen mit Energie. Fehlt es, ist die Energieproduktion beeinträchtigt, die oxidative Belastung der Mitochondrien steigt. Q_{10} kann der Körper selbst herstellen, wichtige Cofaktoren sind dabei Vitamin B_{12} und Folsäure. In fortschreitendem Alter lässt die Q_{10}-Produktion immer mehr nach, der Q_{10}-Gehalt des Herzens – einem der Organe mit den höchsten Q_{10}-Gehalten im Körper – eines Achtzigjährigen ist dabei nicht einmal mehr halb so hoch wie der eines Zwanzigjährigen. Neben seinen Funktionen bei der Energieproduktion und seiner wichtigen Rolle im Antioxidantienorchester trägt es zur Stärkung des Immunsystems bei und unterstützt die Leber bei ihrer Entgiftungstätigkeit. Es ist in der Lage, Vitamin E zu recyceln und sorgt so mit dafür, dass Vitamin E eingespart wird. Ein Q_{10}-Mangel führt zu Störungen in der Energiebereitstellung in den Zellen. Ein wichtiger Punkt ist auch seine Interaktion mit CSE-Hemmern (Statinen), speziellen Medikamenten, deren Wirkmechanismus hemmend in die gleichen Stoffwechselvorgänge eingreift, über die auch Q_{10} vom Körper hergestellt wird. Eine Einnahme dieser Mittel führt häufig zu einer Reduktion der körpereigenen Q_{10}-Produktion, hier sollte Q_{10} als Nahrungsergänzung immer – laborkontrolliert – zugeführt werden, um diese Reduktion auszugleichen. Q_{10}-reiche Nahrungsmittel sind Fleisch, Eier und Fisch sowie kalt gepresste Pflanzenöle wie Oliven-, Raps- und Weizenkeimöl.

> ***»Ohne Q_{10} gibt es keine Energie. Berauben Sie die Mitochondrien des Q_{10}, so ist die Zelle so potent wie ein Vierzylinder ohne Zündkerzen. Die Maschine ist tot und springt nicht an.«***
>
> *Prof. Dr. Bliznakov, G. L. Hunt*

L-Phenylalanin und L-Tyrosin – Power für die Nebenniere

L-Phenylalanin wird vom Körper für die Herstellung von Proteinen benötigt und ist gleichzeitig die Vorstufe für L-Tyrosin. Als essenzielle Aminosäure kann L-Phenylalanin vom Körper nicht selbst gebildet werden und muss mit der

Nahrung aufgenommen werden. L-Tyrosin ist wiederum Vorstufe der Neurotransmitter Dopamin, Noradrenalin und Adrenalin sowie der Schilddrüsenhormone Thyroxin und Trijodthyronin. Außerdem ist es ein Vorläufer für die Bildung von Melanin (einem Pigment, das für unsere Haut-, Haar- und Augenfarbe verantwortlich ist) und Coenzym Q_{10}. Ein Mangel an L-Phenylalanin ist selten und stört die Biosynthese von Proteinen, was z.B. zu einer Störung der Bildung der Myelinscheiden (Isolierschutz der Nervenfasern) im Hirn führt. Das kann neurologische Schäden zur Folge haben. Auch L-Tyrosin ist in der Regel ausreichend vorhanden. Durch nitrosativen Stress kommt es jedoch, wie schon im Kapitel 5, GAU im Zellkraftwerk, beschrieben, über veränderte Stoffwechselwege von L-Tyrosin und L-Tryptophan zu Störungen in der Neurotransmitter- und Schilddrüsenhormonsynthese mit den entsprechenden dort beschriebenen Symptomen. Phenylalanin und Tyrosin sind in vielen Lebensmitteln enthalten, besonders reichlich in Gemüse, Nüssen, Samen, Weizenkeimen, Milchprodukten, Fleisch und Fisch.

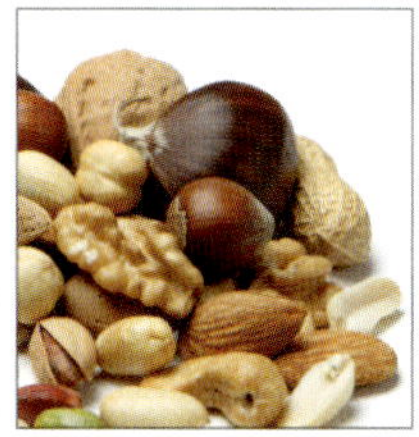

L-Tryptophan – Baustoff für gute Laune

L-Tryptophan ist eine essenzielle Aminosäure, die im Zusammenhang mit dem Thema Burnout eine besondere Rolle spielt, da sie Vorläufer des Glückshormons Serotonin und des Schlafhormons Melatonin ist. Serotonin ist u.a. an der Regulierung des Schlaf-Wach-Rhythmus, der Stimmungslage, der Appetitkontrolle und der Schmerzempfindlichkeit beteiligt. Darüber hinaus hat L-Tryptophan im Stoffwechsel noch verschiedene weitere Funktionen als Baustein der Eiweißsynthese und im Leberstoffwechsel. Da der Tryptophanstoffwechsel Vitamin B_6-abhängig ist, kommt es bei B_6-Mangel auch zu Folgeerscheinungen in diesen Prozessen. Tryptophanmangel führt unter anderem zu Schlafstörungen und psychischen Störungen wie Depressionen oder Aggressivität. In der Nahrung ist L-Tryptophan reichlich vorhanden, z.B. in Fleisch, Milch, Käse, Eiern, Soja und Nüssen.

Magnesium – Mineral der Gelassenheit

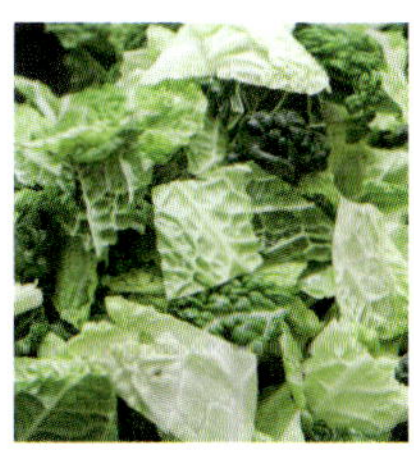

Magnesium ist neben Kalium der zweithäufigste Mineralstoff in unseren Zellen. Von allen Mineralstoffen findet man bei Magnesium am häufigsten eine Unterversorgung in der Bevölkerung. Es ist an mehr als 300 Enzymreaktionen beteiligt und spielt u.a. eine wichtige Rolle im Energiestoffwechsel der Mitochondrien – alle energieabhängigen Stoffwechselvorgänge benötigen Magnesium. Darüber hinaus hat es eine Schlüsselrolle im Kohlenhydrat-, Eiweiß- und Fettstoffwechsel und bei der gesunden Funktion von Herz und Kreislauf. Außerdem ist es an der Zusammenarbeit von Muskel- und Nervenzellen beteiligt und damit für das gesamte Nervensystem wichtig. Es ist beteiligt an der Aktivierung der B-Vitamine – einem Magnesiummangel folgt in der Regel ein Mangel an B-Vitaminen. Es reduziert die Freisetzung von Stresshormonen, insbesondere von Cortisol, und dämpft damit die Reaktion des Organismus auf Stress. Symptome eines Mangels sind Konzentrationsschwäche, reduzierte Stressresistenz, leichte Erregbarkeit, Nervosität, Unruhe, Kopfschmerzen und Schlafstörungen. Besonders magnesiumreiche Lebensmittel sind grünes Blattgemüse, Kakao, Weizenkeime, Sojamehl, unpolierter Reis, Tee, Mandeln, Erdnüsse und Haselnüsse. Außerdem ist es in Hülsenfrüchten, Fisch, Dörrobst und Käse enthalten, einige Mineralwässer sind ebenfalls reich an Magnesium.

Zink – unverzichtbarer Allrounder

Zink ist nach Eisen das mengenmäßig zweithäufigste Spurenelement im menschlichen Körper und hat entsprechend viele wichtige Funktionen. Es ist Bestandteil von über 300 Enzymsystemen und spielt eine wichtige Rolle in vielen Bereichen des Organismus, zum Beispiel an verschiedenen Stellen des Kohlenhydrat-, Fett- und Eiweißstoffwechsels, im Zusammenspiel des Antioxidantienorchesters und bei der Entgiftung. Zink wirkt antiviral und ist für eine optimale Funktion des Immunsystems unerlässlich, da für die Reifung bestimmter Zellen des Immunsystems zwingend Zink erforderlich ist. Auch die Produktion von Sexualhormonen, Insulin, verschiedenen Neurotransmittern, Schilddrüsen- und Wachstumshormonen ist zinkabhängig. Ohne Zink sind also Zellteilung, Eiweißbiosynthese, Wachstum, Fortpflanzung und die Arbeit des Immunsystems nicht möglich. Symptome eines Zinkmangels sind folglich unter vielen anderen: Kraftlosigkeit, chronische Müdigkeit, geringe Stressresistenz, Konzentrationsstörungen, Depressionen, verminderte Resistenz gegen Umweltgifte und eine hohe Infektanfälligkeit. Frühe Anzeichen eines Zinkmangels sind unter anderem weiße Flecken auf den Fingernägeln, Haarausfall, schlechte Wundheilung, Infektneigung und schlechte Sicht in der Dunkelheit. In der Nahrung ist Zink vorrangig in Fleisch, besonders in Innereien, Eiern, Käse und anderen Milchprodukten, einigen Fischen, Roggen- und Weizenkeimen, Weizenkleie und Haferflocken enthalten.

Mangan – Spurenelement mit Multifunktion

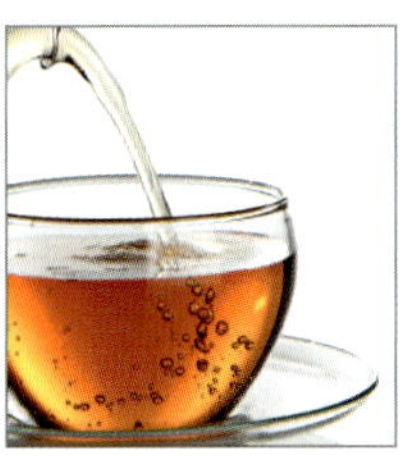

Mangan ist im Körper als Spurenelement Bestandteil wichtiger Enzymsysteme im Kohlenhydrat-, Eiweiß- und Fettstoffwechsel. Es aktiviert eine Reihe von Enzymen, die als Antioxidans wirken, und schützt über diesen Weg die Mitochondrienmembran vor der Zerstörung durch Superradikale. Somit hat es eine wichtige Rolle für die zelluläre Energiebereitstellung in Form von ATP. Darüber hinaus ist es am Aufbau von Bindegewebe über die Synthese von Proteoglykanen (Substanzen, die zum überwiegenden Teil aus Kohlenhydraten und einem kleinen Anteil Proteinen bestehen) in Knorpel- und Knochengeweben beteiligt. Osteoporose und Arthrose sind häufig durch einen Manganmangel (mit-)verursacht. Mangan wird für die Insulinsynthese und -sekretion sowie für die Bildung von Harnstoff benötigt. Außerdem ist Mangan an der Herstellung von Melanin und Dopamin beteiligt. In der Nahrung findet sich Mangan vorrangig in Tee, Vollkornmehl, Getreide, Hülsenfrüchten, Keimlingen, Walnüssen und Haselnüssen. Lebensmittel tierischer Herkunft enthalten nur wenig Mangan.

Selen – der Stimmungsaufheller

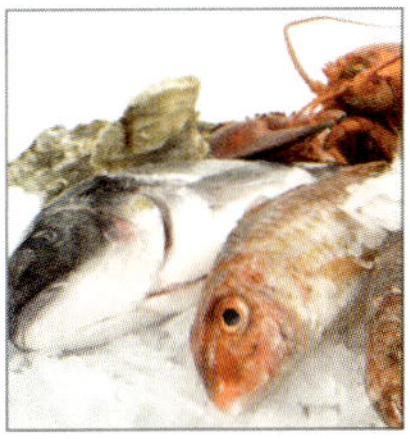

Selen ist ein lebenswichtiges Spurenelement, dessen wichtige Bedeutung für viele Funktionen im menschlichen Körper erst seit relativ kurzer Zeit – seit knapp 40 Jahren – bekannt ist. Mittlerweile sind über 20 selenabhängige Proteine bekannt, die im Stoffwechsel, im Antioxidantienorchester und bei der Zellentgiftung unterschiedlichste Funktionen haben. Weiterhin spielt es eine wichtige Rolle bei der Entgiftung bestimmter Schwermetalle sowie bei der Aufrechterhaltung eines funktionierenden Immunsystems. Bei Selenmangel haben Schwermetalle leichtes Spiel, die empfindlichen Mitochondrien zu schädigen – die Energieproduktion sinkt. Ohne Selen läuft die Produktion der Schilddrüsenhormone nicht rund, alles fällt schwer. Mit einem optimalen Selenwert steigt daher auch die Stimmung. Deutschland gehört aber zu den Selenmangelgebieten – Ursache hierfür ist der niedrige Selengehalt der Böden und die zu geringe Konzentration in Lebensmitteln. Die durchschnittliche tägliche Selenaufnahme liegt bei ca. 50 Prozent der Menge, die von vielen Wissenschaftlern als optimal zur Vorbeugung von Krebs und Herz-Kreislauf-Erkrankungen angesehen wird. Typische Selenmangelsymptome sind Müdigkeit, Abgeschlagenheit und Konzentrationsstörungen. Gute Selenquellen in der Nahrung sind Fisch, Fleisch, Eier und in geringerem Umfang Getreide. Obst und Gemüse enthalten sehr wenig Selen.

Folsäure – nicht nur für Schwangere unentbehrlich!

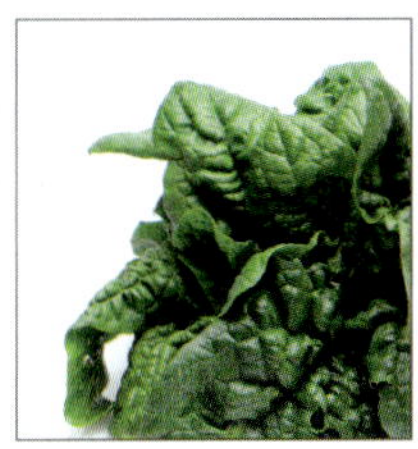

Folsäure wird als Sammelbegriff für eine ganze Klasse von Substanzen verwendet, die zur Gruppe der wasserlöslichen B-Vitamine gehören, oft auch Folate genannt. 1941 isolierte man Folsäure aus Spinatblättern, daher auch der Name (folium, lateinisch: Blatt). Sie ist vor allem für gesunde Zellfunktionen verantwortlich. Dabei ist sie essenziell für die DNS-Synthese und damit für jegliche Wachstums- und Zellteilungsvorgänge. Beispielsweise wird sie für die Bildung von roten und weißen Blutzellen und für den Aufbau von Zellen der Schleimhäute und des Embryos (Neuralrohr) benötigt. Die Aufnahme von Folsäure aus der Nahrung erfolgt im hinteren Abschnitt des Dünndarms. Die in der Nahrung enthaltene Folsäure liegt bis zu 80 Prozent in Form nicht resorbierbarer Verbindungen vor. Diese werden im Dünndarm durch ein zinkabhängiges Enzym in Verbindungen gespalten, die vom Körper aufgenommen werden können. Die Resorptionsrate ist stark vom im Darm vorhandenen pH-Wert abhängig und ist optimal bei einem Wert von 6,0. Bei einem Anstieg über 6,3 kommt es zu einem deutlichen Abfall der Aufnahme. Ursachen für einen Mangel sind unter anderem Ernährung mit zahlreichen stark verarbeiteten Lebensmitteln, entzündliche Darmerkrankungen und Mangel an Zink, Vitamin C und Vitamin B_{12}. Folsäuremangel ist ein Cofaktor für Herz-Kreislauf-Erkrankungen und führt außerdem zu Depressionen, Reizbarkeit und Konzentrationsproblemen. Gute Folsäurelieferanten sind Salat, Spinat, Weizenkeime und Leber. Obst ist relativ folsäurearm, aus tierischen Nahrungsmitteln wird sie auch besser resorbiert. Die Folsäure ist aufgrund ihrer hohen Lichtempfindlichkeit ein sehr häufiges Mangelvitamin.

Vitamin B_1 (Thiamin) – das Universalgenie

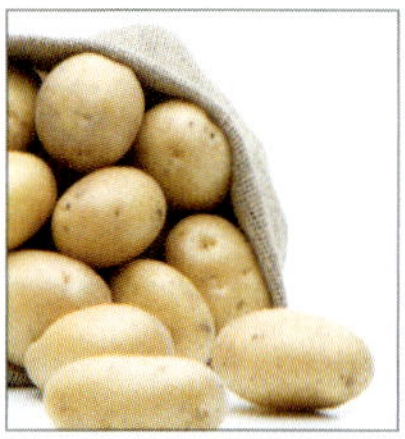

Vitamin B_1 spielt eine Schlüsselrolle im mitochondrialen Energiestoffwechsel, indem es an der Bereitstellung der verschiedenen Brennstoffe für die Mitochondrien beteiligt ist. Außerdem hat es vielfältige Funktionen bei der Reizweiterleitung im zentralen und peripheren Nervensystem sowie beim Neurotransmitter-Stoffwechsel. Symptome eines Mangels sind zum Beispiel Verdauungsstörungen, Schlafstörungen und erhöhte Reizbarkeit und Aggression. Bei lang anhaltendem Mangel kommt es zu Herz-Kreislauf-Störungen und neurologischen Beschwerden, z.B. Muskelschwäche, -schmerzen und -krämpfen, Müdigkeit, Konzentrations- und Gedächtnisstörungen, Depressionen und Angstzuständen, Vergesslichkeit und Verwirrtheit. In der Nahrung kommt Vitamin B_1 vor allem in Schweinefleisch, Kalbfleisch, Vollkorn und Kartoffeln vor.

Vitamin B_2 (Riboflavin) – der Katalysator im Zellstoffwechsel

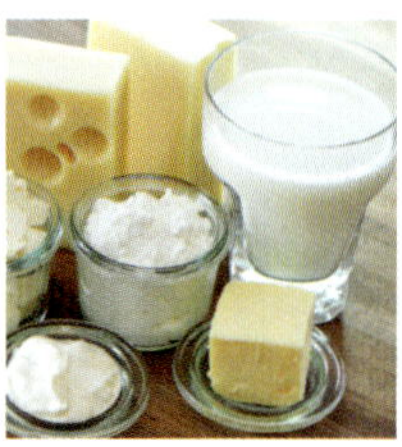

Als Baustein verschiedener Coenzyme hat Vitamin B_2 wichtige Funktionen in der mitochondrialen Atmungskette und leistet einen wichtigen Beitrag zum Schutz vor oxidativem Stress. Ein isolierter Vitamin-B_2-Mangel ist selten, sondern ist meist mit einem Mangel an anderen B-Vitaminen vergesellschaftet. Vitamin-B_2-Mangel führt dazu, dass die Atmungskette der Mitochondrien ins Stocken gerät, dementsprechend sind dann auch die Mangelsymptome Antriebsschwäche und depressive Verstimmung. Es kommt in vielen pflanzlichen und tierischen Lebensmitteln vor, z.B. in Milch, Milchprodukten sowie Fleisch- und Wurstwaren.

Vitamin B_3 (Niacin) – Schutzpatron bei Giftbelastung

Niacin ist unter anderem für die Blutzuckerregulierung, die Entgiftung und für das antioxidative Schutzsystem wichtig. Es schützt unsere Mitochondrien vor allem vor freien Radikalen, die durch Gifte entstehen. Außerdem hat es wichtige Funktionen bei der DNA-Replikation und -reparatur und ist an der Myelinsynthese der Nervenscheiden im zentralen und peripheren Nervensystem beteiligt. Niacin kann im Körper selbst aus L-Tryptophan unter Mitwirkung von B_2 und B_6 hergestellt werden – ein Mangel an diesen Vitaminen zieht einen Mangel an B_3 nach sich. Bei Niacinmangel können sich Gifte in unseren Zellen »breitmachen« und so das Hochleistungsenergiemodell lahmlegen. Mangelsymptome können unter anderem sein: Abnahme der körperlichen und geistigen Leistungsfähigkeit, Gewichtsverlust, Erschöpfung, Schwindel, verschiedene

Haut- und Schleimhautsymptome, Probleme im Verdauungsbereich, Halluzinationen, Psychosen und Verwirrtheit.

Vitamin B_6 (Pyridoxin)– das Nervenvitamin

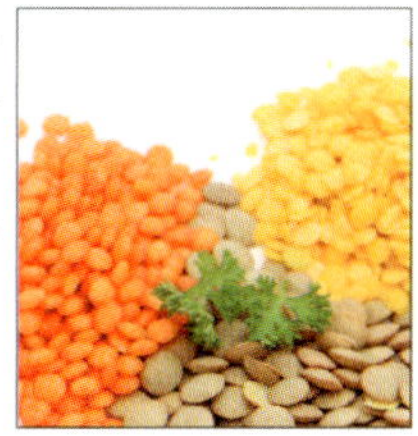

Vitamin B_6 ist ein Sammelbegriff für die Wirkstoffe Pyridoxin, Pyridoxal und Pyridoxamin. Die aktive Form Pyridoxal-5-Phosphat ist an über 100 enzymatischen Reaktionen im Stoffwechsel beteiligt. Für den Aminosäuren-Stoffwechsel und für die Neurotransmitter-Synthese ist Vitamin B_6 unentbehrlich. Daneben hat es wichtige Aufgaben bei der Blutbildung, im Fett- und Kohlenhydratstoffwechsel und im Immunsystem. Die Biosynthese der Myelinscheiden (isolierende Schichten aus fettreichem Gewebe, die die Nerven umhüllen, damit es nicht zum »Kurzschluss« kommt) benötigt ausreichende Mengen B_6. Ein Mangel äußert sich in Schlafstörungen, Reizbarkeit, Konzentrationsschwäche, neurologischen Störungen sowie einer Schwäche des Immunsystems. In Lebensmitteln findet sich B_6 häufig in Fleisch, vor allem in Innereien wie Leber. Weiter ist es in vielen Pflanzen, Kartoffeln, Getreide, Hülsenfrüchten und Gemüse, aber auch Fischen wie Makrelen und Sardinen, außerdem in Milchprodukten enthalten. Eine Vitamin B_6-Mangel ist relativ häufig, da Vitamin B_6 – auch wenn es in vielen Nahrungsmitteln vorkommt – durch Erhitzen und falsche Lagerung schnell zerstört wird.

Vitamin B_{12} (Cobalamin) – Spezialschutz gegen Nitrostress

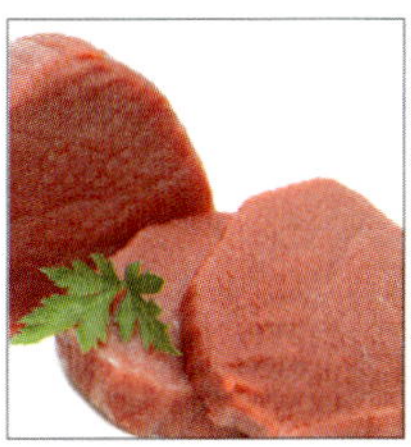

Vitamin B_{12} existiert in sechs aktiven Formen im menschlichen Körper. Es ist an der Blutbildung (rote Blutzellen) und am Eiweißstoffwechsel beteiligt und hat großen Einfluss auf Zellwachstum und Zellteilung sowie auf den Schutz der Nervenzellen. B_{12} ist eng an den Stoffwechsel der Folsäure gebunden und indirekt an der Synthese von Eiweißstoffen beteiligt. Vitamin B_{12} ist wichtig für die Umwandlung der Aminosäure Homocystein zu Methionin. Homocystein gilt nach neueren Forschungen als Risikofaktor bei der Entwicklung von Herz-Kreislauf-Krankheiten und Demenz. Eine erst in letzter Zeit geklärte Funktion von Vitamin B_{12} ist seine Funktion als »Entgifter« bei erhöhtem »Gasalarm« in den Zellen durch NO-Gas. Vitamin B_{12} ist in der Lage, die zellzerstörerischen Wirkungen des Nitrostresses deutlich zu reduzieren. Als Mangelsymptome für Vitamin B_{12} finden sich: Müdigkeit, Depressionen, Gedächtnis- und Konzentrationsstörungen, Halluzinationen, Müdigkeit, Psychosen, Reizbarkeit, geringe Stresstoleranz. Körperliche Symptome sind Störungen in der Blutbildung, Anämien und auch neurologische Ausfallerscheinungen. Die Vitamin-B_{12}-Bestimmung im Serum ist in ihrer Aussagekraft zweifelhaft, ein sicherer Parameter ist die Untersuchung der Methylmalonsäure im Blut oder im Urin. Vitamin B_{12} findet sich in relativ großen Mengen in Fleisch, besonders in Innereien. Fische, Eier und Milchprodukte sind weitere gute Quellen. Pflanzen enthalten kaum Vitamin B_{12}, Veganer sollten daher B_{12} möglichst ergänzen.

Vitamin C (L-Ascorbinsäure) – Multitalent für viele Aufgaben

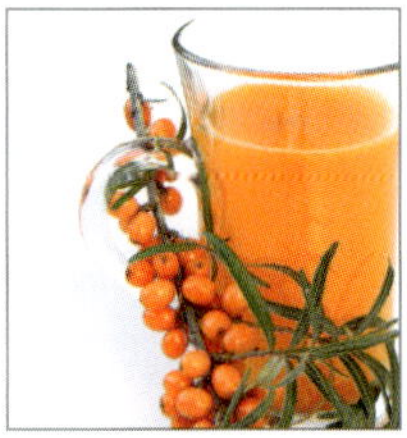

Vitamin C ist wahrscheinlich das bekannteste der Vitamine und wird gern mit Südfrüchten in Verbindung gebracht. Als gebräuchliches Hausmittel ist es in (fast) jeder Hausapotheke zu finden. Die bekannteste Mangelerscheinung, der Skorbut, war im 15. und 16. Jahrhundert eine häufige Todesursache für die Besatzungen vieler Schiffe. Bekanntestes (Früh-)Symptom von Skorbut ist der massive Rückgang des Zahnfleisches bis zum Zahnausfall. Anfang des 19. Jahrhunderts wurde daher auf britischen Schiffen die Abgabe von Zitronensaft als Skorbutvorbeugung obligatorisch. L-Ascorbinsäure wird nicht nur von Pflanzen, sondern auch von den meisten Tieren selbst gebildet. Menschen, Affen und Meerschweinchen fehlt jedoch ein bestimmtes Enzym, das zur Synthese notwendig ist, sodass sie auf die Zufuhr dieses lebensnotwendigen Stoffes von außen angewiesen sind. Dabei variiert die Menge des gebildeten Vitamin C bei den Tieren sehr stark und erhöht sich unter Stress erheblich (z. B. bei Mäusen um das Achtfache). Der zweifache Nobelpreisträger Linus Pauling, der diesem Thema umfangreiche Forschungen widmete, begründete auf dieser Tatsache seine tägliche Zufuhrempfehlung von 10 bis 20 g täglich. Vitamin C hat umfangreiche Funktionen im menschlichen Stoffwechsel, unter anderem ist es beteiligt an der Synthese verschiedener Hormone des Hypothalamus, einem Abschnitt des Zwischenhirns, dessen wichtigste Funktion die Steuerung des vegetativen Nervensystems ist. Es ist beteiligt an der Kollagen-Biosynthese, am Cholesterinabbau und an der Neurotransmitter-Synthese (Noradrenalin, Serotonin). Es steigert die Eisenaufnahme im Darm und ist ein wichtiger Cofaktor bei der Entgiftung toxischer Stoffwechselprodukte. Ein Vitamin-C-Mangel äußert sich in Müdigkeit, Antriebslosigkeit, Schleimhautblutungen, Schwäche, Muskelschmerzen, Schwermut, depressiven Verstimmungen, Wundheilungsstörungen, Skorbut. Besonders Vitamin-C-reiche Nahrungsmittel sind unser heimischer Sanddorn, Hagebutten, Brokkoli, Paprika und verschiedene Kohlarten – allerdings weist unser Obst und Gemüse durch Vorbehandlung mit Chemikalien oder die Einwirkung von Sonnenlicht häufig bereits einen reduzierten Gehalt an Vitamin C auf. Kochen und falsche Lagerung zerstören das empfindliche Vitamin.

Vitamin E – Hüter der Zellmembranen

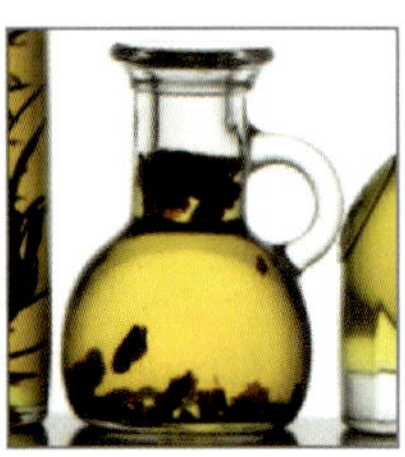

In und um jede einzelne unserer Körperzellen befinden sich Zellmembranen, die einerseits die Zellen voneinander abgrenzen und andererseits im Zellinneren die Zellorganellen umhüllen. Wichtige Bestandteile dieser Membranen sind Fettsäuren. Eine der wichtigsten Aufgaben von Vitamin E ist der Schutz der Zellwände vor Verschleiß und Alterung durch den Angriff der freien Radikalen. Oxidierte Fette werden »ranzig«, das kennen Sie aus dem Alltag: ranzige Butter ist ungenießbar. Ranzige Fette in den Zellmembranen führen zu einem verminderten Stoffaustausch – in Folge sinkt die Energiegewinnung in den Mitochondrien. Problematisch ist: Vitamin E wird bei seiner antioxidativen »Arbeit« selbst zum freien Radikal, kann aber durch Vitamin C, Selen und Alpha-Liponsäure recycelt werden. Ein Mangel an diesen Nährstoffen zieht automatisch einen erhöhten Verbrauch von Vitamin E nach sich. Folgen von Vitamin E-Mangel sind zunehmende Schäden an den Zellmembranen durch oxidativen Stress, die sich z. B. als neurologische und sensorische Störungen äußern können. In der Nahrung findet sich Vitamin E in pflanzlichen Ölen, besonders Weizenkeim-, Soja- und Olivenöl, die es vor Oxidation, also vor dem ranzig werden schützt. Außerdem ist es in Nüssen, einigen Getreidesorten, z. B. Weizenkleie, Mais, Hafer und Weizen, und in Gemüse, z. B. Bohnen, Spargel und Sojabohnen, enthalten.

Kurkumin – gelbe Power aus Asien

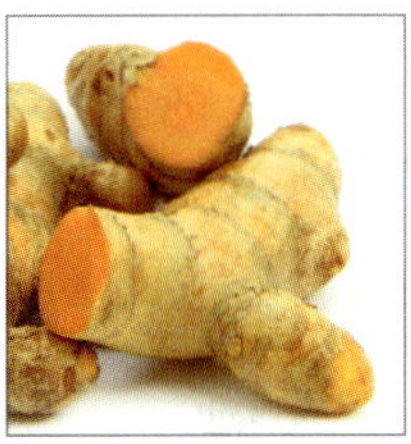

Die Gelbwurz (lat. Curcuma longa) ist eine Pflanze, die in der indischen und südostasiatischen Heilkunde seit über 5000 Jahren therapeutisch genutzt wird. Es ist weltweit auch als Gewürz im Einsatz und ist vor allem ein wichtiger Bestandteil von Currys, aber auch in Pickles, Würzsaucen und Senf enthalten. Kurkuma enthält sogenanntes Kurkumin bzw. Curcuminoide, gelbe Pigmente, die den Gewürzmischungen und Speisen die eindrucksvolle gelbe Farbe geben. Kurkumin hat, wie neueste Forschungen belegen, weitreichende antioxidative Eigenschaften. Es schützt vor freien Radikalen, wirkt antientzündlich und unterstützt das Immunsystem. Kurkumin kann auch direkt die Mitochondrienfunktion stabilisieren. Zudem schützt es vor Erkrankungen des Herz-Kreislauf-Systems, indem es Cholesterin und Blutfette senkt, und es fördert die Verdauung sowie die Wundheilung. Curcuma longa enthält außerdem Kalium, Vitamin C und das Öl Turmerin. Die Bioverfügbarkeit von Kurkuma ist unter natürlichen Bedingungen durch seine schlechte Wasserlöslichkeit allerdings sehr gering, deshalb empfiehlt sich eine Kombination mit schwarzem Pfeffer. Das darin enthaltene Piperin verstärkt die Bioverfügbarkeit erheblich, da es die Aufnahme von Kurkumin im Darm erhöht. In der Therapie des Burnout-Syndroms arbeiten wir mit hoch dosierten Kurkuminextrakten. Eine »Therapie« durch Gewürze im Essen reicht in diesem Fall nicht aus.

Quercetin – ein Name, den Sie sich merken sollten!

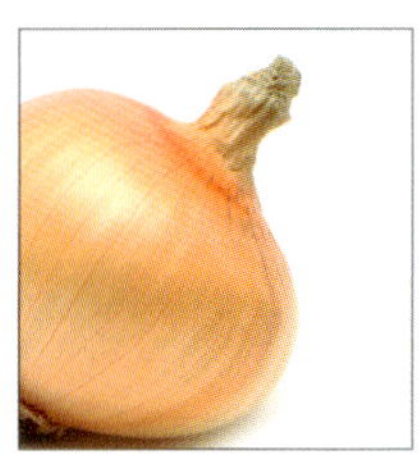

Quercetin gehört zu den wasserlöslichen sekundären Pflanzenstoffen aus der Gruppe der Polyphenole. Mithilfe von Quercetin als Baustein können andere Flavonoide aufgebaut werden. Quercetin unterstützt die Neubildung von Mitochondrien und ist daher in der Therapie des Burnout-Syndroms ein wichtiger Baustein. Quercetin ist in vielen Obst- und Gemüsesorten enthalten, zum Beispiel in

Äpfeln – vielleicht einer der Gründe für die Entstehung des englischen Sprichworts: »An apple a day keeps the doctor away!« Wobei ein Apfel sicher ein bisschen wenig ist, fünf Portionen Obst und Gemüse täglich empfehlen Ernährungsfachleute und Mediziner (www.5amtag.de). Zwiebeln und Schnittlauch sollten auf jeden Fall dabei sein, sie enthalten am meisten Quercetin, aber auch Preiselbeeren und schwarze Johannisbeeren enthalten viel davon. Grüner und schwarzer Tee sind eine gute Quelle, und kleinere Mengen kommen in grünen Blattgemüsen und Bohnen vor.

Resveratrol – die Lebensverlängerung in der Traube

1963 wurde der sekundäre Pflanzenstoff aus der Gruppe der Polyphenole erstmals in der Knöterichpflanze isoliert und identifiziert. Diese wird traditionell in der japanischen und chinesischen Medizin angewendet, um beispielsweise Pilze, Hautentzündungen sowie Krankheiten des Herzens und der Blutgefäße zu behandeln. Seit 1976 weiß man, dass Resveratrol auch in roten Weintrauben vorkommt. Da Resveratrol sowohl wasser- als auch fettlöslich ist, bietet es einen sehr breiten Schutz für unsere Zellen, insbesondere für unsere Mitochondrien, vor Angriffen freier Radikale. In der Therapie von Burnout hat sich Resveratrol sehr bewährt, da es hilft, eine schnelle Regeneration des Hochleistungsenergiemodells der Zelle zu erreichen. Neben den hilfreichen Wirkungen beim Burnout-Syndrom zeigt Resveratrol auch günstige Wirkungen bei Herz-Kreislauf-Erkrankungen und Störungen des Immunsystems. In unserer Nahrung finden wir Resveratrol in roten Traubensäften, in Rotwein und in Erdnüssen. Besonders in einigen Rotweinen ist Resveratrol in größeren Mengen enthalten, es kommt vor allem in den Traubenschalen vor. Außerdem findet man es in Erdnüssen, wobei wiederum die Schalen die höchsten Mengen enthalten. Beim Rösten der Erdnüsse verringern sich die Resveratrol-Anteile um etwa die Hälfte. In der Therapie von Burnout und auch bei chronischer Müdigkeit setzen wir unterstützend vor allem hoch dosierte Knöterichextrakte ein; die Menge an Resveratrol, die wir – in der Therapie – zur Unterstützung der vielen Mitochondrien im Körper benötigen, ist durch einen trockenen Rotwein nicht abdeckbar.

OPC – Oligomere Proanthocyanidine

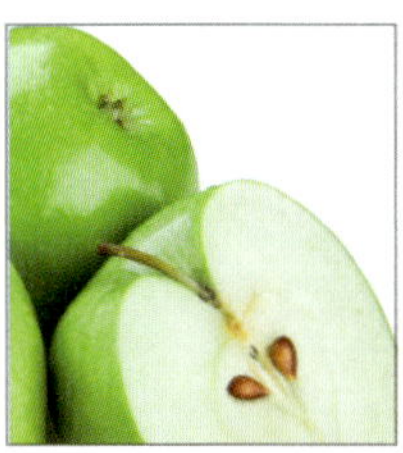

OPC gehören zu den Flavonoiden, einer Gruppe der sekundären Pflanzenstoffe. OPC spielen eine äußerst wichtige Rolle im antioxidativen Orchester. Untersuchungen haben gezeigt, dass OPC eine höhere antioxidative Wirkung besitzen als Vitamin C oder Vitamin E. Zudem haben sie aber auch allgemein entzündungshemmende Wirkungen. OPC kommen vor allem in den Traubenkernen und den Schalen sowie dem Laub roter Trauben vor. Zudem konnte OPC in den Schalen und Kerngehäusen von Äpfeln nachgewiesen werden.

Sulfide– unverzichtbare Hauptentgifter

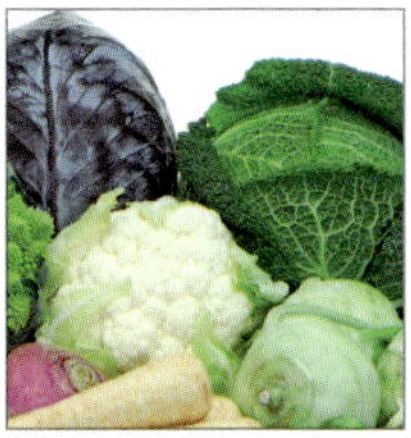

Sulfide sind schwefelhaltige sekundäre Pflanzenstoffe. Sie sind für unseren Organismus unverzichtbar, unter anderem als Baustein verschiedener Aminosäuren, wie zum Beispiel Cystein, Methionin und Taurin. Knochen, Knorpel, Haut und Haare, Bindegewebe und Gelenke benötigen Schwefel. Eine Hauptfunktion haben Sulfide vor allem bei der körpereigenen Entgiftung und dem Schutz vor freien Radikalen. Sulfidmangel geht langfristig mit einer Einschränkung der Mitochondrienfunktion einher. Sulfide nehmen wir mit Obst und Gemüse, aber auch mit Fleisch auf. Gute Quellen sind Zwiebeln, Knoblauch, Lauch, Schnittlauch, verschiedene Kohlarten, Brokkoli und Kohlrabi.

Asthaxantin – das rosa Zellschutzwunder

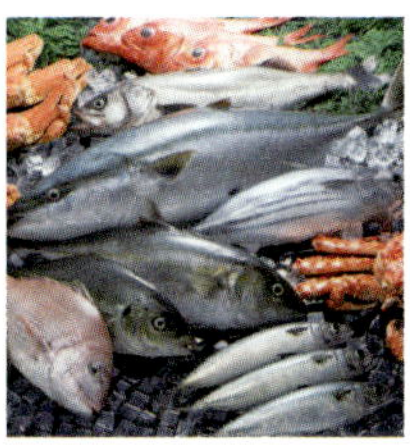

Asthaxantin ist ein natürlicher Farbstoff aus der Gruppe der Karotinoide, die zu den sekundären Pflanzenstoffen gehören. Als eines der stärksten Antioxidanzien, die wir kennen, ist es sehr wirksam im Schutz der empfindlichen Membranen und Mitochondrien. Die Farbe des Lachsfleisches geht auf die rosa Färbung von Kleinkrebsen zurück, die den Lachsen als Futter dienen. Es hat sich – noch stärker als Beta-Karotin – vor allem auch als wirksamer Radikalenfänger beim Schutz der Haut vor der UV-Strahlung erwiesen. In der Nahrung finden wir es vor allem im Lachsfleisch sowie in Krusten- und Schalentieren.

Ist Ihnen etwas aufgefallen? Viele der Mangelerscheinungen der oben beschriebenen Mikronährstoffe finden wir als Symptome beim Burnout-Syndrom. Zufall?

Die Hauptquelle aller Bau-, Hilfs- und Betriebsstoffe unserer Zellen sollte unsere tägliche Nahrung sein. Wie – unserer Ansicht nach – eine optimale Nahrung zusammengesetzt sein sollte, die uns mit allen wichtigen Bau-, Betriebs- und Hilfsstoffen versorgt, wird im nächsten Kapitel unser Thema sein. Bevor wir dazu kommen, noch ein Wort zum Thema Nahrungsergänzungsmittel: Nahrungsergänzungsmittel sind Lebensmittel, die die Aufgabe haben, die allgemeine Ernährung zu ergänzen. Sie sind kein Ersatz für eine gesunde, ausgewogene Ernährung. Mit ihrer Hilfe können sich aber gezielt leere Speicher schnell wieder auffüllen lassen – auf diese Weise kann die Mitochondrienfunktion unterstützt werden. Wir empfehlen allerdings nicht, auf »gut Glück« und »auf Teufel komm 'raus« Nahrungsergänzungsmittel einzunehmen. Eine Supplementierung mit Stoffen, die im Zellstoffwechsel dringend benötigt werden, ist immer dann sinnvoll, wenn ein – idealerweise laborgestützt nachgewiesener – Mangel vorliegt. Mit Hilfe moderner Labordiagnostik lassen sich gezielt Mängel aufdecken. Eine zu hohe Dosierung einzelner Substanzen kann jedoch auch – wie Sand im Getriebe – den Zellstoffwechsel behindern. Spurenelemente wie Selen und Chrom beispielsweise benötigt der Körper nur »in Spuren« – eine unkontrollierte Einnahme dieser Stoffe kann mitunter Vergiftungserscheinungen hervorrufen. Vergleichbar verhält es sich mit einer zu geringen Substitution – werden bestimmte Mindestmengen unterschritten, hat die Ergänzung möglicherweise überhaupt keine Wirkung. Da eine Therapie von Mikronährstoffmängeln immer individuell erfolgen muss, geben wir hier keine Empfehlung in Bezug auf die Einnahme bestimmter Mengen oder Substanzen.

In der Behandlung des Burnout-Syndroms arbeiten wir zur schnellen Regeneration des Zellstoffwechsels mit speziellen Pflanzenextrakten, Mikronährstoffen, wie Aminosäuren, Fettsäuren, Vitaminen, Mineralien und Spurenelementen in Form von Nahrungsergänzungsmitteln, und auch in Form von Infusionen.

Mittlerweile ist eine für den Verbraucher unüberschaubare Zahl von Präparaten auf dem Markt, die teilweise aus Ländern kommen, in denen die Herstellung dieser Präparate keiner oder nur eingeschränkten Kontrollen unterliegt. Qualitätsmängel bis hin zur »Verlängerung« der Substanzen mit teilweise giftigen Stoffen sind keine Seltenheit. Somit kann es sein, dass dadurch Schaden an Ihrer Gesundheit entsteht. Lassen Sie sich daher in Bezug auf Dosierung und Präparatauswahl von einem Arzt oder Heilpraktiker beraten. Schließlich geht es um Ihre Gesundheit!

Im Fokus: Kryptopyrrolurie – eine wichtige Stress-Körper-Verbindung

»Für alles fehlt die Kraft, und das Leben zieht an mir vorbei.«

Frau A. B., Jahrgang 1976, Hausfrau und Mutter von zwei Kindern, fühlte sich schon seit Jahren erschöpft, als sie im März 2009 in die Sprechstunde kam. Ihre Erschöpfung war so groß, dass sie sich mittags regelmäßig für zwei Stunden ins Bett legen musste und auch abends selten länger als 20.00 Uhr auf den Beinen war. Die Kraft reichte gerade einmal für den Haushalt und die Versorgung der beiden Kinder, 4 und 7 Jahre alt. Dabei wollte sie gern zumindest ihren Hobbys wieder nachgehen und eigentlich auch langfristig wieder berufstätig sein. »Jegliche Untersuchungen bei diversen Fachärzten auf chronische Infektionen, Entzündungen, Schilddrüsenstörungen, Bluterkrankungen blieben ohne auffälligen Befund,« erzählte die Patientin. »Sogar ein Psychiater wurde kurzfristig konsultiert. Alles ohne Erfolg.«

Frau B. berichtete im Aufnahmegespräch in der Praxis, dass sie gut schlafe, allerdings »zu viel«. Traumerinnerungen hatte sie gar nicht. Sie gab an, dass sie sich das letzte Mal in ihrer Kindheit bewusst an Träume erinnert habe. Im Gespräch erwähnte sie eine Verstopfung, die sie seit ihrer Jugend begleitet. Diagnostisch wurde zunächst eine Vollblutmineralanalyse erstellt. Bei der Patientin fielen ein erheblicher Zink- und Manganmangel sowie ein grenzwertiger Magnesiummangel auf.

WISSENSWERTES: BLUTUNTERSUCHUNGEN

Bestimmte Blutuntersuchungen finden üblicherweise im Serum statt. Blutserum erhält man durch Zentrifugieren geronnenen Blutes. Dadurch werden die zellulären Bestandteile des Blutes (rote und weiße Blutkörperchen und Blutplättchen) von den flüssigen getrennt. Es enthält alle natürlicherweise in der Blutflüssigkeit gelösten Stoffe. Eine Reihe wichtiger Vitamine und Mineralien liegen jedoch intrazellulär vor, das heißt, sie befinden sich in den Blutkörperchen. Messungen im Serum sind dafür nur sehr bedingt aussagefähig und zeigen oft falsch-normale Werte. Als Alternative besteht die Möglichkeit, z. B. die Mineralienspiegel im Vollblut zu messen. Diese Untersuchung lässt Aussagen über den Gehalt von Mineralien innerhalb der Blutzellen zu.

Da sich die Patientin nicht vegetarisch ernährte (was durchaus auch eine Ursache von Zinkmangel sein kann), klärten wir über eine Urinprobe ab, ob eine Kryptopyrrolurie hinter diesem kombinierten Zink- und Manganmangel steht. Das Testergebnis des Labors lag nach einigen Tagen vor und bestätigte die zuvor geäußerte Verdachtsdiagnose.

Test	Ergebnis	Einheit	Normbereich	Vorwert
Urindiagnostik				
Kryptopyrrol im Urin	11,57	mg/g Krea	< 5	

Achtung: Geänderter Normbereich !
Kryptopyrrolwerte zwischen 5,0 und 6,0 stellen einen Graubereich dar. Sollten klinische Symptome, z.B. ein ADHS bestehen, kann eine Therapie mit Vitamin B6 und Zink bereits bei diesen Werten sinnvoll sein

Die Kryptopyrrolurie – häufig auch als KPU abgekürzt – ist eine sehr verbreitete, aber fast immer unerkannte Stoffwechselstörung. Unerkannt deswegen, weil kaum ein Therapeut nach Pyrrol im Urin sucht. Dabei ist der Test sehr einfach und kostengünstig.

Was hat es jetzt mit dieser Störung auf sich? Lassen Sie uns das Wort in seine Bestandteile zerlegen: »Krypto« kommt aus dem Griechischen und bedeutet »verborgen«. »Pyrrole« sind Stoffwechselprodukte, die im Zuge einer gestörten Synthese des roten Blutfarbstoffes Häm entstehen, und »Urie« bedeutet ganz einfach »über den Urin ausgeschieden«. Es ist also eine Stoffwechselstörung, bei der bestimmte Stoffwechselprodukte – die Pyrrole – im Urin ausgeschieden werden. Fatalerweise werden dabei überproportional essenzielle Mikronährstoffe (besonders Vitamin B6, Mangan und Zink) mit ausgeschieden, da sie in diesen Pyrrolen gebunden sind. Die KPU wurde in den Fünfziger- und Sechzigerjahren durch die US-amerikanischen Ärzte Dr. Pfeiffer und Dr. Irvine entdeckt. Sie ist mittlerweile sehr gut untersucht und durch viele Studien belegt.

Was verursacht eine Kryptopyrrolurie?

Vermutlich ist die KPU in vielen Fällen genetisch determiniert, d.h. die Veranlagung dazu wird in der Regel vererbt. Es gibt Familien, bei denen lassen sich von der Großmutter bis zu den Enkeln erhöhte Pyrrolwerte im Urin nachweisen. Sie kann aber auch im Laufe des Lebens insbesondere durch ständige Einwirkung von Faktoren, die nitrosativen Stress auslösen, erworben werden. Dies haben Dr. Bodo Kuklinski und Dr. Hans-Ulrich Hill untersucht und belegen können. Nitrosativer Stress hat – wie wir schon gesehen haben – die Eigenschaft, die Mitochondrien in ihrer Funktion erheblich zu stören. Energiemangel ist das Ergebnis. NO-Stress stört letztendlich auch die Synthese des Häm-Moleküls in den Mitochondrien. Diese fehlerhafte Hämsynthese führt wiederum zur Ausscheidung von Pyrrolen und mit ihnen zum Verlust größerer Mengen an den oben genannten Mikronährstoffen. Und zwar in Mengen, die durch eine normale gesunde Ernährung nicht auszugleichen sind. Eine nicht erkannte und nicht behandelte KPU, egal ob erworben oder ererbt, führt in der Regel immer zu einer Blockade der Energiegewinnung der Mitochondrien und auf lange Sicht zu ganz verschiedenen Erkrankungen, da der Körper einerseits auf eine funktionierende Häm-Synthese und andererseits auch auf die auf diesem Wege verlorenen Mikronährstoffe angewiesen ist.

Starke Müdigkeit und Erschöpfung sind die Leitsymptome der KPU, aber auch folgende Symptome kommen vor (nicht alle Symptome müssen zutreffen):

- Schlafstörungen
- schlechtes Kurzzeitgedächtnis
- Konzentrationsschwäche
- Doppeltsehen
- Eiweißunverträglichkeit
- starke emotionale Schwankungen
- Allergien
- Menstruationsbeschwerden, Myome
- Diabetes Typ II (»Altersdiabetes)
- Histaminunverträglichkeit
- Fruktoseintoleranz
- Glutenunverträglichkeit
- Medikamentenunverträglichkeit
- Angststörungen
- Depressionen bis hin zu Psychosen
- Arthrose und Osteoporose oft schon in jungen Jahren
- Schilddrüsenerkrankungen
- Nebennierendysfunktion.

Schulmedizinisch wird man durch das Routinelabor bei diesen Patienten nicht fündig. Klarheit bringt hier nur ein spezieller Urintest, der in Deutschland nur von wenigen Laboren angeboten und von den gesetzlichen Krankenkassen nicht übernommen wird.

Ein positives Testergebnis, d.h. der Nachweis der KPU, bedeutet für viele Menschen eine Erklärung für eine bislang nicht erklärbare Symptomvielfalt, die häufig jahre- bis jahrzehntelanges Leid und auch Fehldiagnosen verursacht hat. Die gute Nachricht ist: Einmal diagnostiziert, ist die KPU gut behandelbar.

Stress und Kryptopyrrolurie

Da KPU-Betroffene aufgrund des ständigen Verlustes großer Nährstoffmengen dauerhaft in einem überproportionalen Mikronährstoffmangel sind, schlägt hier das Phänomen Stress besonders zu Buche. Wie bereits in Kapitel 3, Stress essen Körper auf, beschrieben, verbraucht der Organismus im Stresszustand Nährstoffe in größerer Menge als normal. Haben wir die Speicher gut gefüllt, ist das für einen kurzen Zeitraum auch gut kompensierbar. Oftmals ist die KPU in einem Organismus jedoch schon jahrelang latent vorhanden und der Organismus hat sich, häufig mit einer Vielzahl von Symptomen, die keine richtigen sind, in diesem Zustand mehr schlecht als recht eingerichtet. Nach dem Motto »Ich bin eben nicht mehr so belastbar« oder »Das ist jetzt das Alter, da ist das eben normal« haben sich Betroffene damit arrangiert.

Kommt jetzt eine übermäßige Stressbelastung, z. B. eine starke Konfliktsituation, Prüfung, Verlust des Arbeitsplatzes, private starke Belastungen wie Trennung oder Tod eines Angehörigen, oder, oder, oder, und der Körper geht für längere Zeit in den erhöhten Verbrauch, kann der Organismus das nicht mehr kompensieren. Das mühsam aufrechterhaltene Gleichgewicht bricht zusammen. Im Außen äußert sich das vorrangig in einem Zustand extremer Erschöpfung, die sich auch durch längere Erholungsphasen nicht bessert.

Der Schwerpunkt der Behandlung dieser Stoffwechselstörung ist jetzt zunächst der Ausgleich der Mikronährstoffe, die über den Urin verloren werden. Darüber hinaus ist es sinnvoll, möglichst alle zusätzlich vorhandenen Störfaktoren zu analysieren.

Die häufigsten sind Umweltgifte inkl. Schwermetallbelastungen, Darmstörungen, Nahrungsmittelunverträglichkeiten, chronische Entzündungsherde und sehr häufig eine instabile Halswirbelsäule. Eine chronisch entzündete Schilddrüse (Hashimoto-Thyreoiditis) liegt ebenfalls häufig vor. Eine komplexe Vorgehensweise unter Berücksichtigung möglichst vieler beteiligter Faktoren ist dabei die Voraussetzung für einen guten Behandlungserfolg. Werden die fehlenden Mikronährstoffe dann dem Organismus individuell laborkontrolliert wieder zugeführt und werden gleichzeitig noch möglichst viele weitere Störfaktoren ausgeräumt, verschwinden mit der Zeit die vielfältigen Symptome deutlich oder komplett, da die Energiegewinnung des Körpers wieder von »Notstrom« auf »Hochleistung« umschalten kann.

Frau B. beispielsweise erhielt spezielle Präparate zur Behandlung der Mikronährstoffmängel. Zudem bekam sie einen Ernährungsplan zur Umstellung auf glutenfreie Getreidesorten, da Patienten mit Kryptopyrrolurie häufig auch empfindlich auf das Klebereiweiß, das vor allem in Weizen, Roggen, Gerste, Dinkel und Hafer vorkommt, reagieren. Sie hielt sich genau an den Therapieplan und nach ca. vier Wochen bemerkte sie zunächst, dass die Traumerinnerung wieder einsetzte. Nach weiteren acht Wochen konnte sie auf ihren Mittagsschlaf verzichten. Die Kraft nahm langsam, aber stetig zu.

Nach einem halben Jahr Therapie lag keine Verstopfung mehr vor und Frau B. war wieder auf einem normalen Energieniveau, sofern sie keine besonderen stressreichen Alltagsmomente erlebte. Die glutenfreie Ernährung und die Therapie mit speziellen oralen Mikronährstoffpräparaten führt sie bis heute weiter.

INTERVIEW: DR. HANS-ULRICH HILL

Der Wiesbadener Biologe und Chemiker Dr. Hans-Ulrich Hill hat den Stoffwechsel bei Kryptopyrrolurie genau untersucht. Mit ihm haben wir uns unterhalten.

▶ *Wir diagnostizieren häufig bei unseren Patienten mit Burnout-Symptomatik eine Kryptopyrrolurie. Diese Stoffwechselstörung ist bereits seit den 1960er-Jahren durch die Forschungen von Dr. Carl Pfeiffer bekannt. Was genau wissen wir heutzutage über die KPU und auch über die auslösenden Faktoren?*

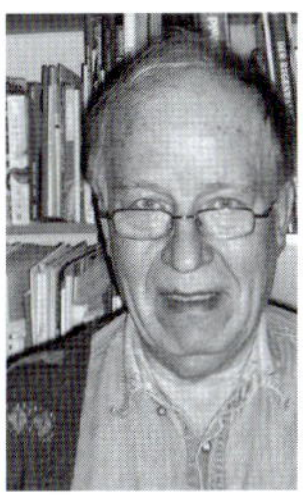

Dr. Hans-Ulrich Hill: Die KPU ist meines Erachtens ein Folgesyndrom von bereits eingetretenen Stoffwechselstörungen und systemischen Entzündungszuständen, die durch ein Zusammenwirken von Langzeitwirkungen toxischer Stoffe und bestimmten genetischen Dispositionen, z.B. verminderte Enzymaktivitäten von Häm-synthetisierenden Enzymen aufgrund entsprechender Genpolymorphismen (Anmerkung der Autorinnen: genetischen Variationen, die zu unterschiedlicher Leistungsfähigkeit von Zellen, z.B. bei der Entgiftungsfähigkeit, führen) zu erklären sind.

Wichtig ist als Ursache die Bildung von Stickstoffmonoxid (NO) als Folge von Fremdstoffwirkungen im Organismus, besonders in der Leber (und auch im Gehirn). NO entsteht als Folge von chronischen Entzündungsprozessen und auch des Fremdstoffmetabolismus; es hemmt die Aktivität von eisenhaltigen Enzymen und damit auch die Häm-Synthese, sodass Pyrrolverbindungen nicht weiter umgesetzt werden und ins Blut abgegeben und mit dem Urin teilweise ausgeschieden werden.

Ferner hemmt NO die Enzyme der Atmungskette in den Mitochondrien, sodass der oxidative Stress, d.h. die Bildung von Sauerstoffradikalen in den Mitochondrien, verstärkt wird. Das ist ein Teufelskreis: Die Mitochondrien werden (teilweise) zerstört, es herrscht Energiemangel, man wird müde und schlapp.

Die Pyrrolverbindungen verstärken den Vorgang noch weiter. Daraus ergeben sich Hinweise für eine kausale Therapie: Den oxidativen und nitrosativen Stress durch Radikalfänger und Antioxidantien stoppen!

Störfaktor Fehlernährung

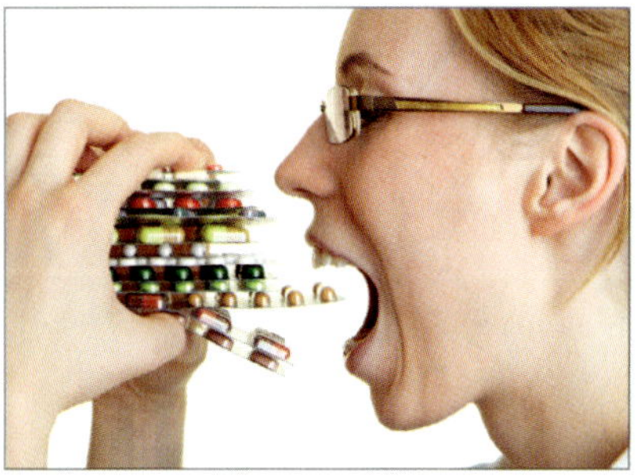

»Lass die Nahrung deine Medizin sein und Medizin deine Nahrung!«

Ob Hippokrates das tatsächlich ◆ so gemeint hat?

Was ist eigentlich gesunde Ernährung?

> *»Die Speisen haben vermutlich einen sehr großen Einfluss auf den Zustand des Menschen. Der Wein äußert seinen Einfluss mehr sichtbar, die Speisen tun es langsamer, aber ebenso gewiss.«*

Georg Christoph Lichtenberg, deutscher Mathematiker und Schriftsteller

Wenn es um das Thema Ernährung geht, wird es für viele Menschen schnell ziemlich schwierig. Die Menge der Ratgeber und Sachbücher zu diesem Thema ist schier unüberschaubar, und nicht selten bekommen Sie in unterschiedlichen Büchern auch noch völlig gegensätzliche Ratschläge, von denen einige leider auch noch sachlich falsch sind. Was nichts damit zu tun hat, dass jemand Sie bewusst in die Irre führen möchte – die Forschung in diesem Bereich ist nur heute unglaublich umfassend und schnell, und so manche neue Erkenntnis widerlegt alte Vermutungen, die wir bisher für »Wissen« hielten. Allein die Ergebnisse der Fettforschung der letzten Jahre stellen viele lieb gewordene Überzeugungen einfach auf den Kopf. Sich durch den Dschungel der Informationen zu kämpfen, ist sicher nicht einfach und oft verwirrend. Die meisten Menschen geben irgendwann frustriert auf und basteln sich ein Konzept, das zu ihren sonstigen Lebensgewohnheiten einigermaßen passt. Es soll irgendwie schnell gehen und satt machen. Die Qualität der verzehrten Lebensmittel ist dann für Manchen oft zweitrangig.

Außerdem hat sich aufgrund unseres häufig sehr zeitraubenden Arbeitslebens unsere Art und Weise Nahrung zuzubereiten, ganz extrem verändert. Das Kriterium »schnell« kommt oft ganz weit vor »nahrhaft« und »gesund«. Haben wir vor ca. 40 Jahren noch ungefähr zwei Stunden für das Kochen einer Mahlzeit aufgewendet, sind es heute – Fertiggerichten sei Dank – oft nicht einmal mehr 15 Minuten. Parallel zu dieser Entwicklung sind in den letzten Jahrzehnten die Ausgaben der Haushalte für Lebensmittel unaufhaltsam nach hinten gerückt. Waren sie vor wenigen Jahrzehnten noch der Hauptkostenfaktor, sind sie bei vielen heute ein Nebenposten im Budget, deutlich hinter Kosten für Wohnen, Transport und oft auch für Freizeit. Gerne auch ein Budgetposten, an dem gespart werden soll – in keinem Land der Welt gibt es eine so ausgeprägte Lebensmittel-Discounter-Kultur wie bei uns. Damit einher geht eine sinkende Qualität unserer Lebensmittel, denn was nicht viel kosten darf, kann auch in der Herstellung nicht teuer sein. Eine fatale Negativspirale ….

Interessanterweise gibt es einen Bereich, da sind wir aufmerksam, opferbereit und investitionswillig: Wenn es um des Deutschen liebstes Kind geht: sein Auto. Niemand würde, nur weil es billiger ist, Sonnenblumenöl in seinen Tank füllen, noch nicht einmal Billigsprit darf es sein. Das würde unser geliebtes Fortbewegungsmittel ja beschädigen. Regelmäßige Inspektionstermine werden eingehalten, Reparaturen und Pflege werden ohne Murren und Knurren durchgeführt. Wie viel Zeit und Geld kommt bei Ihnen da jährlich so zusammen? Wenn das Warnlämpchen aufleuchtet, das niedrigen Ölstand anzeigt, wird teures Motoröl nachgefüllt, die Strafe folgt ja sonst relativ schnell auf dem Fuße. Ein kaputter Motor wird teuer. Und wie steht es mit unserem Körper? Ihm muten wir oft genug nicht genießbaren Treibstoff und gepanschtes (oder manchmal gar kein) Öl zu. Die Strafe folgt hier leider nicht auf dem Fuße, sondern zehn, fünfzehn, zwanzig Jahre später. Oft hat ein »Warnlämpchen« in Form eines Symptoms geleuchtet, aber wir haben es ignoriert, indem wir es mit einem Pflaster überklebt haben und hofften, dass es vielleicht von allein oder mit Hilfe eines Medikamentes wieder verschwindet.

Ernährung hat außerdem viel mit Gewohnheit zu tun. Wir sprechen ja auch von Ernährungsgewohnheiten. Die meisten von uns sind mit bestimmten Lebensmitteln und mit bestimmten Gewohnheiten zum Thema Essen aufgewachsen. Sie machen sich kaum Gedanken darüber, ob das, was sie essen, gesund und im wirklichen Wortsinn ein tatsächliches Lebens- oder Nahrungsmittel ist. Meist haben wir einfach das Bedürfnis, das, was wir da essen, soll uns einfach schmecken, und es soll natürlich satt machen. Was gut für uns ist, sagt uns dann schon die Werbung. Die Frage ist allerdings, wenn wir unsere Mägen gefüllt haben und satt sind – sind es dann auch unsere Zellen? Und hier gehen die Meinungen zwischen Zunge und Zelle ganz oft recht weit auseinander. Vielleicht mögen Sie gerne Pizza oder Sie lieben Currywurst. Sie schmeckt Ihnen – danach sind Sie satt und zufrieden.

Fragt man jetzt Ihre Zelle, sieht die Sache ein wenig anders aus. Die mag nämlich Pizza in Wirklichkeit nicht.

Aus der Sicht Ihrer Zelle wird die Antwort auf die Frage nach der gesunden Ernährung auch plötzlich ganz einfach: Ernährung ist dann gesund, wenn sie Ihrem Organismus die Stoffe, die er für eine ordnungsgemäße Zellfunktion benötigt, in ausgewogenen Mengen zuführt und Stoffe, die die Zellfunktion beeinträchtigen oder stören, explizit nicht zuführt. Das Einfache, das im Alltag allerdings anscheinend gar nicht immer so leicht zu machen ist.

War früher die Nahrungsbeschaffung ein wichtiger Schwerpunkt unseres (urzeitlichen) Lebens, haben sich die Prioritäten heute total verändert. Nahrung müssen wir heute nicht mehr »suchen«, wir gehen in den Supermarkt, wo alles (fast) jederzeit verfügbar ist. Hierzulande haben wir keine Hungersnöte mehr, dafür hat der Überfluss eine andere Konsequenz: es gibt inzwischen mehr Übergewichtige als Mangelernährte. Gesünder sind wir deshalb allerdings nicht. Fehlernährung tötet mehr Menschen als je zuvor – auf dem Umweg über Diabetes, Herz-Kreislauf-Erkrankungen, Bluthochdruck. Die Liste der sogenannten »Zivilisationskrankheiten« ist lang.

Somit ist ein voller Bauch keine Garantie für einen funktionierenden Zellstoffwechsel. Fehlen dem, was Sie essen, die Powerstoffe, dann müssen Ihre Zellen »hungern«. Kommen jetzt im Essen noch Zusatzstoffe dazu wie Farb- und Aromastoffe, Geschmacksverstärker oder Konservierungsstoffe, dann bekommen die Zellen zwar nicht, was sie brauchen, müssen sich aber auf der anderen Seite noch damit abmühen, all diesen ungenießbaren, zum Teil sogar giftigen Müll wieder loszuwerden. Entgiftungsprozesse benötigen wiederum mehr Nährstoffe, die wir ja eh wahrscheinlich schon zu wenig haben – auch hier wieder ein hausgemachter Teufelskreis.

Daraus abgeleitet stellt sich jetzt die Frage: Gibt es so etwas wie allgemeingültige Regeln, so etwas wie eine »art-« und somit »zellgerechte« Ernährung? Um diese Frage zu beantworten, müssen wir uns auf den Weg in die Geschichte des Menschen machen, auf die Spuren unserer Vorfahren.

»Wir sind Steinzeitmenschen, die im Zeitalter der Raumfahrt leben.«

Loren Cordain, amerikanischer Evolutionsbiologe und Autor

Aus Untersuchungen der menschlichen Erbsubstanz wissen wir, dass sich unsere Gene in den letzten 20.000 Jahren kaum verändert haben. Was sich seitdem allerdings dramatisch verändert hat, ist unsere Lebensweise und damit auch die Art und Weise, wie wir uns ernähren. Vor ca. 10.000 Jahren hat der Mensch begonnen, Getreide anzubauen und Viehzucht zu betreiben. Vor ca. 200 Jahren brachte die industrielle Revolution solche Dinge wie raffinierten Zucker und Weißmehl in großen Mengen in unsere Nahrung. Und heute, in den letzten Jahrzehnten, werden wir überschwemmt von einer Unmenge an »Nahrungsmitteln«, die zu großen Teilen im Chemielabor entstehen. Das hatte weitreichende Folgen für unsere Ernährungsgewohnheiten – wir geben heute für Süßigkeiten und Schokolade genauso viel aus wie für Rindfleisch (Pierre Weill »Sind wir morgen alle dick«). Und dies alles hat Konsequenzen für unseren Zellstoffwechsel, und damit für unsere Gesundheit.

Bevor sie sesshaft wurden, waren unsere Vorfahren als Jäger und Sammler unterwegs – und das ca. 2,5 Millionen Jahre lang. In dieser Zeit hat sich unser Organismus optimal an die damals herrschende Ernährung angepasst. Die Ernährung hat umgekehrt sogar die Voraussetzungen dafür geliefert, dass sich unser Organismus, speziell unser Gehirn, zu seiner heutigen Größe und Leistungsfähigkeit entwickeln konnte. Aus der genauen Untersuchung von fossilen Funden, den Ernährungsgewohnheiten neuzeitlicher Jäger- und Sammlergesellschaften und von Schimpansen sowie aus Nährstoffuntersuchungen von Wildtieren und -pflanzen lassen sich recht zuverlässige Aussagen darüber ableiten, was unsere Vorfahren gegessen haben. Das Fleisch, das sie aßen, war von mageren Wildtieren, Kohlenhydrate nahmen sie in Form von stärkearmem Obst und Gemüse zu sich. Steinzeitmenschen aßen keine Milchprodukte, kaum Getreide und das Essen wurde nicht gesalzen. Der einzige »raffinierte« Zucker, den sie zur Verfügung hatten, war Honig – und das war äußerst selten. Fette zu dieser Zeit wurden hauptsächlich in Form von tierischen Fetten aufgenommen, Hauptquelle waren Knochenmark und Gehirn. Dabei waren der Großteil der Fette einfach oder mehrfach ungesättigte Fette, vor allem die Omega-3-Fettsäuren.

WISSENSWERTES: FETTKONSUM UND HIRNENTWICKLUNG

Unser Gehirn macht nur etwa zwei Prozent unserer Körpermasse aus, beansprucht aber ca. ein Viertel der Energie. Evolutionär hat sich die Entwicklung hin zu unserem menschlichen Gehirn vor ca. 2 Millionen Jahren vollzogen. Parallel dazu bildeten sich Kiefer, Kaumuskeln und Darm zurück – im Vergleich zu einem reinen Pflanzenfresser haben wir einen relativ einfach konstruierten Verdauungsapparat, was ein Hinweis dafür ist, dass unser Organismus für Mischkost »konstruiert« ist. Ohne fettreiche Ernährung hätte unser Hirn so nicht entstehen können, die richtigen Fette in der richtigen Menge sind also auch heute noch für eine optimale Hirnentwicklung und -funktion essenziell. Dabei ist das Verhältnis der vorliegenden Fettsäuren untereinander von erheblicher Bedeutung für die geistigen Fähigkeiten und deren reibungsloses Funktionieren bis ins hohe Alter.

Anhand der von Professor Loren Cordain, einem amerikanischen Evolutionsbiologen, und seinem Forscherteam durchgeführten Untersuchungen war es auch möglich festzustellen, wie groß der Anteil der tierischen und pflanzlichen

Nahrungsbestandteile zu dieser Zeit war. Dabei lag der Anteil von tierischer Nahrung bei den neuzeitlichen Jäger- und Sammlergesellschaften bei 56 bis 65 Prozent. Diese Studien stellten auch fest, dass es offensichtlich kein einziges Naturvolk auf der Erde gegeben hat, das komplett oder auch nur zu großen Teilen vegetarisch gelebt hätte. Die Nahrung der Jäger und Sammler bestand höchstwahrscheinlich zu 19 bis 35 Prozent aus Eiweiß, zu 20 bis 40 Prozent aus Kohlenhydraten und zu 28 bis 47 Prozent aus Fett. Dabei handelte es sich bei den Kohlenhydraten allerdings um Obst, Gemüse und Wurzeln, die extrem reich an Mikronährstoffen waren, und nicht wie in unserer heutigen Zeit um stark verarbeitete Kohlenhydrate wie Zucker, Weißmehl usw., denen durch die Verarbeitung im Wesentlichen bis auf Glukose die meisten Nährstoffe verloren gegangen sind.

Einen ganz wesentlichen Unterschied zu heute gab es auch in der Beschaffung der Nahrung. Zwischen 20 und 30 Kilometer legten unsere Vorfahren auf der Suche nach Nahrung täglich zurück. Der neuzeitliche Mensch »jagt« und »sammelt« auf dem Heimweg vom Büro im Supermarkt seine Nahrung ein, in aller Regel tut er das mit dem Auto. Wie sich diese Bewegungsarmut auf unsere Mitochondrien auswirkt, werden wir später erläutern.

Nährstoffbedarf und Art der Ernährung passten damals also zusammen. Bestimmte Stoffe, sogenannte essenzielle Nährstoffe, mussten wir über die Nahrung zu uns nehmen, andere konnte unser Organismus aus dem, was er zu sich nahm, selbst herstellen. Da wir genetisch unseren Vorfahren gleichen, ist das auch heute noch so. Wir sind essenziell auf die Zufuhr bestimmter Substanzen von außen angewiesen. Moderne Essgewohnheiten haben allerdings ganz oft zur Folge, dass die essenziellen Stoffe nicht mehr in ausreichender Menge aufgenommen werden, dafür aber im Übermaß Dinge, die wir nicht wirklich benötigen würden – die im ernährungstechnischen Sinn also nur den Magen mit Masse füllen und keine echten Nahrungs- sondern bestenfalls Genussmittel sind.

Im Folgenden möchten wir auf die einzelnen Bestandteile der Ernährung etwas genauer eingehen. Einen Bereich betreffen die Auswirkungen unserer heutigen Esskultur ganz besonders, deshalb möchten wir den Schwerpunkt hier auf das Thema Fett legen.

Freispruch: Fett ist gesund!

Fett ist gesundheitsschädlich, Fett macht fett, Fett fördert Herz-Kreislauf-Erkrankungen! Das sind Assoziationen, die sicher vielen von Ihnen – bedingt durch die Fettarm-ist-gesund-Propaganda der letzten Jahrzehnte – in den Sinn kommen, wenn es um das Thema Fett in der Nahrung geht. Uns ging es ähnlich, schließlich sind wir mit diesem »Wissen« ja auch aufgewachsen. Zwar hat uns der ganze Cholesterinhype nie von der Butter abgebracht, aber den Rahm von der flüssigen Schlagsahne abzuschöpfen und wegzuwerfen, damit er nicht auf den Hüften landet, war eine schöne Gewohnheit geworden. Und wir »wussten« auch, dass eine »gesunde leicht verdauliche Kost« vor allem fettarm zu sein habe. Wenigstens sollten es keine tierischen Fette sein, schon gar nicht vom roten Fleisch, die seien ja ganz besonders schlecht.

Diese jahrzehntelange Low-Fat-Politik hat allerdings nicht die gewünschten und erhofften Ergebnisse gebracht. Wir wurden nicht schlanker, sondern dicker. Gesünder wurden wir erst recht nicht, Stoffwechselerkrankungen wie Diabetes nehmen exponentiell zu, die Zahl der Herz-Kreislauf-Erkrankungen geht nicht zurück – im Gegenteil. Diabetes vom Typ 2, eine Stoffwechselstörung, die mit einer Erhöhung des Blutzuckers aufgrund der Ernährung einhergeht, war früher mehrheitlich bei älteren Menschen anzutreffen, er hieß auch »Altersdiabetes«. Heute sind immer jüngere Menschen, selbst Kinder, betroffen. Eine solche Störung im Stoffwechsel wirkt sich überall im Organismus aus, z.B. auch auf die Organe des Herz-Kreislauf-Systems. Bereits ein leicht erhöhter Blutzuckerspiegel lässt das Herz- und Schlaganfallrisiko um bis zu 60 Prozent steigen.

Insofern ist Diabetes nicht nur eine Erkrankung, Diabetes ist auch ein Symptom. Und zwar für einen völlig entgleisten Stoff- und damit auch Zellstoffwechsel, der nicht mehr in der Lage ist, optimal Energie zu produzieren. Falsche Ernährung macht also nicht nur krank, sondern auch schlapp und müde. Das ist natürlich stark vereinfacht; das Thema in aller Komplexität darzustellen, würde hier den Rahmen sprengen. Wir empfehlen an dieser Stelle die ausführliche und amüsant zu lesende Beschreibung des Dilemmas von Prof. Nicolai Worm in »Syndrom X oder Ein Mammut auf den Teller«.

Inzwischen ist sicher einigen von Ihnen schon aufgefallen, dass es zum Thema Fett in jüngster Zeit eine ziemliche Kehrtwendung gegeben hat – hin zu: Fett ist gesund, Fett ist sogar lebensnotwendig. Selbst die »bösen« tierischen Fette sind durch die Fettforschung heute rehabilitiert.

Was Fett in Ihrem Organismus alles tut

Es ist Baustoff für das Hirn: dessen Trockenmasse besteht zu 60 Prozent aus Fett, zu 30 Prozent aus Proteinen und nur zu 10 Prozent aus Kohlenhydraten. Es sorgt für die Signalübertragung vom Zelläußeren ins Zellinnere und zwischen den Zellen und ist wichtigster Bestandteil der Myelinscheiden, d.h. der Isolation der Nervenfasern untereinander. Außerdem ist es Ausgangssubstanz für den Aufbau von Botenstoffen und Substanzen, die Entzündungen anheizen und bremsen, die Stimmung aufhellen, den Schlaf fördern oder den Appetit regulieren können.

Und es ist die Voraussetzung dafür, dass die fettlöslichen Vitamine und sekundären Pflanzenstoffe vom Organismus aufgenommen werden können.

Fett ist nicht gleich Fett

Unter der Überschrift »Fett« tummelt sich eine ganze Gruppe von Stoffen in Ihrer Nahrung und in Ihrem Organismus, die in ihrer Wirkung und ihren Aufgaben völlig unterschiedlich sind, und die wir uns deshalb im nächsten Schritt etwas detaillierter anschauen wollen:

Nahrungsfette werden als Triglyceride aufgenommen, sie bestehen aus einem Glycerinmolekül und drei Fettsäuren. Im Zuge der Verdauung werden die Fettsäuren vom Glycerin abgespalten und dann im Körper zu verschiedenen Zwecken verwendet: Entweder werden sie verbrannt, für »Spezialaufgaben« wie Einbau in die Zellmembran, oder als Baustein bei der Herstellung von Signalstoffen genutzt oder als »Reserve« eingelagert. Das ist der Teil, der uns in der Steinzeit über den Winter bringen sollte. Heute mögen wir diese Pölsterchen nicht so gern und wären sie meist ganz gerne wieder los.

Dabei ist die Art der Fettsäuren entscheidend dafür, wofür sie verwendet werden können. Es gibt sehr viele verschiedene Arten, bis heute sind ca. 200 Fettsäuren bekannt. Fettsäuren sind lange kettenförmige Moleküle, die Sie sich ein bisschen wie einen Tausendfüßler vorstellen können, den Kopf bildet der Säure-Teil, der Körper mit den vielen Beinchen die Fettkomponente aus Kohlenstoff- und Wasserstoffatomen. Dabei unterscheiden wir zwischen gesättigten Fettsäuren und einfach bzw. mehrfach ungesättigten Fettsäuren – entscheidend sind hier die Bindungsverhältnisse zwischen den Kohlenstoffatomen. Die Tausendfüßler können dabei unterschiedlich lang sein, es gibt kurz-, mittel- und langkettige Fettsäuren.

Gesättigte Fettsäuren – Feind oder Freund?

Gesättigte Fettsäuren sind dadurch gekennzeichnet, dass zwischen ihren Kohlenstoffatomen ausschließlich Einfachbindungen bestehen, die anderen Bindungen sind mit Wasserstoffatomen »gesättigt«. Das macht sie relativ stabil und unempfindlich – auch gegen Oxidation.

Der Organismus kann gesättigte Fettsäuren selbst herstellen und er braucht sie für vieles, z. B. als Baustoffe für Membranen unserer Gehirnzellen oder die Oberfläche unserer Lungenbläschen. Außerdem sind sie wichtige Energielieferanten für Herz- und Muskelzellen, aber auch in allen anderen Bereichen unseres Körpers. Dafür werden besonders kurz- und mittelkettige Fettsäuren benötigt. Für eine optimale Energieversorgung von Hirn und Organismus kann es also sinnvoll sein, über die Nahrung zusätzlich gesättigte Fettsäuren aufzunehmen und damit einen Teil der Kohlenhydrate zu ersetzen. Die wichtigste pflanzliche Quelle gesättigter Fettsäuren ist Kokos- und Palmkernfett, es enthält 90 bis 95 Prozent gesättigte Fettsäuren. Tierische gesättigte Fettsäuren finden wir in Butter und fetten Fleischsorten. Butter, Schweine- und Rinderfett enthalten jeweils ca. 50 Prozent.

Die gesättigten – und hier besonders die tierischen – Fette standen lange Zeit in der Kritik als Verursacher eines erhöhten Cholesterinspiegels, die »gesunde« Pflanzenmargarine wurde als Alternative hochgelobt. Inzwischen ist bekannt, dass zwar einige wenige gesättigte Fettsäuren tatsächlich einen cholesterinerhöhenden Effekt haben – sie erhöhen neben dem als »böse« angesehenen LDL-Cholesterin aber gleichzeitig auch das »gute« HDL-Cholesterin. Außerdem haben Langzeitstudien eindeutig belegen können, dass weder die gesättigten noch die ungesättigten Fette einen nachweisbaren Einfluss auf die Entwicklung von Herzinfarkt haben. Hier kann also Entwarnung gegeben werden. Ähnliches fand man im Zusammenhang mit dem leidigen Thema Cholesterin: Eine Senkung des Cholesterinspiegels durch fettarme Ernährung senkt Herzinfarktraten und Schlaganfälle kaum und hat keinen Einfluss auf die Lebenserwartung. Interessanterweise ergaben diese Studien sogar, dass offensichtlich sehr niedrige Cholesterinspiegel mit erhöhten Krankheitsrisiken einhergingen. Wer zu diesem Thema vertiefte Information sucht und wissen möchte, wie es zu der unseligen Verteufelung von Butter & Co. kam, dem seien hier zwei höchst aufschlussreiche Bücher ans Herz gelegt: »Fett« von Ulrike Gonder (Hirzel-Verlag) und »Mehr Fett« von Ulrike Gonder und Nicolai Worm (systemed Verlag).

Die ungesättigten Fettsäuren – essenziell und unverzichtbar

Besteht zwischen zwei Kohlenstoffatomen der Fettsäure jedoch nicht nur eine einfache Bindung, sondern eine Doppelbindung, sprechen wir von einer ungesättigten Fettsäure, in Abhängigkeit von der Anzahl der Doppelbindungen als einfach oder mehrfach ungesättigt. Wichtig dafür, wofür unser Organismus die jeweilige Fettsäure verwenden kann, ist neben der Anzahl der Doppelbindungen auch ihre Position im Molekül. Man zählt dabei die Kohlenstoffatome vom Ende der Fettsäure her (Omega ist der letzte Buchstabe im griechischen Alphabet). D.h., Omega-3-Fettsäuren haben ihre erste Doppelbindung am dritten Kohlenstoffatom von hinten.

Dabei ist die einfach ungesättigte Ölsäure nicht essenziell, wie die gesättigten Fette auch kann der Körper diese selbst herstellen. Zwei wichtige mehrfach ungesättigte Fettsäuren sind jedoch unbedingt über die Nahrung zuzuführen, und wenn sie fehlen oder in der falschen Mengenrelation vorliegen, hat das weitreichende Auswirkungen auf unsere Gesundheit: einmal die Linolsäure, eine zweifach ungesättigte Omega-6-Fettsäure, und Alpha-Linolensäure, eine dreifach ungesättigte Omega-3-Fettsäure. Diese Fettsäuren werden vom Körper nicht zur Energiegewinnung genutzt, sie haben sehr komplexe andere Aufgaben. Besonders wichtig sind sie für den Aufbau von Zellmembranen und als Ausgangsstoffe für Signalsubstanzen, den sogenannten Eicosanoiden. Sie sind unter anderem beteiligt an der Steuerung des Fettstoffwechsels und von Entzündungsvorgängen.

Aus der Linolsäure stellt der Körper einen wichtigen Baustein der Zellmembranen, Arachidonsäure, her – ca. ein Fünftel der Fettsäuren im Gehirn bestehen daraus. Arachidonsäure kann zu entzündungsfördernden Eicosanoiden umgebaut werden. Ein Mangel ist äußerst selten, da unsere Nahrung heute im Übermaß Linolsäure enthält.

Alpha-Linolensäure gehört zur Omega-3-Familie. Über schrittweise Verlängerung und Modifikation baut unser Organismus daraus die hoch ungesättigten Fettsäuren EPA (Eicosapentaensäure) und DHA (Docosahexaensäure) um. Beide, besonders aber DHA, sind wichtiger Bestandteil der Membranen unserer Nerven- und Hirnzellen. EPA ist wiederum Ausgangsstoff für die Produktion von entzündungshemmenden Eicosanoiden.

Da beide bei ihrer Verarbeitung zu den oben beschriebenen Stoffen bestimmte Enzyme benötigen, die nicht in beliebiger Menge vorliegen, kommt es zwischen ihnen auch zu einer Art Konkurrenz. Deshalb ist es wichtig, dass sie in der richtigen Mengenrelation im Körper vorkommen. Haben wir – wie heute eigentlich die Regel – zu viel Linolsäure in unserer Nahrung, bleiben für die Alpha-Linolensäure nicht genügend Enzyme übrig – sie können nicht weiterverarbeitet werden und es kommt zu einem Ungleichgewicht mit schwerwiegenden Folgen für unsere Gesundheit.

Im Hirn liegt das Verhältnis von Omega-6- zu Omega-3-Fettsäuren bei ca. 1:1, für den Gesamtorganismus geht man davon aus, dass es idealerweise unter 5:1 liegen sollte – was übrigens vor ca. 40 Jahren noch das Verhältnis war, in dem beide Fettsäuren in der Muttermilch vorlagen. Heute liegt das Verhältnis im Durchschnitt bei 20:1, auch in der Muttermilch. Die Folgen sind gravierend, wenn wir uns einmal die Funktionen genauer ansehen, die beide Fettsäuren im Organismus haben: Omega-6-Fettsäuren fördern zum Beispiel die Einlagerung von Fett – ursprünglich einmal eine sehr sinnvolle Sache vor dem Winter, als es noch keine Steinzeitsupermärkte gab. Und sie fördern Entzündungen, was ja auch im Fall einer erforderlichen Abwehrreaktion sehr wichtig ist. Omega-3-Fettsäuren reduzieren demgegenüber die Synthese und den Transport von Fetten, überschüssige Kalorien werden bei Anwesenheit von Omega-3-Fettsäuren also weniger eingelagert, sondern eher verbrannt. Und sie treten auf die Entzündungsbremse – die Moleküle, die aus ihnen entstehen, wirken entzündungshemmend. Stimmt jetzt das Verhältnis beider Fettsäuren nicht mehr und verschiebt sich stark in Richtung Omega-6, führt das u.a. zu zunehmendem Übergewicht und einem Ansteigen von (chronisch vor sich hinschwelenden) Entzündungen.

Die Wirkungen von Omega-3-Fettsäuren auf unsere Gesundheit sind dabei wissenschaftlich sehr gut dokumentiert. Studien belegen einen statistischen Zusammenhang zwischen erhöhten Omega-3-Spiegeln im Blut und einem Rückgang der Herz-Kreislauf-Erkrankungen. Somit ist es möglich, über eine Verschiebung des Fettsäurenverhältnisses zugunsten Omega-3 das Risiko von Herz-Kreislauf-Erkrankungen zu reduzieren.

IM FOKUS: ÖLWECHSEL GEGEN BURNOUT

»Das größte Nahrungsdefizit, von dem westliche Länder heute betroffen sind, ist die mangelhafte Versorgung mit Omega-3-Fettsäuren.«

Prof. Dr. Richard Béliveau,
kanadischer Biochemiker und
Krebsforscher

Jeder Autofahrer weiß, welches Motoröl sein Fahrzeug benötigt. Oft werden keine Kosten gescheut, nicht nur irgendein Öl, sondern das beste Öl für den fahrbaren Untersatz zu erwerben. Denn: Je hochwertiger das Motoröl, desto besser die Leistung des Motors. Das stimmt in der Regel ja auch: Input = Output. Bei unserem Körper gilt dasselbe Prinzip.

Welche Öle benutzen Sie in Ihrer Küche? Wie handhaben Sie diese? Welche nutzen Sie für Ihren Salat und mit welchem Fett braten Sie Ihr Steak? An diesen Fragen kann sich Ihre Gesundheit entscheiden!

Omega-3-Fettsäuren erhalten wir aus pflanzlichen und auch tierischen Quellen. Die Hauptquelle für pflanzliches Omega-3 (Alpha-Linolensäure) ist Leinöl. Tiefseefisch (Lachs, Hering, Makrele und Thunfisch) ist reich an tierischem Omega-3, EPA und DHA. Eine weitere wichtige Quelle ist das Fleisch und Milchprodukte von Weidevieh. Unsere Ernährung ist häufig überreich an Omega-6-Fettsäuren. Diese kommen vor allem in den allgemein gebräuchlichen Salatölen, wie z. B. Distelöl und Sonnenblumenöl, sowie in tierischen Produkten wie Fleisch und Käse aus herkömmlicher Züchtung vor.

Olivenöl, das in deutschen Küchen in den letzten zwanzig Jahren sehr beliebt geworden ist, liefert uns übrigens keine essenziellen Fettsäuren. Sein Hauptbestandteil ist die Omega-9-Fettsäure, die sicher viele gesundheitsfördernde Aspekte hat. Wir müssen sie jedoch nicht zwingend mit der Nahrung aufnehmen, um gesund zu bleiben.

Ursprünglich waren Fleisch und Milchprodukte sowie Eier durchaus gute Omega-3-Quellen. Daran hat sich bis heute nichts geändert, wenn die Tiere artgerecht gehalten und im Sommer mit Gras etc. gefüttert werden bzw. die Hühner herumlaufen und ihr Futter selbst suchen können. Im Winter kann z. B. eine leinsaathaltige Kost die erforderlichen Nährstoffe für die Tiere bereitstellen.

Wird die Fütterung in der Massentierhaltung umgestellt auf einen Soja-Mais-Mix, dann ändert sich das gravierend - denn die Tiere können die Fettsäuren nur herstellen, wenn sie über das Futter die entsprechenden Vorstufen aufnehmen. Gras und Leinsamen enthalten die Vorstufen für die längerkettigen Omega-3-Fettsäuren, Mais und Soja die Vorstufen von Omega-6-Fettsäuren.

Selbst Fisch, von dem wir ja glauben, er enthielte ausreichend von diesem »Fischöl«, das so gesund sein soll, ist von dieser Entwicklung nicht mehr ausgenommen, da auch in der Fischzucht immer mehr Getreide, Mais und Soja eingesetzt wird.

Eine schwerwiegende Veränderung - denn selbst wenn Sie im Bereich Fleisch, Eier, Milchprodukte Ihr Essverhalten beibehalten haben, ist plötzlich, ohne dass Sie es bemerken, der Inhalt dieser Lebensmittel nicht mehr der gleiche. Weg von dem, was wir dringend benötigen, hin zu dem, was sowieso schon im Überfluss vorhanden ist. Das ist nur ein Beispiel dafür, wie sich eine nicht artgerechte Tierfütterung unmittelbar und auf direktem Wege auf unsere Gesundheit auswirkt.

WISSENSWERTES: FRAU DR. DR. JOHANNA BUDWIG

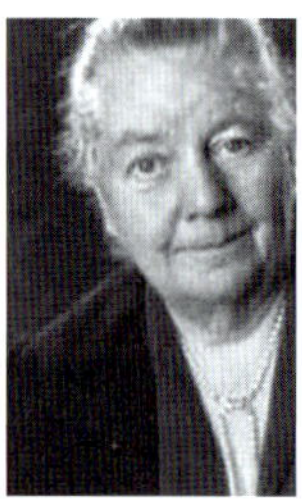

Frau Dr. Dr. Johanna Budwig (1908–2003), »Leinöl-Lady« aus Freudenstadt, promovierte Chemikerin und Physikerin, studierte später noch Medizin. Sie war mehrfach für den Nobelpreis nominiert und differenzierte als erstes im Jahr 1952 die Fettsäuren Linolsäure und Linolensäure. Im Jahr 1955 deckte sie die gesundheitsgefährdende Wirkung von Transfetten (chemisch stark veränderte Fettsäuren) auf. Sie erkannte, dass diese chemisch veränderten Fette eine gesundheitliche Gefahr darstellten und wandte sich gegen den in den Fünfzigerjahren aufkommenden Margarinekonsum. Frau Dr. Budwig genießt heute noch als »Flax Lady« große Popularität in den USA und Kanada – hierzulande kennt kaum jemand die Forscherin aus dem Schwarzwald.

Ihr geistiges Erbe wird von ihrem Neffen Herrn Dr. Armin Grunewald, Arzt und Autor in Oldenburg und Beiratsmitglied der Johanna-Budwig-Stiftung, verwaltet.

INTERVIEW: DR. ARMIN GRUNEWALD

Wir haben uns mit ihm über die Besonderheit der Omega-3-Fettsäuren und den aktuellen Stand der Fettforschung, auch im Zusammenhang mit Burnout-Syndrom, unterhalten:

▶ *Herr Dr. Grunewald, Sie sind niedergelassener Arzt in Oldenburg und im Beirat der Johanna-Budwig-Stiftung. In Ihrem Buch »Die Öl-Eiweiß-Kost nach Dr. Johanna Budwig« zeigen Sie moderne, wohlschmeckende Rezepte, die mit dem Vorteil »Leinöl ist bitter und schmeckt nicht« aufräumt. Was verbindet Sie persönlich mit dem Thema »Omega-3-Fettsäuren«?*

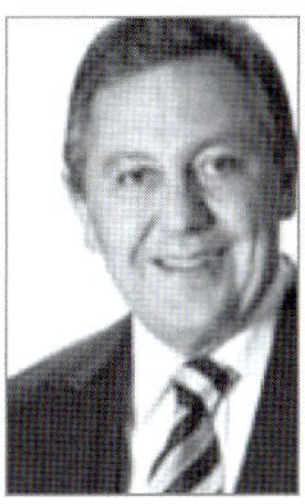

Dr. Armin Grunewald: Als Kind und Jugendlicher bin ich bei Frau Dr. Budwig als Ziehsohn aufgewachsen, nachdem meine Mutter, die Schwester von Dr. Budwig, viel zu früh gestorben ist. Es war damals noch die Sturm- und Drang-Zeit von Dr. Budwig, in der sie sich massiv gegen den Missbrauch der toxischen gehärteten Fette und der damit verbundenen Transfette wehrte. Das Wissen um die Gefahren der gehärteten Fette stammte aus Tierversuchen an der Universität Münster, wo Frau Dr. Budwig Anfang der Fünfzigerjahre in der Fettforschung unter Prof. Kaufmann arbeitete. Die Fütterung mit den Margarine- und Backprodukten führte bei den Tieren zu massiven gesundheitlichen Problemen inkl. einer erhöhten Sterblichkeit an Tumoren.

Die Erkenntnis, dass naturbelassene Pflanzenöle, hier insbesondere das Leinöl, die Tiere wieder gesund werden ließen, brachte meine Tante auf den unbequemen Weg, gegen die Margarine-Union anzugehen und die Öl-Eiweiß-Kost zu entwickeln. Dahinter stand aber die wissenschaftliche Erkenntnis, welche Rolle die langkettigen hochungesättigten Omega-3-Fettsäuren, hier insbesondere die Alpha-Linolensäure (ALA), für den gesunden Zellstoffwechsel spielt. Die quantenphysikalischen Erkenntnisse über die energetische Potenz der Doppelbindungen in Omega-3-Stellung bildeten das Gedankengebäude, welches zur Entwicklung dieser besonderen Kostform führte. Frau Dr. Budwig wird heute beinahe ausschließlich in Zusammenhang mit der Krebsbehandlung gesehen. Dies war sicher ein wichtiger Schwerpunkt ihrer Arbeit, aber in den USA steht die »Oil-Protein-Diet« vielmehr für die Kostform, welche zu einer Risikominderung und Heilung bei vielen anderen Krankheiten hilfreich ist oder gar zur Symptomfreiheit führt. Hier sind seit Jahrzehnten günstige Effekte bei der KHK (koronaren Herzerkrankung), Arteriosklerose, rheumatoiden Arthritis, milden Depressionen und eben auch beim Burnout bekannt.

▶ *Omega-3-Fettsäuren können wir nicht selbst herstellen, d. h. sie sind essenziell und müssen regelmäßig über die Nahrung zugeführt werden. Bekannt sind bislang 3 (relevante) Untergruppen der Omega-3-Fettsäuren, zum einen die aus pflanzlicher Quelle stammende Alpha-Linolensäure und zum anderen die EPA und DHA, die vor allem in Tiefseefischen (Lachs, Hering, Makrele, Thunfisch) vorkommen. Die Alpha-Linolensäure ist vor allem im Leinöl vorhanden. Welchen Zusammenhang sehen Sie zwischen Burnout-Syndrom und dem Gehalt an Omega-3-Fettsäuren in der Nahrung? Welche Messungen sind diesbezüglich heutzutage möglich?*

Dr. Armin Grunewald: Lassen Sie mich mit dem 2. Teil der Frage beginnen. Wir können heute Fettsäureprofile aus einem einzigen Tropfen Blut gewinnen und ein prozentuales Fettsäuremuster bestimmen. Diese Untersuchung ist einfach und kostengünstig. In diesen Profilen können wir die ungesättigten Fettsäuren mit den gesättigten Fettsäuren ins Verhältnis setzen und daraus die Ernährungsgewohnheiten erkennen. Gleichzeitig können wir aber auch das Verhältnis der Omega-3- zu den Omega-6-Fettsäuren bestimmen. Hier ist das Verhältnis von EPA zu AA (die sog. Eicosanoid-Balance) von besonderem Interesse. Aber auch die Summe der langkettigen Fettsäuren (lcPUFA) der Omega-3-Reihe EPA und DPA + DHA zeigt uns Ernährungsdefizite auf.

Den 1. Teil Ihrer Frage beantworte ich aus meiner Erfahrung mit solchen Untersuchungen bei Burnout-Patienten. Die Summe aus den 3 langkettigen Omega-3-Fettsäuren ist bei diesen Patienten immer zu niedrig (< 6 Prozent Anteil an den Gesamtfettsäuren). Das Ernährungsungleichgewicht zeigt immer auch ein Missverhältnis der kurzkettigen Fettsäuren ALA: LA (< 5 Prozent). Außerdem findet sich fast immer ein Überschuss an Arachidonsäure (Omega-6-Fettsäure) (> 20 Prozent).

▶ *D. h. bei Patienten mit Burnout-Syndrom sieht man häufig ein typisches Fettverteilungsmuster im Blut. Raten Sie den Patienten zu einer gezielten Aufnahme von Leinöl und Tiefseefischen in Abhängigkeit von den Blutparametern?*

Dr. Armin Grunewald: Ja. Wo immer es geht, empfehle ich eine Ernährungsumstellung im Sinne der Öl-Eiweiß-Kost – das heißt erhöhte Zufuhr von Leinöl. Darüber hinaus sollte die Zufuhr von Linolsäure reduziert werden – auch um nicht in eine hyperkalorische Situation zu kommen. Ich betone: reduzieren und nicht einstellen! Die Zufuhr von Arachidonsäure ist zu begrenzen. In schweren Fällen empfehle ich ebenfalls, die Aufnahme kurzkettiger Kohlenhydrate zu reduzieren, gegebenenfalls sogar kurzfristig einzustellen. 60 Minuten körperliches Ausdauertraining täglich sind unabdingbar. Übrigens liegt diese Empfehlung ganz nah bei den Empfehlungen für die Behandlung einer milden Depression. Die Frage der Zufuhr von Tiefseefischen beantworte ich immer sehr differenziert. Meist ist das Defizit langkettiger Omega-3-Fettsäuren so groß, dass eine erhöhte Fischaufnahme nicht ausreicht. Bei Patienten mit wenig Motivation kann man natürlich auch den Weg über die direkte Aufnahme der Omega-Öle gehen. Aber auch hier macht mir die Fischöl-Kapsel mehr Aversion als Appetit.

Lassen Sie mich noch eine Bemerkung zu der Behauptung aufstellen, dass (die aus Leinöl stammende) Alpha-Linolensäure vom Menschen nur zu 1 Prozent in EPA oder noch weniger zu DHA umgewandelt werden kann. Diese Behauptung ist durch mehrere internationale Studien widerlegt. In einer eigenen Studie erhöhte sich der EPA-Spiegel signifikant um mehr als ein Drittel nach der täglichen Zufuhr von nur 1 Esslöffel Leinöl pro Tag über 4 Wochen. Dies ist umso wichtiger, da pflanzliche Omega-3-Öle die Umwelt deutlich weniger belasten als eine Überfischung unserer Meere.

▶ *Wie viel Leinöl und wie viel Tiefseefisch wären bei der Prävention von Burnout sinnvoll?*

Dr. Armin Grunewald: Für die Prävention sind die angegebenen Richtwerte für die Zufuhr von EPA und DHA der DACH-Ernährungsgesellschaften heute maßgeblich. Hier werden aber nur die sogenannten Fischöle EPA & DHA erfasst. Nach meiner Erfahrung erreichen nur sehr wenige Personen dieses Ernährungssoll. Zur sicheren Prophylaxe wären 3–4 Fischmahlzeiten in der Woche notwendig. Die Frage ist, welcher Fisch und wie viel davon? Tiefseefisch, gebraten, gekocht oder roh? Geht auch die Forelle? Diese Fragen werden von den Ernährungsgesellschaften nicht beantwortet. Es finden sich auch keine Antworten zum Thema pflanzliches Omega-3. Meine Empfehlung lautet daher: erst messen, dann essen. »Testen Sie ihr Defizit und entscheiden dann, welche Form der Ergänzung für Sie passt.«

Die Therapie des Burnout-Syndroms sollte man nur mit erfahrenen Therapeuten beraten. Im Bereich der Ernährungswissenschaften sind leider viele Defizite bei meinen Kollegen zu konstatieren. Je niedriger der Informationsstand, desto abfälliger die Haltung.

▶ *Wäre auch der alleinige Verzehr von Leinöl ausreichend?*

Dr. Armin Grunewald: Die Zufuhr von Omega-3-Fettsäuren gelingt natürlich auch mit pflanzlichem Omega-3. Letztendlich stammen ja auch die EPA & DHA in den Fischölen aus Pflanzen – nämlich Plankton und Algen. Fische sind existenziell auf die Zufuhr dieser Fettsäuren angewiesen, um auch in kalter Umgebung einen effektiven Stoffwechsel betreiben zu können. Kaltwasser-Fische können bei Umgebungstemperaturen von 0–10 °C ihre Membranen nur dank der hohen Konzentration der lcPUFA, also EPA und DHA, (langkettige mehrfach ungesättigte Fettsäuren) funktionsfähig halten. Beim Menschen liegt das Temperaturoptimum des Stoffwechsels zwar bei 37 °C, dennoch ist auch die Funktion der humanen Zellmembranen von einer hohen Konzentration der lcPUFA abhängig.

Um auf den Kern der Frage zu antworten: Ja, die Zufuhr von pflanzlichen Omega-3-Fettsäuren ist ausreichend, um einen ausreichenden Spiegel an lcPUFA zu gewährleisten. Die Untersuchungen bei Vegetariern beweisen das. Komplizierter wird es bei Veganern. Hier scheinen messtechnisch niedrigere Spiegel an EPA und DHA vorzuliegen. Weitere Untersuchungen, ob diese lcPUFA-Defizite gesundheitliche Bedeutung für vegan lebende Menschen haben, müssen noch folgen. Kompliziert wird dieser epidemiologische Vergleich mit der Durchschnittsbevölkerung dadurch, dass vegan lebende Personen – anders als Vegetarier – auch sonst sehr große Unterschiede in der Lebensführung aufweisen.

Dennoch kann gesagt werden, dass pflanzliches Omega-3, in ausreichender Menge verzehrt, zu einer sehr guten Versorgung mit lcPUFA führt. Neben der ausreichenden körpereigenen Synthese von EPA und DHA ist der Verzehr von pflanzlichem Omega-3 (ALA) auch günstig für weitere Stoffwechselfunktionen. ALA scheint eigenständige gefäßprotektive und antirheumatische Eigenschaften zu haben. Die richtige Balance zwischen pflanzlichem Omega-3 (ALA) und Omega-6 (LA) sollte 10–20 Prozent betragen. Warum? Die LA (Omega-6) und die ALA (Omega-3) konkurrieren um die gleichen Enzyme (Elongasen und Desaturasen). Diese Enzyme sind verantwortlich für die Synthese der Arachidonsäure (Omega-6) sowie EPA und DHA (Omega-3). Das heißt, schon die ausgewogene Zufuhr von pflanzlichen Ölen und Fetten führt zu einer ausgewogenen Synthese der Eicosanoide (EPA und AA). Beim Verzehr der »richtigen« Fettsäuren sollten wir aber nicht nur immer an Pflanzenöl denken. Saaten, Sprossen, Körner, Gemüse und auch Fleisch und Fisch enthalten essenzielle Fettsäuren.

Ich möchte aber noch einmal auf eine relativ neue wissenschaftliche Erkenntnis hinweisen. Eine Untersuchung aus Australien legt die Vermutung nahe, dass eine große Zahl (ca. 25 Prozent) von Frauen eine genetisch bedingte Synthese-Störung von EPA und DHA hat. Es scheint sich dabei um Enzymdefekte der Elongasen zu handeln. Inwieweit man diesen Enzymdefekt durch eine Reduktion der Omega-6-Fettsäure LA in der Ernährung kompensieren kann, ist noch unklar. Zusammenfassend kann man aber konstatieren, dass eine gesunde Lebensführung und eine gute Konstitution des Einzelnen und auch ganzer Bevölkerungen durchaus auch ohne die Zufuhr von Fischöl gelungen ist. Dies zeigt die Geschichte der Binnenvölker, die keinen Zugang zum Fischfang hatten.

▶ *Leinöl ist äußerst empfindlich. Welche Anforderungen sind an Leinöl in Bezug auf Herstellung, Verarbeitung und Lagerung zu stellen?*

Dr. Armin Grunewald: Leinöl ist wegen seines hohen Gehaltes der Omega-3-Fettsäure ALA (55–60 Prozent) sehr empfindlich gegen Licht und Sauerstoff. Die weiteren Bestandteile von Leinöl sind Ölsäure (ca. 10–20 Prozent), Linolsäure (ca. 12–18 Prozent), Palmitinsäure (ca. 2–4 Prozent) und Stearinsäure (ca. 2–4 Prozent). Nur die Omega-3-Fettsäure ist so empfindlich. Die wissenschaftliche Bezeichnung der ALA lautet auch (all-cis)-Octadeca 9,12,15-triensäure.

Das bedeutet, alle 3 Doppelbindungen bei C-Atom 9, 12 und 15 liegen in der Cis-Form vor. Erhitzung, Licht und Sauerstoff führen sehr rasch zu chemischen und physikalischen Änderungen der Fettsäurestruktur. Daher ist die Produktion und Lagerung von Leinöl eine sehr aufwendige Kunst. Kalt gepresst und unter Sauerstoffausschluss produziert, sollte Leinöl in lichtundurchlässigen Flaschen gekühlt gelagert werden. Die wohnortnahe Produktion in offenen Leinsaatmühlen führt durchaus zu geschmacklich guten Ergebnissen, verkürzt aber die Haltbarkeit. In Anwesenheit von Sauerstoff kommt es zu Hydroperoxiden. Diese Stoffe führen zu Geruchs- und Geschmackseinbußen und werden verdächtigt, schädlich zu sein.

▶ *Leinöl darf also auf keinen Fall erhitzt werden. Dies gilt generell für Öle, auch für das Rapsöl und für das Sonnenblumenöl. Leider herrscht in Bezug auf den richtigen Umgang mit Ölen und Fetten sehr viel Unwissenheit. Welche Fette eignen sich zum Erhitzen, also zum Backen und Braten?*

Dr. Armin Grunewald: Alle kalt gepressten Pflanzenöle, die ungesättigte Fettsäuren enthalten, sollten weder stark erhitzt noch zu lange gelagert werden. Es geht dabei nicht nur um den Erhalt der Doppelbindungen und der physikalischen »cis-Struktur«, sondern auch um den Erhalt der pflanzlichen Aromen und Phytohormone.

Zum Backen und Braten eignen sich eigentlich nur kurzkettige gesättigte Fette (z.B. Butter). Hier sind geschmackliche und gesundheitliche Aspekte zu berücksichtigen. Auch wenn ich mich primär mit den gesundheitlichen Aspekten der ungesättigten Fettsäuren beschäftige, liebe ich den Geschmack von Schmalzgebäck genauso wie den von guter Butter zum guten Brot. Es kommt halt auf die richtige Mischung in der Ernährung an. Und Ernährung beginnt mit dem richtigen Einkauf.

Proteine – Bausteine des Lebens

Die Eiweiße – der Name Protein leitet sich aus dem Griechischen ab, »proteos« heißt Erster oder Wichtigster – sind die zweite wichtige Stoffgruppe, die in unserer Nahrung vorkommen muss. Sie bestehen aus kleinen Bausteinen, den Aminosäuren, die in langen Ketten aneinandergehängt werden. Es gibt 21 verschiedene Aminosäuren, die für die Proteinsynthese im menschlichen Körper verwendet werden. Zehn davon sind essenziell bzw. semi-essenziell, sie müssen also ganz oder teilweise mit der Nahrung zugeführt werden. Unser Körper benötigt Eiweiße, um Strukturen aufzubauen, z. B. Muskelgewebe, aber auch um den Informationsfluss zwischen Zellen zu sichern, z. B. durch Neurotransmitter. Eiweiße spielen zudem eine wichtige Rolle im Immunsystem. Ein ausgeprägter Eiweißmangel, eine typische Form von Unterernährung in Hungergebieten, ist hierzulande sehr selten. Latente Eiweißmängel, insbesondere Defizite einzelner essenzieller Aminosäuren, sind allerdings häufig. Fehlen einzelne Aminosäuren, kann der Körper bestimmte Eiweißmoleküle nicht aufbauen. Dies betrifft beispielsweise Enzyme und auch Glückshormone (Neurotransmitter). Wir messen in unseren Praxen beispielsweise gerade bei Burnout-Patienten sehr häufig Tryptophanmangel.

Dabei kommt es beim Eiweiß nicht nur auf die Menge, sondern auch auf die biologische Wertigkeit der Eiweiße an. Je näher das Aminosäuren-Muster des Nahrungsproteins dem des Körpers kommt, desto weniger muss davon verzehrt werden und umso höher ist seine biologische Wertigkeit. Vollei-Protein entspricht laut Definition einer biologischen Wertigkeit von 100. Generell ist tierisches Eiweiß wertvoller als pflanzliches Eiweiß, da das Eiweiß aus tierischen Quellen dem körpereigenen Eiweiß von seiner Aminosäuren-Zusammensetzung her ähnlicher ist und die essenziellen Aminosäuren dort am reichlichsten vorhanden sind.

Darüber hinaus spielt der Gehalt essenzieller Aminosäuren und deren Verwertbarkeit im Organismus eine wichtige Rolle dabei, wie gut unser Organismus aus dem verzehrten Eiweiß körpereigenes Eiweiß aufbauen kann. Dazu zerlegt der Organismus bei der Verdauung die aufgenommenen Eiweiße in ihre Bestandteile, um sie für die Synthese der körpereigenen Proteine wieder in anderer Zusammensetzung zusammenzubauen. Dabei ist wichtig, dass alle erforderlichen »Bauteile« in der richtigen Menge vorhanden sind. Ein Mangel an einer oder mehreren der benötigten Aminosäuren begrenzt die Verwendung der übrigen Aminosäuren zur Synthese von Proteinen, welche die limitierenden Aminosäuren benötigen.

Gute Eiweißquellen in der Nahrung sind Fleisch, Fisch, Eier und Milchprodukte. Pflanzliche Eiweißquellen sind Sojabohnen, Hülsenfrüchte und Getreide.

WISSENSWERTES: MILCH MAL GANZ ANDERS: STUTENMILCH

Stutenmilch wird von alters her als Nahrungs-, Genuss- und Heilmittel bei Pferdezucht treibenden Völkern verwendet. Erste Überlieferungen in der Literatur erfolgten durch Herodot, der berichtet, dass schon die ersten nomadisierenden Viehzüchterstämme der Skythen und Saken, die lange vor unserer Zeitrechnung lebten, sich mit der Herstellung und Anwendung von fermentierter (vergorener) Stutenmilch auskannten. Auch Marco Polo ging im 13. Jahrhundert in seinen Reiseberichten auf die Verwendung von Pferdemilch bei den Mongolen und einigen Volksstämmen im südlichen Russland ein. In Osteuropa und Asien genoss das gut schmeckende Elixier den Ruf eines Heilmittels. Stutenmilch enthält eine Vielzahl von wertvollen und lebensnotwendigen Vitalstoffen und ähnelt wie keine andere Milchart der menschlichen Muttermilch. Somit ist sie optimal für unseren Organismus verträglich. Besonders interessant als Nährstoff- und Energielieferant ist die fermentierte Form: Kumys. Durch die einzigartige Doppelfermentierung mit lebenden Milchsäurebakterien und Hefen entsteht aus der frischen Bio-Stutenmilch ein Fermentgetränk voller Vitalstoffe und bioaktiver Substanzen. Kumys ist eines der stärksten Sauermilch-Fermentgetränke der Welt und gilt als das Getränk der Gesundheit und Langlebigkeit. Kumys ermöglichte den Nomadenvölkern in der Weite und Härte des euro-asiatischen Raumes zu überleben. Fermentierte Stutenmilch ist der Obst- und Gemüsegarten dieser Völker, da sie sich traditionell nur von Fleisch und Kumys ernähren.

Kohlenhydrate – Brennstoffe oder Dickmacher?

Es gibt essenzielle Fettsäuren, essenzielle Eiweiße, es gibt aber keine essenziellen Kohlenhydrate, die wir mit der Nahrung aufnehmen müssen. Der Körper ist in der Lage, sie selbst herzustellen. Das Gehirn und die roten Blutkörperchen brauchen für ihre Energiegewinnung Glukose, wobei das Gehirn auch auf Milchsäure oder Ketone (Abkömmlinge von Fett und einigen Aminosäuren) zurückgreifen kann, die ihm die Astrozyten liefern. Das sind spezielle Nähr- und Stützzellen, die wiederum Fettsäuren zur Energiegewinnung nutzen können. Ihren Namen haben die Kohlenhydrate von ihrer Zusammensetzung, ihre Bestandteile sind Kohlenstoff und Wasser. Kohlenhydrate bestehen aus Einfach- (z.B. Traubenzucker) oder Mehrfachzuckern (z.B. Stärke). Bei der Verdauung werden die komplexeren Kohlenhydrate in Einfachzucker umgewandelt, die in das Blut aus dem Darm aufgenommen werden.

In Obst und Gemüse finden sich neben Vitaminen, sekundären Pflanzenstoffen und Ballaststoffen auch Kohlenhydrate, und zwar in einer Menge, die für unseren Organismus kein Problem darstellt. Werden jetzt zu viele Kohlenhydrate in Form industriell hergestellter stark denaturierter Lebensmittel, z.B. als Weißmehlprodukte oder Süßigkeiten, verzehrt, wird schnell viel Energie bereitgestellt, die über körperliche Aktivität verbraucht werden müsste. Da diese oft fehlt, wandelt der Organismus den Zucker, der von den Zellen nicht aufgenommen wird, in Fett um. Zu viele Kohlenhydrate machen also fett.

Werden gleichzeitig weniger Mikronährstoffe aufgenommen, da Gemüse, Obst und Fleisch durch die Menge der Kohlenhydrate in der Nahrung verdrängt werden, mangelt es an essenziellen Nährstoffen, während nicht essenzielle Energielieferanten im Übermaß vorhanden sind. Die Aufnahme der im Ergebnis der Kohlenhydratverdauung entstandenen Glukose aus dem Blut in die Zellen ist ein sehr komplexer Prozess, der über das von der Bauchspeicheldrüse ausgeschüttete Insulin erfolgt. Störungen in diesem Prozess führen zur Insulinresistenz der Zellen und dazu, dass die Bauchspeicheldrüse bei ständiger Überforderung hinsichtlich der Bereitstellung von Insulin irgendwann ihren Dienst quittiert: die Endstation heißt hier Diabetes. Eine Ernährung mit Kohlenhydratüberschuss bei gleichzeitigen Mikronährstoffmängeln ist ein idealer Nährboden für Burnout.

WIDER DIE KEKSE IN DER DIENSTBESPRECHUNG!

Süße Sachen sind lecker, Gummibärchen machen glücklich, und ohne Kekse keine Geschäftsbesprechung. Allerdings: Tun diese Kekse uns dort wirklich etwas Gutes? Was hat es auf sich mit dem beliebten Genussmittel? Ist Zucker ungesund oder unbedenklich – oder vielleicht sogar gefährlich? Raffinierter Zucker ist ein Kohlenhydrat, das, wie in diesem Kapitel beschrieben, nur Brennstoff, aber keine essenziellen Nährstoffe liefert. In Maßen genossen ist gegen ihn sicher nichts einzuwenden. Aber eben: »genossen«. Zucker ist, da er uns nichts liefert, was wir unbedingt benötigen, bestenfalls ein Genussmittel. Und: in Maßen. Fragt sich, wie viel das wohl ist. »Volksdroge Zucker« titelte der Stern in seiner Ausgabe 15/2011, und beschreibt den süßen Wahnsinn. Knapp 100 g Zucker konsumiert der durchschnittliche Deutsche pro Tag. Das sind ungefähr 80 g zu viel. Eine gesunde süße Alternative ist seit Dezember 2011 endlich auch in der EU zugelassen: Stevia rebaudiana, eine südamerikanische Pflanze, die in diesen Ländern schon seit Jahrhunderten als Süßungsmittel genutzt wird. Sie ist um ein Vielfaches süßer als Zucker, hat keine Kalorien und keine Auswirkungen auf den Blutzuckerspiegel. Es gibt sie in verschiedenen Herstellungsformen: als getrocknete, gemahlene Blätter, als Pulver, Tabs oder flüssig. Und für die Geschäftsbesprechung anstelle der leidigen Kekse frisches Obst oder Gemüsesticks auf den Tisch zu stellen, ist eine leckere Idee, die garantiert auch Ihre Zellen gut finden.

Doch grau ist alle Theorie ….

Als wir letztens mit einer Freundin zusammen saßen und über das Thema gesunde Ernährung sprachen, meinte sie zum Schluss: »Das klingt ja alles sehr interessant. Aber mir ist das irgendwie zu theoretisch. Schreibt Ihr vielleicht dazu noch ein Kochbuch?« Vielleicht geht es Ihnen ja ähnlich: Sie finden die ganzen Informationen vielleicht interessant und informativ, aber fragen sich jetzt: »Und wie setze ich das praktisch um?« Zurück in die Steinzeit wollen wir sicher nicht. Gibt es also einen Weg, all die Erkenntnisse, die es heute ja tatsächlich auch auf Seiten der Wissenschaft zum Thema gesunde Ernährung gibt, in einem praktischen alltagstauglichen Konzept umzusetzen? Die gute Nachricht ist: ja, das gibt es, und zwar sogar gleich mit mehreren Kochbüchern.

INTERVIEW: PROF. DR. NICOLAI WORM

Die Rede ist von der LOGI-Methode, entwickelt von Prof. Dr. Nicolai Worm, Ernährungswissenschaftler und Sachbuchautor mehrerer Bücher zum Thema. Wir haben ihn interviewt:

▶ *Herr Prof. Worm, Sie sind Begründer der LOGI-Methode, einer Ernährungsform, die sich zumindest in Anteilen aus Erkenntnissen der Evolutionsbiologie ableitet. Wir klären in unseren Naturheilpraxen seit Jahren unsere Patienten über LOGI auf und leben selbst danach. Ihre Methode hat sich in vielen Bereichen durchgesetzt und wurde bereits im Jahr 2006 von Ökotest ausdrücklich empfohlen. Bitte erklären Sie kurz die Hintergründe zur Entwicklung dieser Ernährungsform.*

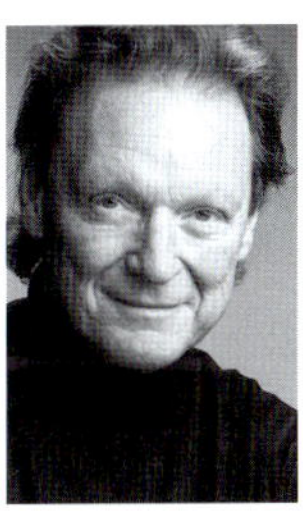

Prof. Dr. Nicolai Worm: Die LOGI-Methode ist ein Ernährungskonzept, das sich primär auf aktuelle epidemiologische und klinische Studien bzw. Stoffwechselstudien stützt und mit dem das kardiometabolische Risiko von Übergewichtigen mit Insulinresistenz und Folgeerkrankungen gemindert wird, selbst wenn eine Gewichtsreduktion nicht oder nicht dauerhaft erzielt werden kann. Das unterscheidet LOGI von allen anderen heute etablierten Ernährungsempfehlungen für diese Zielgruppe.

LOGI steht für »Low Glycemic and Insulinemic Diet« und bedeutet, dass Nahrungsmittel mit niedriger Blutzucker- und Insulinwirkung bevorzugt werden. Konkret muss dafür einerseits die Menge an Kohlenhydraten reduziert und andererseits die Kohlenhydratqualität beachtet werden.

▶ *Wir messen in unseren Praxen regelmässig essenzielle Nährstoffe im Blut unserer Patienten. Dabei fällt uns sehr häufig bei unseren Burnout-Patienten ein sehr niedriger Gesamt-Eiweiß-Spiegel, Defizite an essenziellen Aminosäuren, Vitaminen und Mineralien sowie ein schlechtes Verhältnis von Omega-6 zu Omega-3 auf. Die herkömmliche europäische kohlenhydratbetonte Durchschnittskost deckt nach unseren Erfahrungen den Bedarf an Nährstoffen kaum ab. Wenn Menschen unter Dauerbelastung stehen, erhöht sich dieser Bedarf noch um ein Vielfaches. Welchen Beitrag kann die LOGI-Kost hier leisten?*

Prof. Dr. Nicolai Worm: Die Basis der Ernährung bilden stärkearme Gemüse, Salate und Früchte in Kombination mit eiweißreichen Nahrungsmitteln. Gleichzeitig wird auf eine hohe Fettqualität bei Betonung der einfach ungesättigten Fettsäuren und ein günstiges Verhältnis von Omega-6- zu Omega-3-Fettsäuren geachtet. LOGI ermöglicht bei sehr geringer Energiedichte, hoher Sättigungswirkung und lang anhaltender Sattheit eine dauerhaft niedrige Kalorienzufuhr in Kombination mit einer optimalen Nährstoffversorgung.

▶ *Die LOGI-Kost ist eiweißbetont. Das Eiweiß hat leider – insbesondere in naturheilkundlichen Kreisen – immer noch einen schlechten Ruf in Bezug auf »Übersäuerung« und gilt als nierenbelastend. Oftmals ernähren sich chronisch kranke Menschen aus einem falschen Wissen heraus sehr eiweißarm. Was weiß man heutzutage über die Bedeutung von Eiweiß für den Organismus, auch in Bezug auf die Nierenbelastung?*

Prof. Dr. Nicolai Worm: Bei hoher Proteinzufuhr steigt als physiologische Anpassungsreaktion die Durchblutung und Filtrationsleistung der Nieren; längerfristig wird die stärkere Beanspruchung der Nieren mit einer Zunahme der Organmasse kompensiert. Bei Gesunden sind diese Anpassungsphänomene als physiologisch zu werten; negative Effekte auf die Nierenfunktion sind nicht zu befürchten. Bei Personen mit chronischer Niereninsuffizienz (Stadien 1–3) sollte die Proteinzufuhr auf 0,6–0,8 g/kg/Tag beschränkt bleiben, um der verminderten Nierenfunktion Rechnung zu tragen.

▶ *Ist die LOGI-Kost grundsätzlich für jeden geeignet? Welchen Rat haben Sie speziell für Menschen mit Burnout-Syndrom?*

Prof. Dr. Nicolai Worm: LOGI ist zwar primär für Menschen mit Insulinresistenz und Folgeerkrankungen konzipiert, aber es gibt keine Beschränkungen für Gesunde. Es ist eine modifizierte mediterrane Ernährung, die den meisten sehr gut schmeckt und gut bekommt. Sie ist reich an essenziellen Nährstoffen bei gleichzeitig niedriger Energiezufuhr – genau die richtige »moderne« Ernährung für unseren bewegungsarmen »modernen« Lebensstil.

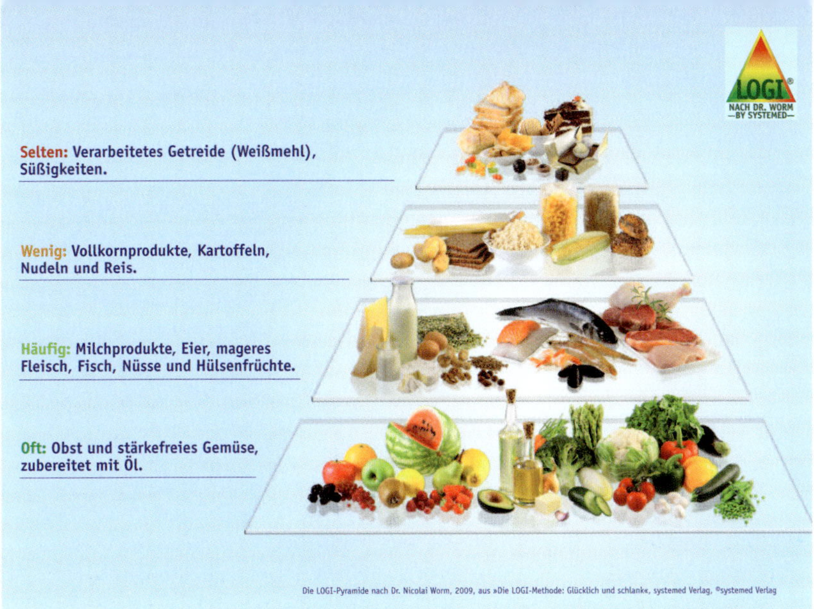
LOGI
NACH DR. WORM
—BY SYSTEMED—
Selten: Verarbeitetes Getreide (Weißmehl), Süßigkeiten.
Wenig: Vollkornprodukte, Kartoffeln, Nudeln und Reis.
Häufig: Milchprodukte, Eier, mageres Fleisch, Fisch, Nüsse und Hülsenfrüchte.
Oft: Obst und stärkefreies Gemüse, zubereitet mit Öl.
Die LOGI-Pyramide nach Dr. Nicolai Worm, 2009, aus »Die LOGI-Methode: Glücklich und schlank«, systemed Verlag, ©systemed Verlag

Gesunde Ernährung für Ihre Zellen? LOGIsch!

Das Prinzip der LOGI-Kost greift also die zellgesunden Prinzipien der Steinzeitkost wieder auf und setzt sie auf Basis neuster wissenschaftlicher Erkenntnisse für Sie ganz praktisch machbar um. Die erforderlichen Nährstoffe werden in den benötigten Mengen zugeführt. Es schmeckt, Sie werden satt und fühlen sich topfit. LOGIsch, dass diese Ernährung auch Ihre Zellen mögen werden!

Unsere Power-Tipps:

- Gestalten Sie Ihren Speiseplan mit den unterschiedlichen Powerstofflieferanten aus Kapitel 6 abwechslungsreich, um eine Zufuhr aller erforderlichen essenziellen Nährstoffe sicherzustellen.
- Kaufen Sie saisonale und regionale Lebensmittel und bevorzugen Sie Produkte aus ökologischem Anbau. Achten Sie beim Fleischkauf darauf, Fleisch aus artgerechter Tierhaltung zu kaufen.
- Verzichten Sie auf Fertigprodukte und Produkte mit künstlichen Zusatzstoffen wie Konservierungsstoffe, Geschmacksverstärker, Farb- und Aromastoffe.
- Verwenden Sie häufig frische Kräuter und Gewürze und achten Sie auf eine schonende Zubereitung.
- Achten Sie auf eine ausreichende Zufuhr der richtigen Fette, machen Sie einen »Ölwechsel« in der Küche.
- Reduzieren Sie Genussmittel und stark verarbeitete Kohlenhydrate.
- Nehmen Sie sich wieder Zeit zum Kochen und fürs Essen. Mit Liebe gekocht schmeckt es gleich nochmal so gut.

Ein weiterer Verdächtiger: Mittäter Darm

»Nicht, was wir essen, nur was wir verdauen, kommt uns zugute.«

*Christoph Wilhelm Hufeland,
deutscher »Promi-Arzt«
im 18. Jahrhundert*

Wieder keine Mittagspause gehabt und wieder nur auf die Schnelle ein Brötchen beim Zeitung lesen »verdrückt«? Oder war es eine Tüte Gummibärchen?

Und wie fühlen Sie sich danach?

Oder ist es bei Ihnen anders: Sie ernähren sich bereits gesund und vielseitig und konnten sich durch unsere Aussagen im Kapitel 7, Fehlernährung – was Zellen gerne essen würden, in Ihrer Ernährungsweise nur bestätigt fühlen? Und trotz alledem sind Sie erschöpft und ausgebrannt? Was läuft falsch, woran liegt es, dass die Energie aus Ihrer Nahrung nicht in Ihren Zellen ankommt? Sind Sie bzw. Ihre ca. 70 Billionen Körperzellen trotz Normalgewichts vielleicht sogar »unterernährt«?

Ach, und noch eine Frage nebenbei: Wie ging es eigentlich Ihrem Darm in der letzten Zeit?

Blähungen, Verstopfung, häufige schwallartige Entleerungen, Krämpfe, Aufstoßen, Hämorrhoiden, Schmerzen, übel riechende Gase – keine appetitlichen Themen, über die gern gelesen oder gar gesprochen wird. Auch nicht gern mit dem Therapeuten. Denn wir sprechen über eine der größten Tabuzonen unseres Körpers – den Darm. Im Mund schaut es ganz anders aus: teure Ultraschallzahnbürsten, Bleachings, Kronen bis hin zu Edelstein-Zahnschmuck – für die erste Station unseres Verdauungsapparats werden keine Kosten und Mühen gescheut, damit es dort blitzt und blinkt und unser Lächeln unwiderstehlich wirkt. Doch was ist mit dem Rest?

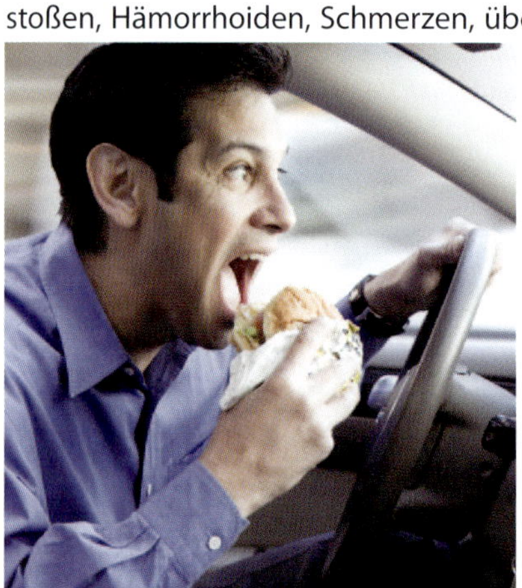

Damit aus der leckeren Mahlzeit, die vor Ihnen auf dem Teller liegt, Stoffe werden, mit denen Ihre Zellen etwas anfangen können, muss dieser »Rest« tadellos funktionieren: Die Nahrung muss in die unterschiedlichen Bestandteile aufgeschlüsselt werden, damit die einzelnen Nährstoffe dem Zellstoffwechsel zur Verfügung stehen. Ob Ihre Nahrung tatsächlich Ernährung für Ihre Zellen ist, darüber entscheidet Ihr Verdauungstrakt, insbesondere aber Ihr Darm.

Wenn man den Darm nun in seiner vollen Länge auslegen würde, hätte man die Länge von erstaunlichen 8–9 Metern. Würden wir dann noch die Oberfläche berechnen, so hätten wir eine Fläche von ca. 400 Quadratmetern – dies entspricht in etwa der Größe zweier Tennisplätze. Der Darm hat nicht nur sehr viel Einfluss auf den Zellstoffwechsel unserer Körperzellen, sondern steuert auch unser allgemeines seelisches Gleichgewicht mit. Geht es Ihrer Körpermitte nicht gut, sind Müdigkeit und Konzentrationsstörungen und andere Symptome vorprogrammiert. Sie können noch so hochwertige und gesunde Lebensmittel essen – wenn die Verarbeitung nicht stimmt, dann landen die Nährstoffe aus Ihrer Nahrung auch schon mal ungenutzt in der Toilette.

Gute Nahrung + gute Verdauung = gute Ernährung der Zelle
Gute Nahrung + schlechte Verdauung = Unterernährung der Zelle

Was im Einzelnen die Zelle zum Leben braucht, haben wir in den letzten beiden Kapiteln schon genauer beleuchtet. Nun laden wir Sie zu einem Rundgang durch Ihren Verdauungsapparat ein. Dabei sehen wir uns an, was dort wie passiert und wo die Fallen sind, die eine optimale Nährstoffaufnahme behindern. Beste Materialqualität bei den Teilen des Zulieferers Ihres Autos bedeuten ja auch nicht automatisch, dass es nachher einwandfrei fährt. Vielleicht hatten Sie ja auch schon mal ein »Montagsauto« mit kleineren oder größeren Fehlern? Oder Sie waren von einer der zahlreichen Rückrufaktionen der Fahrzeugindustrie betroffen, wo ein Fehler so drastische Auswirkungen hatte, dass die komplette Sicherheit Ihres Wagens nicht mehr gewährleistet war ….

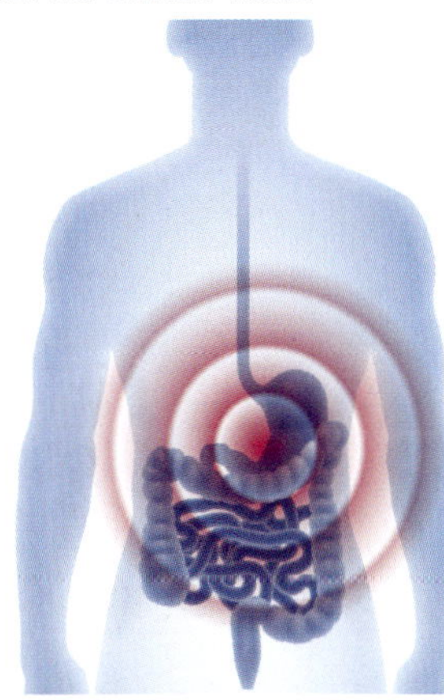

Wo genau findet jetzt Ihre Verdauung statt? Die Allgemeinheit glaubt, die Nahrungsaufnahme erfolge über den Mund, die Verdauung erfolgt dann im Magen und im Darm. Das ist so die landläufige Vorstellung. Und hier haben wir schon die erste Stelle, an der ein ernsthaftes Problem entstehen kann: Die Verdauung beginnt im Mund! Das Verdauen fängt mit Kauen an. Jetzt denken Sie vielleicht: Ja, klar, das weiß doch jeder, und das mache ich doch auch.

Kauen ist nicht gleich Kauen!

Wie oft kauen Sie einen Bissen, bevor Sie ihn hinunterschlucken? Zählen Sie aus Spaß beim nächsten Essen einmal mit! Sind Sie ein Mensch mit viel Stress? Dann besteht die Gefahr, dass Sie sich beim Essen nicht ausreichend Zeit nehmen, um einen Bissen ca. 30- bis 60-mal zu kauen. Führen Sie während des Essens noch eine angeregte Unterhaltung? Im ungünstigsten Fall noch eine problembeladene Geschäftsbesprechung? Dann können Sie gar nicht so oft kauen. Denn dann könnten Sie nämlich nicht sprechen!

> »Wie, 30- bis 60-mal kauen? Wozu soll das denn gut sein? Dazu reicht meine Mittagspause nicht!«

Das und Ähnliches hören wir immer wieder in unseren Praxen, Vorträgen oder Seminaren. Also, was hat es jetzt mit dem Kauen auf sich? Warum soll das Kauen so wichtig sein? Kauen hat zwei wichtige Aspekte: die mechanische Zerkleinerung der Nahrung sowie das Einspeicheln. Fangen wir mit dem Einspeicheln an: Genau genommen haben wir nicht nur eine Verdauung, sondern unsere Verdauung hat drei Bereiche: Es gibt die Kohlenhydrat-, die Eiweiß- und die Fettverdauung. Die Kohlenhydrat- und Fettverdauung beginnt bereits im Mund, indem beim Kauen die Nahrung mit Speichel vermischt wird. Dabei zerlegen Enzyme des Speichels die großen Kohlenhydratketten und Fette zu kleineren Strukturen. Damit wird bereits ein Teil der Nahrung direkt im Mund vorverdaut.

Im sauren Milieu des Magens wird dieser Vorgang zunächst einmal wieder gestoppt. Die Kohlenhydrat- und Fettverdauung wird dann erst wieder im Dünndarm fortgesetzt, indem von der Bauchspeicheldrüse weitere Enzyme zugesetzt werden. Wenn die Nahrung nicht ausreichend gekaut wurde, dann fehlt dieser erste Verdauungsschritt und es kommen nicht ausreichend vorverdaute Speisebestandteile im Dünndarm an.

Bevor der Speisebrei dorthin gelangt, liegt er Ihnen jedoch erst mal (schwer?) im Magen. Und da kann so manch einer ein Lied davon singen …. Was passiert hier? Zunächst wird die Nahrung mit der dort vorhandenen Salzsäure vermengt. Der Magensaft ist sehr sauer und greift allein durch seinen Säuregrad alle Eiweißmoleküle und bis dahin inaktiven Verdauungsenzyme an – die Eiweißverdauung beginnt.

Darüber hinaus wirkt die Magensäure keimreduzierend gegen die mit der Nahrung aufgenommenen Bakterien und Viren. Eine Hauptaufgabe des Magens ist jedoch auch die weitere Nahrungszerkleinerung. Er muss bei entsprechend vorgekauter Nahrung wesentlich weniger leisten, als wenn ganze Bissen fast unzerkaut hinuntergeschluckt werden. Lassen Sie uns dies an einem kleinen Beispiel verdeutlichen:

Stellen Sie sich einen Würfel mit einer Kantenlänge von einem Zentimeter vor – Speisebrocken dieser Größe können bei einem »geübten« Schnell-Esser durchaus öfter im Magen landen. Dieser Brocken hat jetzt eine Oberfläche von sechs Quadratzentimetern, an denen die Verdauungssäfte wirksam werden können. Wenn Sie diesen Würfel richtig zerkauen, sodass die Kantenlängen nur ca. einen Millimeter lang sind, dann erhöht sich die Angriffsfläche für die Verdauungsenzyme auf das Zehnfache.

SCHMAUEN SIE SCHON ODER KAUEN SIE NOCH?

Ein chinesisches Sprichwort sagt: »Was du isst, sollst du trinken. Was du trinkst, sollst du essen.«

Beobachten Sie einmal eine Woche lang, wie intensiv Sie tatsächlich Ihre Nahrung kauen. Zählen Sie ruhig einmal mit – wenn Sie überhaupt daran denken. Sie werden möglicherweise überrascht sein, wie oft Sie das vergessen! Die meisten von uns sind es nämlich gewohnt, sich beim Essen zu unterhalten – und Reden und Kauen gleichzeitig funktioniert nicht wirklich...(Hier hilft übrigens ein kleiner Trick: Stellen Sie sich zu Hause ein kleines Schild auf den Esstisch, auf dem nichts weiter steht als »Kauen!«, damit Sie daran denken!).

Wie es Ihrem Verdauungsapparat ergeht, wenn Sie nicht richtig kauen, haben wir gerade beschrieben. Wenn Sie sich jetzt entschlossen haben, Ihre Kaugewohnheiten zu verändern, dann laden wir Sie ein, zum »Schmauen« überzugehen. Der Begriff setzt sich zusammen aus »schmecken« und »kauen« und wurde von Jürgen Schilling mit seinem Buch »Kau Dich gesund« bekannt gemacht. Beim Schmauen kauen Sie das, was Sie essen, 30-, 40-, 50-mal oder öfter. So oft, bis sich die Nahrung vollständig mit Speichel vermengt und dadurch verflüssigt hat, wir sie sozusagen »trinken«. Am Anfang fällt das vielen Menschen schwer, weil wir uns im Alltag angewöhnt haben, das, was wir essen, nicht genussvoll zu kauen, sondern eilig hinunterzuschlingen. Dadurch ist unser Schluckreflex auch darauf trainiert, nach wenigen Kaubewegungen die Nahrung zu schlucken. Hier ist echtes Training nötig, um das umzustellen. Es dauert ein paar Tage, bis es automatisch auf die neue Art und Weise funktioniert. Der Lohn der Mühe ist der Geschmack, der sich durch diese andere Art des Kauens deutlich intensiviert.

Und was hat es jetzt mit dem »Essen« der Getränke auf sich? Um ein Getränk vollständig mit Speichel zu vermengen, sollten Sie es eine Weile im Mund hin und her bewegen, so ähnlich, wie Sie es vielleicht auf einer Weinverkostung schon einmal erlebt haben, und dann erst schlucken, damit auch das Getränk bereits vorverdaut im Magen ankommt.

»Puh, das klingt umständlich, dafür habe ich überhaupt keine Zeit!«, werden Sie jetzt vielleicht denken. Sie werden überrascht sein – es dauert nicht wirklich länger als bisher, auf diese neue Art und Weise zu essen.

Ihr Verdauungsapparat wird es Ihnen danken, und Ihre schlanke Linie auch. Auf diese Weise sind Sie nämlich viel schneller satt – bei all der Schlingerei essen wir ganz oft mehr, als wir eigentlich gebraucht hätten.

In einer Sache müssen wir Sie jetzt allerdings vorwarnen: Falls Sie nämlich Sachen essen, die viel Geschmack aus dem Chemielabor enthalten, wird Ihnen der Appetit darauf schnell vergehen. Fast Food, Fertiggerichte & Co. schmecken nach 30 bis 40 Kaubewegungen leider meistens grauenhaft.

Unser Buchtipp zum Thema: »Kau Dich gesund« von Jürgen Schilling

Als nächstes gelangt unsere Nahrung in den Dünndarm. Dort werden die zerlegten Nahrungsbestandteile, Eiweiße, Zucker und Fettsäuren, zunächst durch die Zugabe von Gallensäuren aus der Leber und weiteren Verdauungsenzymen vor allem aus der Bauchspeicheldrüse weiter aufgespalten. Hier erfolgt also das Herauslösen der Powerstoffe, die Ihre Zellen so dringend benötigen. Als Mikronährstoffe bzw. Vitamine, Spurenelemente, Mineralien und sekundäre Pflanzenstoffe werden sie dann vom Blut aufgenommen.

Der Dünndarm ist ein perfekter Filter, der – sofern er intakt ist – viele schädliche Substanzen an der Aufnahme in das Innere des Körpers hindern kann. Als Filter dient dabei die Darmschleimhaut, deren einzelne Zellen sehr eng über sogenannte »tight junctions« (feste Verbindungen) miteinander verknüpft sind. Zwischen den Zellen sind mikroskopisch kleine Poren, die nur kleinste Moleküle durchlassen. Im Dickdarm wird dem restlichen Nahrungsbrei schließlich das Wasser entzogen und weitere Mineralien werden vom Blut aufgenommen.

IM FOKUS: SÄURE-BASEN-GLEICHGEWICHT IM VERDAUUNGSAPPARAT

Gerade im Zusammenhang mit dem Verdauungstrakt fühlen sich viele Menschen »übersäuert«. Tatsächlich ist der Magen das sauerste Gebiet in unserem Körper, der Magensaft hat im nüchternen Zustand einen maximalen pH-Wert von 2. Der Dünndarm hat hingegen einen basischen pH-Wert von ca. 8. Durch die Mischung von saurem Magensaft mit dem basischen Verdauungssaft des Dünndarms sind der Dickdarm und auch der Stuhl optimalerweise leicht sauer mit einem pH-Wert von ca. 6. Dieses Säure-Basen-Gleichgewicht garantiert ein optimales Arbeiten der Verdauungsenzyme. Auch die Aufnahme bestimmter Mikronährstoffe ins Blut ist pH-Wert-abhängig. Und, ein besonders wichtiger Punkt: Das Gleichgewicht der Bakterienstämme unserer Darmflora ist in starkem Maße vom richtigen pH-Wert abhängig. Bakterien haben in der Regel nur einen sehr schmalen pH-Bereich, in dem sie lebensfähig sind. Verändert sich dieser, sterben sie zunehmend ab und andere, in dem veränderten Milieu überlebensfähige Keime machen sich breit. Im Darm sind dies dann überwiegend Fäulniskeime und Pilze. Somit ist der Gebrauch von Basenpulvern im Verdauungstrakt als kritisch anzusehen. In dieser konzentrierten Form stören sie das empfindliche Säure-Basen-Gleichgewicht, Störungen der Darmflora und Verdauungsprobleme sind dann vorprogrammiert. Eine Zufuhr basischer Mineralien sollte in ausreichender Menge über die Nahrung erfolgen. Basenpulver eignen sich allerdings gut für ein entspannendes Basenbad.

Nur ein gesunder Darm kann die entsprechenden Vorarbeiten für die Versorgung unserer Körperzellen leisten und uns gegen toxische Substanzen schützen. Nach unserer Erfahrung ist allerdings der Darm das am häufigsten erkrankte Organ unseres Körpers. Kein Wunder, er bringt fast rund um die Uhr Höchstleistung, kommt kaum zur Ruhe, wird häufig überlastet und überfordert und reagiert … irgendwann! Mit Blähungen, Schmerzen, übelriechenden Gasen und Stühlen.

STICHWORT: DARMFLORA

Der Darm und seine vielfältigen Bewohner, die Darmbakterien – auch Darmflora genannt – sind bisher noch wenig erforscht. Wir wissen, dass ca. 100 Billionen Mikroben den menschlichen Darm als ihr Zuhause ansehen, sie lassen sich in 500 verschiedene Bakterienstämme in Dünn- und Dickdarm unterteilen. Dabei, soviel ist bekannt, gibt es Stämme, die unbedingt erforderlich sind, und ohne deren ausreichendes Vorhandensein eine effektive Nährstoffaufnahme nicht erfolgen kann. Und es gibt Keime, auf deren Anwesenheit wir gut und gerne verzichten können, sogenannte Fäulniskeime. Die detaillierten Funktionen sind im Einzelnen noch nicht genau geklärt, bekannt ist aber, dass die Darmflora (mit) zuständig ist für die Bildung von Vitaminen und Botenstoffen, und dass Darmbakterien auch für die Bereitstellung von Schutzstoffen gegen Gifte verantwortlich sind. Einige haben einen direkten positiven Einfluss auf das Immunsystem. Insgesamt leben in Ihrem Verdauungstrakt ca. 2 Kilogramm dieser winzigen Bewohner, das sind zehnmal mehr Bakterien als der Organismus Zellen besitzt. Der Darm eines Fötus ist noch steril, ein Kleinkind benötigt die ersten beiden Lebensjahre, um sein eigenes Darmflorasystem aufzubauen, wobei Stoffe, die beim Stillen von der Mutter auf das Kind übergehen, eine wichtige Rolle spielen. Bei einem Erwachsenen mit einem geschädigten Darmflorasystem braucht es ähnlich lange, bis sich dieses wieder vollständig regeneriert hat.

»Die Beschmutzung des Afters und seiner Umgebung durch den Kot ist nämlich gewiss nicht nur bei den Tieren, sondern auch bei uns Menschen ein untrügliches Zeichen dafür, dass der Dickdarm sich in einem gereizten Zustand befindet…«

F. X. Mayr, »Darmträgheit«,
Wien 1968

Was würde Dr. F. X. Mayr sagen, ginge er heutzutage durch meterlange Regale der Drogeriemärkte mit Auswahl an Toilettenpapier in den verschiedensten Formen, Farben und Gerüchen?

Die Menge an Toilettenpapier kann also schon ein erstes Indiz für einen gestörten Darm sein. Heutzutage nutzen wir in unseren Praxen natürlich lieber die moderne Labordiagnostik, die hier wesentlich detailliertere Informationen liefern kann. Wir finden sehr häufig chronische Darmentzündungen bei unseren Patienten mit Burnout, häufig auch ein »Leaky-Gut-Syndrom«. Auf Deutsch: Der Darm wird porös, es bilden sich winzig kleine Löcher in der Trennwand zwischen Darm und Blutkreislauf.

Durch Fehlernährung, Antibiotika, Konservierungsstoffe und andere Lebensmittelzusätze wird die empfindliche Schleimhaut beschädigt, die ursprünglich feinsten Poren werden immer größer. Gleichzeitig wird durch den entzündeten Zustand des Gewebes die Funktion der Schleimhaut eingeschränkt. Die Folge ist, dass wichtige Mikronährstoffe unter Umständen nicht mehr adäquat aufgenommen werden. Dies kann zu einer Unterversorgung mit lebenswichtigen Mikronährstoffen führen. Dies wirkt sich letztendlich wieder negativ auf die Leistungsfähigkeit der Mitochondrien aus. Gleichzeitig können unverdaute Nahrungssubstanzen in die Blutbahn eintreten, was häufig zu allergisch-entzündlichen Reaktionen im Körper führen kann.

Anhand einer Stuhlprobe lässt sich die Dichtigkeit der Darmschleimhaut untersuchen. Man bedient sich hier eines Tricks. Wenn die Darmschleimhaut in überhöhtem Maße durchlässig ist, so ist sie das natürlich in beide Richtungen. Es können also Stoffe aus der Blutbahn direkt in den Darm gelangen. Als Parameter verwendet man das Eiweiß Alpha-1-Antitrypsin.

Es befindet sich normalerweise im Blut und kommt in größeren Mengen nicht im Darm vor. Findet man diesen Wert nun erhöht in einer Stuhlprobe, so kann man dies als Beweis für einen undichten Darm werten.

Test	Ergebnis	Einheit	Normbereich	--- -- - + ++ +++
Alpha 1-Antitrypsin	>112	mg/dl	< 27,5	

Herr O. K., 44 Jahre, Burnout, chronische Kopfschmerzen, Reizmagen- und Reizdarmsyndrom, chronische Infektanfälligkeit.

Grundsätzlich kann man sagen, dass an der Darmschleimhaut mit jeder Nahrungsaufnahme eine Immunreaktion stattfindet. Wenn diese jedoch eine gewisse Schwelle überschreitet, also an der Darmschleimhaut eine übermäßige Abwehrreaktion gegen Nahrungsmitteleiweiße stattfindet, bezeichnen wir das als Nahrungsmittelallergie.

Wir unterscheiden zwischen den klassischen Nahrungsmittelallergien, die sich häufig mit einer sofortigen Reaktion nach der Aufnahme des Allergens durch Juckreiz, Atemnot oder Schwellungen im Mund zeigen, und den sogenannten verzögerten Allergien. Bei der Sofort-Allergie wissen wir »sofort«, welches Nahrungsmittel uns nicht gut tut (z.B. Erdbeeren oder Nüsse lösen hier häufig Reaktionen aus). Wir kennen den Feind und meiden ihn. Problematischer ist es bei der Spätreaktion. Hier entstehen erst im Laufe von wenigen Stunden bis zu drei Tagen nach Kontakt mit einem Allergen Symptome. Diese können sich im Darm zeigen, z.B. als Blähungen, Schmerzen oder Durchfälle, aber auch in anderen Organen, z.B. am Gehirn in Form von Kopfschmerzen, Müdigkeit und Konzentrationsstörungen. Aufgrund der zeitlichen Verzögerung ist es schwierig, Auslöser und Symptom miteinander in Verbindung zu bringen. Wissen Sie beispielsweise heute noch genau, was Sie vor drei Tagen alles gegessen haben?

Der gemeinsame Nenner aller Allergien ist jetzt, dass Histamin ausgeschüttet wird. Histamin ist in der Lage, gemeinsam mit weiteren entzündungsfördernden Botenstoffen nitrosativen Stress auszulösen – eine Hauptursache für eine Blockade der mitochondrialen Energiegewinnung, wie wir schon gesehen haben.

WISSENSWERTES: HISTAMIN

Histamin ist ein Gewebshormon, das eine wichtige Rolle bei allen allergischen, aber, wie wir heute wissen, auch bei psychischen Symptomen spielt. Es ist der Botenstoff, der z.B. bei einem Insektenstich für die unangenehme Rötung, Schwellung und den Juckreiz sorgt. Histamin kann der Körper selbst herstellen, es wird aber auch über die Nahrung aufgenommen. Fast alle Nahrungsmittel enthalten geringe Mengen an Histamin, die folgenden haben einen besonders hohen Anteil: Essig, Sauerkraut, lange gereifter Käse, z.B. Roquefort, Dosenfisch, Rotwein, Bier, Prosecco, Sekt.

Ein ständig überhöhter Histaminspiegel im Körper hat häufig seine Ursache in Nahrungsmittelallergien. Dies kann u. a. zu den folgenden Symptomen führen:

- Migräne
- Halbseitenkopfschmerz
- Schilddrüsenstörungen
- Blutdruckstörungen
- allergische Symptome.

aber auch:

- Müdigkeit und Erschöpfung
- Unruhezustände
- Angstzustände
- Gereiztheit
- Konzentrationsstörungen.

Test	Ergebnis	Einheit	Normbereich	---	--	-	+	++	+++
Histamin im Stuhl	>15000	ng/ml	< 600						

Frau G. S., 28 Jahre, Burnout, Reizmagen, Reizdarm, Panikattacken, starke Höhenangst, Einschlafstörungen

Die zu hohen Histamin-Konzentrationen können im zentralen Nervensystem wichtige Botenstoffe verdrängen, z. B. das Glückshormon Serotonin. Unter diesem starken Histamineinfluss kann es nicht mehr ausreichend für uns tätig werden. Stattdessen wirkt das Histamin an den Nervenzellen und macht uns müde, ängstlich, unruhig und angespannt.

Gerade bei Patienten mit Burnout ist es aus diesem Grunde wichtig, gezielt auch den Darm zu untersuchen und zu überprüfen, ob Nahrungsmittelallergien vorliegen. Die Untersuchung auf Nahrungsmittelallergien vom Spättyp erfolgt mithilfe eines Antikörpertests gegen verschiedene Lebensmittel. Dabei werden aus der Blutprobe des Patienten die entsprechenden Antikörper (sogenannte Immunglobuline der Klasse IgG1–4) isoliert und mit Lebensmitteleiweißen in Kontakt gebracht.

So sieht ein typischer Befund aus:

Die dargestellten Balken bedeuten eine Abwehrreaktion an der Darmschleimhaut. Am häufigsten finden wir Nahrungsmittelallergien gegen Kuhmilcheiweiß, glutenhaltige Getreidesorten (Weizen, Roggen, Dinkel, Hafer, Gerste) sowie gegen Hühnereiweiß. Der Patient sollte aufgrund des individuellen Testergebnisses seine Ernährung umstellen. Immunologisch auffällige Lebensmittel sollten einige Monate aus der Ernährung wegfallen. In dieser Zeit kann sich die überreizte Darmschleimhaut erholen und regenerieren.

Persönliche Befundergebnisse von:
Hannelore Musterfrau

Ident-Nr.: md1002
26.08.2009

Legende

HS = Harnsäure **F** = Fruktosehaltig **Ei** = Eisenhaltig **L** = Laktosehaltig
G = Glutenhaltig **A** = Aspergillus niger **H** = Histaminhaltig **B** = Basisch
S = Säurebildend **E** = Eiweißlieferant **GI** = niedriger glykämische/r Last/Index

Alphabetische Liste der getesteten Nahrungsmittel

Nahrungsmittel	Reaktion 1 2 3 4	Nahrungsmittel	Reaktion 1 2 3 4
Aal	E,S	Blumenkohl	B
Agar-Agar	S,Gi	Bohne (dick)	E,S,H
Agavendicksaft	S,Gi	Bohne (grün/gelb)	E,S,Hs
Ahornsirup	S,Gi	Bohnenkraut	E,S
Alfalfa	E,S	Brennessel	B,H
Aloe Vera	B	Brokkoli	B
Amaranth	E,S,Gi,Ei	Brombeere	B
Ananas	B	Buchweizen	S
Anis	S	Carob	S,Gi
Apfel	B,F	Carrageen	Gi
Aprikose	B,F	Cashewkern	E,A,S,H
Artischocke	B	Champignon	E,S,H
Aspergillus niger	A,Gi	Chicorèe	B
Aubergine	B,H	Chili Cayenne	A,S
Auster	E,S,Hs	Chili habanero	B
Austernpilz	E,S	Chili jalapeno	B
Avocado	B,H	Chinakohl	B
Bambussprossen	E,B	Citronat	
Banane	B,F	Cranberry	B
Basilikum	S	Dattel	B,Gi,F
Bäcker-/Bierhefe	S,H	Dill	S
Bärlauch	B	Dinkel	E,A,S,G,Gi
Benzoesäure	Gi	Dorade	E,S
Birne	B,F	Eigelb	E,S
Blaubeere	B	Eiklar	E,S
Bleichsellerie	B	Eisbergsalat	B

Gegen die mit * und roter Farbe markierten Nahrungsmittel liegen keine IgG-Antikörper vor, sie sollten auf Grund der Weisung Ihres Therapeuten, oder der Gefahr kreuzallergischer Reaktionen vermieden, bzw. stark reduzuiert konsumiert werden.

1. Pro Immun M – Ihr persönlicher Befund 10

Persönliche Befundergebnisse von:
Hannelore Musterfrau

Ident-Nr.: md1002
26.08.2009

Nahrungsmittel	Reaktion 1 2 3 4	Nahrungsmittel	Reaktion 1 2 3 4
Endivie	B	Hummer	E,S,Hs,H
Ente	E,S,Hs,Ei	Ingwer	S
Erbse	E,S,Hs	Jakobsmuschel	E,S
Erdbeere	B,F,H	Johannisbeere	B,F
Erdnuss	A,S,H	Kabeljau	E,S
Esskastanie	B	Kaffee	A,S,Hs
Feige	B	Kakaobohne	S,Gi,H
Feldsalat	B	Kaktusfeige	B,Gi
Fenchel	B	Kalbfleisch	E,S,Hs
Foniohirse	Gi	Kamelmilch	E,S,L
Forelle	E,S	Kamille	B
Gans	E,S,Hs	Kamut	G,Gi,Ei
Garnele	E,S,Hs,H	Kaninchen	E,S,Hs
Gartenkresse	B	Kapern	B
Gänse-Ei	E,S	Kardamom	B,Gi
Gerste	E,A,S,G,Gi	Karotte	B
Gluten	E,B,S,G,Gi	Karpfen	E,S
Granatapfel	B	Kartoffel	B,Gi
Grapefruit	B,F,H	Kefir	E,S,L
Grünkohl	B	Kerbel	B
Guarkernmehl	E,S,Gi	Kichererbse	E,S,Hs
Guave	B,Gi	Kirsche	B,F
Gurke	B	Kiwi	B,Gi,F,H
Hafer	E,A,S,G,Gi	Knoblauch	B
Hagebutte	S	Kohlrabi	B
Hai	E,S	Kokosnuss	S,F
Halloumi	E,S,L	Kopfsalat	B
Hase	E,S	Koriander	
Haselnuss	A,S,H	Krebs	E,S
Heilbutt	E,S	Kreuzkümmel	B
Hering	E,S	Kuhmilch (roh)	E,S,L
Himbeere	B,F	Kurkumin	B
Hirsch	E,S,Hs,Ei	Kümmel	S
Hirse	E,S,Gi	Kürbis	B,Gi
Honig	S,Gi	Kürbiskerne	B
Honigmelone	B,Gi	Labkäse	E,S,L,H
Huhn	E,S,Hs,Ei	Lachs	E,S

Gegen die mit * und roter Farbe markierten Nahrungsmittel liegen keine IgG-Antikörper vor, sie sollten auf Grund der Weisung Ihres Therapeuten, oder der Gefahr kreuzallergischer Reaktionen vermieden, bzw. stark reduzuiert konsumiert werden.

1. Pro Immun M – Ihr persönlicher Befund 11

Wichtig neben einer Ernährungsumstellung ist eine zeitgleiche Sanierung der häufig porösen Darmschleimhaut mittels Gabe von Probiotika und speziellen Aminosäuren und Pflanzenstoffen. Diese Stoffe unterstützen die Darmschleimhaut dabei, sich wieder vollständig zu regenerieren.

WISSENSWERTES: DARMNERVENSYSTEM

Hören Sie ruhig öfter mal wieder auf Ihr »Bauchgefühl« – es existiert tatsächlich! 500 Millionen Nervenzellen sind in der Darmschleimhaut angesiedelt, die mit den Gehirnzellen über Botenstoffe in ständigem Austausch stehen. Gefühle wie Angst, Freude, »Schmetterlinge im Bauch« und Trauer nehmen wir durch unser Darmnervensystem wahr. Daher können sich Darmstörungen, z.B. chronische Entzündungen, direkt über Botenstoffe wie Histamin auf das Gehirn nachteilig auswirken und unser Gefühlsempfinden deutlich durcheinanderbringen. Das »Bauchhirn« ist dabei weitgehend unabhängig und ist nicht auf Steueranweisungen durch das Gehirn angewiesen.

STICHWORT: PROBIOTIKA

»Pro Bios« ist griechisch und bedeutet: für das Leben. Bei einer gestörten Darmflora und Darmschleimhaut sind Probiotika unverzichtbare Helfer, um das empfindliche Ökosystem wieder ins Gleichgewicht zu bringen. Probiotika sind hoch dosierte (1 Milliarde Keime je Milliliter oder Gramm) lebensfähige Darmbakterien, die resistent gegen Magensäure und andere Verdauungssäfte sein müssen. Klinische und experimentelle Studien konnten zeigen, dass Probiotika die optimale Darmflora fördern, entzündliche Reaktionen der Darmschleimhaut reduzieren und der gesteigerten Durchlässigkeit der Darmschleimhäute (Leaky Gut) entgegenwirken.

STICHWORT: BALLASTSTOFFE:

Ballaststoffe sind unverdauliche Bestandteile, vor allem in Obst und Gemüse. Jahrelang wurde insbesondere bei Darmträgheit empfohlen, sich besonders ballaststoffreich zu ernähren. Wir müssen dies aufgrund neuester Erkenntnisse relativieren. Menschen mit chronischen Darmentzündungen erfahren häufig durch die rauen Ballaststoffe eine Verschlechterung ihrer Symptomatik, die Entzündungen verstärken sich mitunter. Bei Patienten mit Übergewicht findet sich häufig eine Änderung der Darmflora dahingehend, dass sie sogar Ballaststoffe in Kohlenhydrate und damit in Zucker umwandeln – eine besondere Art von guter Kostverwertung. Dadurch bewirkt gerade in diesen Fällen die Zufuhr von Ballaststoffen eine vermehrte Gewichtszunahme – in der Regel ein höchst unerwünschter Effekt.

Die Gesunderhaltung und Gesundwerdung unserer Körpermitte ist seit jeher der zentrale Ansatz der klassischen Naturheilkunde. Jahrhundertealtes Wissen findet gerade in der letzten Zeit seine Bestätigung durch die moderne Wissenschaft. Mithilfe der folgenden Hinweise möchten wir Sie ermuntern, den Darm aus der Tabuzone wieder etwas mehr in den Mittelpunkt Ihrer Aufmerksamkeit zu rücken:

Unsere Power-Tipps:

- Auch wenn es zu Beginn ungewohnt ist und Muskelkater in Ihren Kiefermuskeln verursacht: Kauen Sie Ihr Essen – jeden Bissen mindestens 30- bis 60-mal. Sie werden sehen, welche Änderungen Sie in kurzer Zeit an Ihrem Körper wahrnehmen.
- Essen Sie nicht, wenn Sie müde sind. Studien haben gezeigt, dass die Verdauungsenzyme dann nicht mehr ausreichend gebildet werden. Darmstörungen sind vorprogrammiert.

- Trinken Sie ausreichend. Die empfohlene Trinkmenge richtet sich nach dem Körpergewicht. Für einen Menschen bei sitzender Tätigkeit lautet sie 0,25 Liter pro kg Körpergewicht/10 – macht bei 70 kg 1,75 Liter pro Tag. Alkoholika und Kaffee sind hier nicht eingerechnet.
- Die Einnahme von Antibiotika schädigt Ihre Darmflora. Daher sollte ihr Einsatz wohlüberlegt sein. Antibiotika können Leben retten, aber zuweilen werden sie zu schnell eingesetzt. Hier bitte immer Rücksprache mit Ihrem Therapeuten nehmen!
- Vermeiden Sie Konservierungsstoffe in Ihrer Nahrung. Sie sind ähnlich wie Antibiotika gegen die Vermehrung von Bakterien gerichtet. Antibiotika und Konservierungsstoffe können nicht zwischen guten und »schlechten« Bakterien unterscheiden, daher können sie auch Ihre nützlichen Helfer im Darm schädigen.
- Ihr Darm liebt Bewegung. Bewegen Sie sich täglich, dann kommt er auch in Schwung. Bewegung regt die Peristaltik des Darmes und die Zirkulation der Darmlymphe an.
- Grundsätzlich ist eine histaminarme Ernährung zu empfehlen, ein Zuviel an Histamin aus der Nahrung bereitet Ihrem Darm viel Arbeit. Schafft er es nicht, dieses Hormon abzubauen, dann kreist es im Körper und kann u.a. zu Müdigkeit führen.

Ein Experte auf dem Gebiet von Darmstörungen und Lebensmittelunverträglichkeiten ist der Pirmasenser Heilpraktiker und Fachbuchautor (»Chronisch Gesund – Prinzipien einer Gesundheitspraxis«) Ralf Meyer.

INTERVIEW: RALF MEYER

Wir haben uns mit ihm über das Thema Darmstörungen und Burnout-Syndrom unterhalten.

▶ *Bei Patienten mit Burnout-Syndrom liegt in der Regel eine auch im Labor nachweisbare Zellleistungsschwäche vor. Welchen Ansatz sehen Sie durch eine auf den Patienten individuell abgestimmte Ernährungstherapie in der Behandlung beim Burnout-Syndrom?*

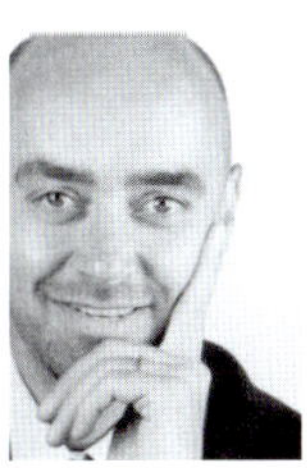

Ralf Meyer: Nach Dr. Heinrich Kremer können chronische Krankheiten vor allem durch potenziell zunehmende Störungen der Zellatmung und –leistung verursacht werden. Diese Störungen werden durch die Mitochondrien der Zelle mitgesteuert und finden u.a. ihre Ursache in chronischen Entzündungen und Mangelzuständen. Dadurch können sich verschiedene

Krankheitsbilder entwickeln, u.a. auch ein Burnout-Syndrom. Zur Therapie eines Burnout-Syndroms gehört auch eine individuelle, antientzündliche Ernährung. Dabei werden patientenindividuell labortechnisch die Lebensmittel detektiert, die zur Produktion eigener Immunglobuline der Klasse 1 bis 4 geführt haben. Kommt es zu einer solchen überschießenden Abwehrreaktion des Immunsystems auf Lebensmitteleiweiße, lösen Abwehrzellen und die von ihnen gebildeten Abwehreiweiße Entzündungsreaktionen am Ort des Geschehens aus. Davon sind im Rahmen von Nahrungsmittelallergien meist zuerst die Schleimhäute des Darms betroffen. Abwehrzellen schütten Botenstoffe aus, die den Entzündungsvorgang und Abwehrvorgang starten.

Bei Entzündungsreaktionen, die schleichend chronisch ablaufen können und über Standardlaboruntersuchungen nicht prinzipiell erfasst werden, gehen mehr Zellen zugrunde als auf Dauer regeneriert werden. Dies kann alle Organe betreffen, beginnend zunächst in den Schleimhäuten des Darmes und von dort in die Blutbahn übertretend und daraufhin Organe wie die Blutgefäße selbst, das Herz, Gehirn, Nervensystem, die Leber, den Magen, die Muskulatur, Knochen, das Bindegewebe, Lymphsystem und die Leber schädigend. Es kommt dabei in diesen Organen zum Verlust von zuvor leistungsfähigen Zellen in leistungsunfähige narbig-bindegewebig veränderte Zellen. Dies führt zwangsläufig zu einem zunehmenden Vitalitätsverlust und Starre im Organismus.

Diese entzündlichen Abwehrreaktionen können sich auch gegen die Schleimhautzellen selbst richten. Diese können dabei verletzt werden, ausdünnen und »undicht« werden. Dieses Beschwerdebild nennt man »Leaky Gut« (leckende, undichte Darmschleimhaut). Es kommt dabei zur Abnahme der Resorptionsleistung der Darmschleimhaut, somit zur Mangelaufnahme und folgender Unterversorgung mit Aminosäuren, Mineralstoffen, Vitaminen, Spurenelementen, essenziellen Fettsäuren, Phospholipiden, Polyphenolen etc., was wiederum die Energiebildung und Zellleistungssteuerung der Mitochondrien mit Sauerstoff schwächen bzw. stören kann. Außerdem kann es zur folgenschweren Aufnahme unverdauter Lebensmittel führen, die zu großmolekular sind und über die Blutbahn verteilt zu Entzündungsreaktionen in abgelegenen Organen des Körpers führen.

Da die schleichende, chronische Entzündungsreaktion im Organismus ein gemeinsames Krankheitsprinzip der heutigen Zivilisationsleiden darstellt, wird bei vorliegenden Entzündungsreaktionen prinzipiell eine natürliche antientzündliche Therapiebegleitung empfohlen mit Polyphenolpräparaten (und anderen antientzündlichen Wirkstoffklassen). Bei diesen entzündlichen Reaktionen wird entweder verstärkt Stickstoffmonoxidgas ausgeschüttet, was zu nitrosativem, zellschädigendem

Stress und Immundysbalancen und -schwächen führen kann, und/oder das Hormon Histamin. Wird es nicht schnell genug abgebaut, kommt es zur Erweiterung der Blutgefäße und zu Flüssigkeitsaustritt ins Gewebe. Geschieht dies im Gehirn, so kann durch den Druck auf die Hirnnerven z.B. Migräne entstehen. Zudem verstärkt Histamin Entzündungsreaktionen und kann zu Unruhe, Herzrhythmusstörungen, Juckreiz, Asthma, allergischen Reaktionen, Blutdruckschwankungen, Müdigkeit und multiplen Verdauungsstörungen beitragen. Generell tragen diese entzündungsfördernden Aspekte zu Zellstress und Zellerschöpfung bei und sollten diagnostisch erfasst, vermieden und therapeutisch ausgeglichen werden.

▶ *Welche positiven Auswirkungen eine Ernährungstherapie haben kann, bei der die Patienten individuell entzündungsfördernden Lebensmittel essen dürfen, haben Sie im Jahr 2011 anhand einer Lebensmittelintoleranztest-Anwendungsbeobachtung publiziert. Welche Ergebnisse wurden hier erzielt?*

Ralf Meyer: Der Nutzen einer antientzündlichen Ernährung (Ernährung ohne IgG 1–4 positiv getestete Lebensmittel) in der Therapie chronischer Erkrankungen wird in der medizinischen Wissenschaft kontrovers diskutiert. Deshalb war es das Ziel dieser Anwendungsbeobachtung (AWB) festzustellen, ob die antientzündliche Ernährungstherapie bei chronischen Erkrankungen einen praktischen therapeutischen Nutzen für die Patienten hat. Die Ernährung unter vorübergehender Auslassung der IgG-positiv getesteten Lebensmittel wurde dabei mindestens über 3 Monate von den Patienten eingehalten und die Zielparameter aus den Praxisunterlagen in die AWB-Bögen übertragen. Dabei wurden die Werte der Krankheiten und Symptome zu Beginn und zum Ende der 3-monatigen Untersuchungsphase durch den Patienten dokumentiert. Einschluss- und Ausschlusskriterien sind bei einer AWB nicht gestattet. Insofern gab es sie auch nicht.

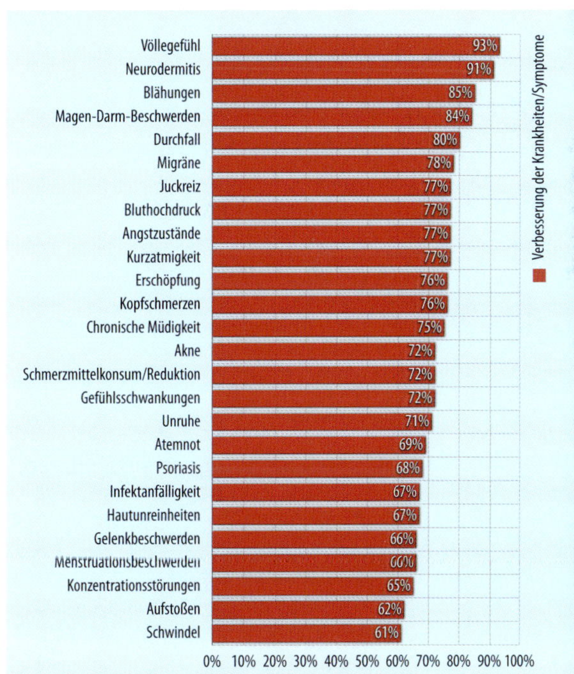

Burnout-Symptome können auch mit dem Darm zusammenhängen. Quelle: Ralf Meyer, Abdruck mit freundlicher Genehmigung des Autors.

In den 194 AWB-Bögen wurden insgesamt 26 Krankheiten bzw. Symptome vor und nach der Ernährungstherapie abgefragt. In Summation gaben die geeigneten 194 Patienten vor Beginn der Untersuchungsphase insgesamt 2148 Krankheiten und Symptome an. Nach der mindestens 3-monatigen Ernährungstherapie waren 1608 Krankheiten und Symptome verbessert (74,9 Prozent) und bei jedem Patienten verbesserten sich im Mittel 8,29 Krankheiten bzw. Symptome. Zu den untersuchten Krankheiten/Symptomen gehörten u.a. Völlegefühl, Neurodermitis, Blähungen, Magen-Darm-Beschwerden, Durchfall, Migräne, Juckreiz, Bluthochdruck, Angstzustände, Kurzatmigkeit, Erschöpfung, Kopfschmerzen, chronische Müdigkeit, Gefühlsschwankungen, Unruhe, Atemnot, Infektanfälligkeit, Konzentrationsstörungen und Schwindel.

▶ *Welche Rolle spielt der Verdauungstrakt, insbesondere der Darm, bei Patienten mit chronischen Erschöpfungszuständen und Burnout-Syndrom. Wie gehen Sie dies in Ihrer Praxis an?*

Ralf Meyer: Die Darmschleimhaut ist von elementarer Bedeutung. Mit ihrer Umgebung stellt sie den Lebensraum von etwa 70 bis 80 Prozent des lymphatischen Immunsystems dar. Ihre Aufgabe ist es, Krankheitserreger abzufangen. Wird die Schleimhautdichte reduziert, kann es zu einem vermehrten Übertritt von Viren, Pilzen, Bakterien etc. in die Schleimhaut und damit in den Organismus kommen. Die Folge könnte eine Infektion mit begleitender Entzündung sein. Die möglicherweise gleichzeitig auftretende Undichtigkeit der Schleimhaut kann zu einem vermehrten Übertritt von zu großen unverdauten Eiweißen aus dem Darm- in das Lymph- und Blutsystem führen. Dieser Übertritt kann wiederum zu allergisch-entzündlichen Reaktionen führen.

Also ist es wichtig, parallel zur Nahrungsmittelumstellung nach Lebensmitteltoleranzdiagnostik eine Darmsymbioselenkung durchzuführen, wenn die Blut- oder Stuhlanalysen des Patienten auf Schädigungen der Darmschleimhäute oder bakterielle Fehlbesiedlungen hinweisen. Damit streben wir den Aufbau der Darmbakterienflora, Abdichtung und Strukturaufbau der Darmschleimhäute und deren Resorptionsfläche und somit Verbesserung der Immunsystemleistung an. In meiner Praxis begleite ich den Patienten dabei u.a. mit der zusätzlichen Gabe von hoch dosierten, vermehrungsfähigen und lebendigen Bakterienstammkombinationen. In tierversuchfreien Zelllinienuntersuchungen an humanen Darmschleimhautzellen hat die Kombination bestimmter, hoch dosierter Präparate gezeigt, dass reaktive gesundheitsschädigende Sauerstoffradikale zu etwa 45 Prozent (exogene Radikale) bzw. 75 Prozent (endogene Radikale) inaktiviert werden bzw. deren mögliche Schadwirkung in diesem Umfang gemindert wird.

Dadurch kann oxidativer Stress durch Umweltfaktoren oder durch z.B. bei entzündlichen Prozessen gebildete freie Radikale vermindert werden.

Genauso wichtig ist der Darm zur Aufnahme unserer Eiweiße, welche eine wichtige Rolle bei der Aufrechterhaltung und Stabilisierung der Mitochondrien, Zellen und Organe spielen. Das von vielen Patienten beschriebene »total erschöpft sein« kann durch Aminosäurendefizite und Defizite von essenziellen Fettsäuren verursacht werden und somit die Mitochondrienstörung begünstigen. Summa summarum sollte eine Ernährungstherapie prinzipiell antientzündlich, mitochondrien- und somit zellprotektiv sein. Dies beinhaltet generell eine biologische Qualität mit einer u.a. ausreichenden Versorgung mit essenziellen Aminosäuren, Fettsäuren und Kohlenhydraten, Vitaminen, Mineralstoffen, Phospholipiden, Polyphenolen und Isoflavonoiden.

Welche Lebensmittel aufgrund primärer Schädigung der Schleimhautbarriere zu lokalen und folgenden systemischen Entzündungsreaktionen führen können, lässt sich u.a. patientenindividuell durch einen umfassenden Lebensmitteltoleranztest erfassen. Solange die Darmschleimhäute undicht sind und es zu einer vermehrten und nicht kompensierbaren Aufnahme unverdauter Lebensmitteleiweiße mit folgenden systemischen Entzündungsreaktionen und Organschädigungen kommt, ist eine Genesung des Patienten schwieriger. Demnach sind erste Diagnose- und Therapieschritte eine antientzündliche Ernährungstherapie nach Lebensmitteltoleranzdiagnostik sowie die Darmsanierung nebst Einsatz antientzündlicher Naturstoffkombinationen wie oben beschrieben.

Ich rate prinzipiell zu einer individuellen multikausalen Betrachtung, Untersuchung und Therapie des Patienten, wozu Laboruntersuchungen wie Stuhl-, Blut-, Urin- und Sputum-Untersuchungen unerlässlich sind.

Wie mit Blei beschwert … wenn Alltagsgifte die Energie rauben

»Die Aufnahme giftiger Substanzen aus unserer Umwelt führt immer schneller zu einer Belastung des Nervensystems, was man auch als Gehirnverschmutzung bezeichnen kann. Nur wenn es gelingt, die Giftbelastung zu minimieren und unsere Zellstrukturen so lange wie möglich mit orthomolekularen Membranschutzsubstanzen zu versorgen, können die Kraftwerke in unseren Zellen, die Mitochondrien, optimal funktionieren.«

Klaus-Dietrich Runow,
Umweltmediziner

Alltagsgifte? Betrifft mich nicht, werden Sie vielleicht sagen. Wahrscheinlich doch. Daher bitte weiterlesen!

Denn die Frage ist nicht, OB Sie persönlich mit Schwermetallen und anderen zellgiftigen Substanzen belastet sind, sondern wie hoch der Anteil von ganz alltäglichen Toxinen in Ihrem Körper ist.

Dies erstaunt Sie vielleicht, da bislang noch kein Arzt oder Heilpraktiker Ihren Blei-, Benzol- oder Quecksilbergehalt gemessen hat. Dafür wurde aber Ihr Cholesterinwert bereits zigfach untersucht, richtig?

Während wir dieses Kapitel schreiben, geht das Thema »Bisphenol A« durch die Presse. Bisphenol A ist eines von vielen Alltagsgiften, das sich nunmehr seit Mai 2011 zwar nicht mehr in Babyfläschchen, dafür aber immer noch in Dosensuppen und Limonaden, Bier und Colagetränken – auch in Deutschland – nachweisen lässt. Bisphenol A hat zellschädigende Eigenschaften und gilt als gesundheitsgefährdend – zumindest in Kanada. Hierzulande wird mit den Grenzwerten argumentiert. Der gültige Grenzwert für die lebenslang tolerierbare tägliche Aufnahme ist 50 µg/kg Körpergewicht. Diese Schwelle ist schwierig zu erreichen, besagt aber nicht, dass Belastungen unterhalb dieses Grenzwertes nicht trotzdem gesundheitlich bedenklich sein können. Bisphenol A ist nur eines von vielen Alltagsgiften, denen wir jeden Tag ausgesetzt sind.

Alltagsgifte sind zellschädigende Substanzen, die uns jeden Tag begegnen. In Dosen, Plastikflaschen und in Shampoos, in der Luft, die wir atmen, und in den Nahrungsmitteln, die wir essen. Und toxische Metalle kommen in unserer Umgebung überall vor. Der Mensch hat durch sein Eingreifen in die Natur zu einer extremen Verbreitung von für den menschlichen Organismus toxischen Stoffen gesorgt, sodass jeder Mensch heutzutage täglich giftigen Substanzen ausgesetzt ist.

Generell gilt: Wer um die Gefahr nicht weiß, wird sich auch nicht schützen.

Toxikologen wissen, dass die empfindlichen Mitochondrien in ihrer Funktion durch viele Umweltgifte gestört werden können, da diese über freie Radikale vielfältig in den Zellstoffwechsel eingreifen können. Dies ist ein vollkommen neues Phänomen für unsere Zellen! Diese speziellen Belastungen gab es für unseren Organismus in dieser Form bisher nicht. Hinsichtlich toxischer Metalle sind unkomplizierte Untersuchungen möglich – sie werden nur in der klassischen Medizin kaum durchgeführt. Anders bei chemischen Toxinen: Hier ist die Diagnostik schwierig, was unter anderem damit zusammenhängt, dass diese Gifte sich im Fettgewebe »verstecken«. Die Problematik gerade der toxischen Metalle und diverser chemischer Toxine ist schon lange bekannt und durch unzählige Studien belegt. Wir sind häufig erschrocken, wie hoch die Belastung unserer Patienten insbesondere an Quecksilber, Blei und Aluminium ist. Dabei setzt die Belastung mit Alltagsgiften nicht zwingend voraus, beruflich besonderen Giftbelastungen ausgesetzt zu sein. Auch »Büromenschen« ohne Kontakt zur Schwerindustrie bekommen im Laufe ihres Lebens ihren Teil ab. Denn die Aufnahme erfolgt in der Regel über die Nahrungskette – durch Trinkwasser und die Atemluft. Aber auch in einigen Körperpflegeprodukten, Spielzeugen und Impfstoffen sind leider giftige Substanzen, auch giftige Metalle, zu finden.

… UND GRENZWERTE?

Dr. Hans-Ulrich Hill, Biologe, Chemiker, Toxikologe und Fachautor, ist ein ausgewiesener Experte zum Thema Gifte und Energiestoffwechsel der Zelle. Wir haben ihn gefragt, ob die gesetzlichen Grenzwerte einen ausreichenden Schutz für die Gesundheit bieten.

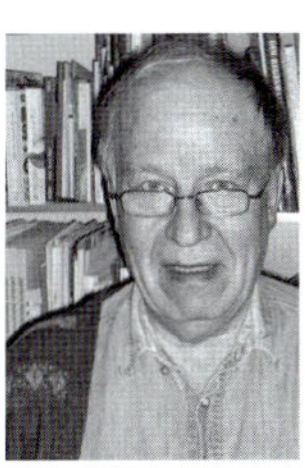

Dr. Hans-Ulrich Hill: Auf keinen Fall. Sie berücksichtigen weder die hohe Empfindlichkeit von Personen mit chronischen Krankheiten wie MCS (Multiple Chemical Sensitivity), CFS (Chronic Fatigue Syndrome), Säuglingen und alten Menschen, noch die Kombinationswirkungen von Hunderten von Fremdstoffen, mit denen wir belastet sind. Bei Personen mit MCS wirken einige flüchtige organische Kohlenwasserstoffverbindungen symptomauslösend bei bis zu 1000-fach geringeren Konzentrationen, als sie in den MAK-Werten (Maximale Arbeitsplatz-Konzentrationen) festgelegt sind. Grenzwerte werden festgelegt u.a. von der MAK-Kommission der Deutschen Forschungsgemeinschaft, in der Industrievertreter maßgebend sind. Sie stellen einen Kompromiss dar zwischen den aus der Toxikologie mit Versuchstieren ermittelten LD50-Werten und dem Aufwand, mit dem die am Arbeitsplatz vorhandenen mittleren Schadstoffkonzentrationen gesenkt werden müssten.

Meist entsprechen die MAK-Werte diesen Konzentrationen, sodass die Industrie sich die Absauganlagen sparen kann. Die LD50-Werte der Maus oder Ratte sagen nichts darüber aus, wie die Stoffe beim Menschen wirken. Das ganze Verfahren der Grenzwertfestlegung ist fragwürdig.

Über die Nahrung oder die Atmung gelangen die Metalle und chemischen Gifte in die Zelle hinein und reichern sich so nach und nach im Körper an. Ihre Giftigkeit für menschliche Zellen liegt vor allem darin begründet, dass sie die Zellfunktionen so massiv stören können, dass dies letztendlich den Zelltod herbeiführen kann. Gern lassen sich Gifte in fettreichem Gewebe, z.B. Hirn- und Nervengewebe nieder. Viele können die Blut-Hirn-Schranke durchdringen und in der Folge im Gehirn Schäden verursachen.

Unter toxischen Metallen verstehen wir für den menschlichen Organismus giftige Schwer- und Leichtmetalle sowie Halbmetalle. Im allgemeinen Sprachgebrauch wird der Begriff »Schwermetalle« für alle toxischen Metalle verwendet und schließt dann auch die Leicht- und Halbmetalle, wie z.B. Aluminium und Arsen, mit ein.

Die Angriffsziele toxischer Metalle sind vielfältig: der Zellkern mit seiner empfindlichen DNS, die Energiekraftwerke der Zellen – unsere Mitochondrien – oder aber auch unsere Zellmembranen mit ihren vielfältigen Transportmechanismen. Sie alle können angegriffen und geschädigt werden. Innerhalb der Mitochondrien sind die mitochondrialen DNS-Stränge (mtDNS) besonders empfindlich gegen Schwermetalle. Ihre Zerstörung führt unweigerlich zu einem Zusammenbruch der Energiegewinnung und zu einer Abnahme der zellspezifischen Leistungen – für den Betroffenen wahrnehmbar oftmals als Frühsymptom: das Gefühl von Energiemangel und Müdigkeit – bleierner Müdigkeit.

Die Zerstörung innerhalb der Zellen erfolgt vor allem durch die Bildung freier Radikale. Diese Übeltäter, die Sie bereits im Kapitel 5, GAU im Zellkraftwerk, kennengelernt haben, sind auch hier für den Großteil des Zellschadens verantwortlich. Schutz für die empfindlichen Zellstrukturen können hier nur die bereits erwähnten Antioxidantien gewähren, die allerdings zuerst von den anwesenden Toxinen in Anspruch genommen werden. Gerade die Schwermetalle stellen hier die Zellen vor eine extreme Herausforderung, da sie eine sehr lange Halbwertszeit haben. Das ist die Zeitspanne, die ein Metall benötigt, um sich im menschlichen Gewebe um die Hälfte abzubauen. Bei Quecksilber und Blei beträgt diese Zeit ca. 25 bis 30 Jahre. Das heißt, in dieser Zeit werden die Antioxidantien durch die Gifte in hohem Maße verbraucht. Diese Substanzen würden allerdings von der Zelle dringend auch für andere Schutzprozesse benötigt. In der Regel haben die meisten Menschen nicht Antioxidantien im Überfluss zur Verfügung, sondern sind damit unterversorgt. Daher ist es sinnvoll, seinen Körper vor der täglichen Giftbelastung weitestgehend zu schützen, und empfehlenswert, die eigene individuelle Belastung untersuchen zu lassen. Hierfür reichen herkömmliche Urin-, Blut- oder Stuhluntersuchungen allerdings nicht aus, spezielle Diagnostik ist erforderlich.

Test	Ergebnis	Einheit	Normbereich	Vorwert
Multielementanalyse				
Multielementanalyse (MEA) nur nach Chelat				
Pb nach Chelat	255,00	µg/g Kreatinin	< 150	
Cd nach Chelat	1,00	µg/g Kreatinin	< 5,0	
Co nach Chelat	1,00	µg/g Kreatinin	< 1,0	
Au nach Chelat	0,10	µg/g Kreatinin	< 0,6	
In nach Chelat	0,10	µg/g Kreatinin	< 0,2	
Cu nach Chelat	523,00	µg/g Kreatinin	< 1700	
Mo nach Chelat	50,00	µg/g Kreatinin	7 - 94	
Pd nach Chelat	1,00	µg/g Kreatinin	< 2,0	
Pt nach Chelat	0,10	µg/g Kreatinin	< 0,2	
Ag nach Chelat	0,50	µg/g Kreatinin	< 0,9	
Tl nach Chelat	0,30	µg/g Kreatinin	< 0,7	
Bi nach Chelat	1,00	µg/g Kreatinin	< 1,6	
Zn nach Chelat	7589,00	µg/g Kreatinin	> 2000	
Sn nach Chelat	10,00	µg/g Kreatinin	< 15	
Zr nach Chelat	0,50	µg/g Kreatinin	< 2,0	
Hg nach Chelat	111,00	µg/g Kreatinin	< 50	
Kreatinin nach Chelat	0,50	g/l		

Herr M. B., 36 Jahre, chronische Müdigkeit, depressive Verstimmungen, Immunschwäche, Lustlosigkeit, starke Konzentrationsstörungen.

Wo kommen die einzelnen Schadstoffe in Ihrem Alltag jetzt genau her? Schauen wir uns das doch bei einigen Metallen einmal genauer an:

Quecksilber: Die Hauptbelastungsquellen sind Amalgamverbindungen (»Plomben«) in den Zähnen. Amalgam ist eine Legierung aus Quecksilber, Zinn, Silber und Zink. Quecksilber gehört jedoch zu den giftigsten Elementen für den menschlichen Körper. Es löst sich beim Kauprozess, insbesondere beim Verzehr von Rohkost und säurehaltigen Speisen und Getränken, langsam aus den Zahnfüllungen und kann sich im gesamten Körper ablagern und zu intrazellulären Schäden führen. Quecksilber kann direkt in der Mitochondrienmembran die Synthese des wichtigen körpereigenen Häm-Moleküls hemmen und somit die Energiegewinnung der Zelle blockieren. Die Giftigkeit von Quecksilber ist bekannt – nicht umsonst sind alle deutschen Zahnärzte verpflichtet, sogenannte Amalgamabscheider in ihren Praxen zu haben, die verhindern, dass Amalgamreste in die Kanalisation gelangen. Im Körper soll es unbedenklich sein? Einige Impfstoffe enthalten als Konservierungsstoff ebenfalls Quecksilber (Thiomersal) – eine weitere wichtige Quecksilberquelle ist der Verzehr einiger Fischsorten.

> Anzeichen einer Quecksilberbelastung können sein: Müdigkeit, Depressionen, Infektanfälligkeit, Hautausschläge, Schlafstörungen, Schwindel, Konzentrations- und Gedächtnisstörungen. Es gibt zahlreiche Hinweise, dass Quecksilber (Mit)-Auslöser bei schweren Erkrankungen des Nervensystems, wie z. B. der Multiplen Sklerose, sein kann.

Blei: Die Hauptbelastungsquelle war in den vergangenen Jahrzehnten das verbleite Benzin in der Atemluft, da Tetraethylblei dem Benzin als Antiklopfmittel hinzugefügt wurde. Dies ist seit dem Jahr 2000 zwar verboten, dennoch haben viele Menschen in den Jahren davor hohe Bleibelastungen angesammelt, ohne es zu wissen. Aufgrund der langen Halbwertszeit von bis zu 30 Jahren sind hohe Bleikonzentrationen im Staub und Sand vor allem in den Städten aus dieser Zeit heute immer noch messbar. Die heutige Bleiaufnahme erfolgt vor allem durch Zigarettenrauch, Gemüse, Bier oder Wein, teilweise auch durch Fleisch. Auch Wasser kann bleibelastet sein, z. B. in Altbauten durch nicht sanierte Bleileitungen, aber auch in modernen Wohnungen durch moderne Armaturen. Blei lagert sich vor allem in den Knochen ein. Eine chronische Bleibelastung führt häufig zu Depressionen und Müdigkeit, Leistungsschwäche, Konzentrationsstörungen und hohem Blutdruck.

Aluminium: Eine häufige Quelle für Aluminium im menschlichen Körper sind Küchengeschirr, Deodorants und Medikamente sowie in einigen Regionen auch das Trinkwasser. Daneben ist Aluminium auch Bestandteil verschiedener Lebensmittelzusatzstoffe. E 173 ist Aluminium, die Ziffern E 520–523 bezeichnen Aluminiumverbindungen. E 541 ist eine Aluminiumverbindung, die als künstliches Backtriebmittel Verwendung findet. Aluminium wird als unschädlich angesehen, sofern die Darmschleimhaut intakt ist. Dies ist aber bei sehr vielen Menschen, sogar Kindern, heute nicht mehr der Fall. Aluminium lagert sich vor allem im Gehirn- und Nervengewebe ein und steht in Verdacht, bei neurologischen Erkrankungen, wie z .B. Alzheimer-Demenz und Parkinson, eine Rolle zu spielen. Dabei gilt für alle Metallbelastungen: Die Giftigkeit erhöht sich exponentiell bei Anwesenheit verschiedener Metalle. Insbesondere erhöht sich die Giftigkeit von Quecksilber bei gleichzeitiger Anwesenheit von Blei.

> ***»Eine akute Schwermetallvergiftung ist selten, eine chronische Schwermetallbelastung ist die Regel«.***
>
> *Peter Jennrich, Arzt für Naturheilverfahren*

Die oben genannten Metalle finden wir häufig deutlich erhöht bei unseren Burnout-Patienten. Daneben spielen auch Arsen, Cadmium und Palladium eine Rolle. Aufgrund der gravierenden Auswirkungen von Giftbelastungen auf den Zellstoffwechsel ist es sinnvoll, bei Burnout auch diesen Aspekt in die Diagnostik miteinzubeziehen.

Die Summe der Umweltbelastungen durch Metalle und Chemikalien ist für den Einzelnen kaum erkennbar und somit auch schwer vermeidbar. Umweltverbände, Verbraucherschützer und auch Berufsgenossenschaften sind zwar um Aufklärung bemüht, allerdings sind für den Laien die Fakten oftmals verwirrend. Daher gilt: »Protecting yourself is up to you.«, wie der bekannte Umweltmediziner Dr. Samuel S. Epstein feststellte.

Sie können sich zwar nicht allen Umweltbelastungen entziehen, aber einen Teil vor allem durch Ihr Einkaufsverhalten deutlich reduzieren. Unsere Hinweise sollen Ihnen auf diesem Wege Unterstützung bieten.

Unsere Power-Tipps:

- Sind Sie am Arbeitsplatz oder in Ihrer Freizeit toxischen Substanzen ausgesetzt? Wenn ja, informieren Sie sich über Grenzwerte und nehmen Sie arbeitsschutzrechtliche Maßnahmen sehr genau.
- Haben Sie noch Amalgamfüllungen in den Zähnen, sollten Sie sich durch ganzheitliche Zahnärzte über eine möglichst sanfte Methode zur Entfernung unter naturheilkundlicher Begleittherapie informieren.
- Lassen Sie Ihr Leitungswasser auf mögliche Schwermetallbelastungen prüfen (z. B. bei Stiftung Warentest).
- Meiden Sie grundsätzlich Lebensmittelzusatzstoffe bzw. informieren Sie sich darüber, was genau sich hinter den E-Nummern auf dem Etikett von Lebensmittelverpackungen verbirgt.
- Körperpflegeprodukte können ebenfalls belastet sein. Verwenden Sie möglichst nur schadstoffgeprüfte Produkte. Besondere Aufmerksamkeit bitte beim Kauf Ihres Deodorants: Viele enthalten Aluminiumsalze, die leicht durch die rasierte Achselhaut in die Lymphbahnen des Körpers gelangen. Bitte achten Sie auf die Bezeichnung »ohne Aluminiumsalze«.
- Kaufen Sie, wenn möglich, immer biologisch angebaute bzw. erzeugte Lebensmittel. Damit reduzieren Sie die Belastung an Pestiziden.
- Vermeiden Sie industriell verarbeitete und verpackte Nahrungsmittel sowie den Konsum von Getränken in Dosen oder Plastikflaschen.
- Verwenden Sie keine aggressiven Reinigungsmittel in Ihrem Haushalt, greifen Sie lieber auf Essigreiniger und andere biologische Reiniger zurück. Das ist für Sie und Ihre Umwelt am gesündesten.
- Achten Sie beim Teppich-, Möbel- und Textilkauf auf schadstoffgeprüfte Produkte. Dies gilt insbesondere bei Produkten aus Fernost. Das Umweltsiegel »Der Blaue Engel« sowie das Siegel »textiles Vertrauen« bieten hier Orientierungshilfe. Waschen Sie neu erworbene Kleidung unbedingt vor dem ersten Tragen.
- Rauchen Sie nicht, weder aktiv noch passiv. Neben dem Schwermetall Cadmium sind im Tabakrauch auch Benzol und andere Zellgifte enthalten.
- Eine gesunde Darmschleimhaut wirkt wie ein Filter für viele giftige Substanzen, daher ist Darmpflege gerade in der heutigen Zeit unabdingbar.

INTERVIEW: DR. JOACHIM MUTTER

Wir haben Herrn Dr. Joachim Mutter, Schwermetallexperte und Arzt in Konstanz, befragt:

▶ *Herr Dr. Mutter, Sie sind ein Vorreiter in Sachen Amalgam und Durchsetzung eines EU-weiten Amalgamverbots. In Ihrem sehr lesenswerten Buch »Amalgam – Risiko für die Menschheit« gehen Sie auch auf die Gründe im Detail ein. Bitte schildern Sie für unsere Leser kurz, welche Gefahren von Amalgam und Quecksilber ausgehen.*

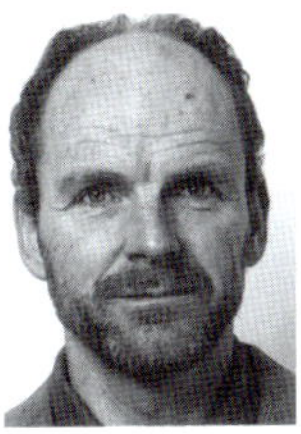

Dr. Joachim Mutter: Quecksilber, der Hauptbestandteil von Amalgam, ist das stärkste nichtradioaktive Element. Es ist zehnmal giftiger als Blei. Es kann alle Funktionen des Körpers stören oder zerstören. Das Dumme ist auch, dass es sich im Körper anreichert, dass es von selbst praktisch nicht mehr aus dem Körper herauskommt. Die Halbwertzeit, also die Zeit, die es braucht, bis die Hälfte des Giftes ausgeschieden ist, beträgt für das Gehirn 20–30 Jahre. Aus Leichenstudien weiß man eindeutig, dass Amalgamträger (und ehemalige Amalgamträger) zwei- bis zwölfmal mehr Quecksilber in ihren Körperorganen haben. Und die Menge, die man bei ihnen gefunden hat, reicht im Tier- oder Zellversuch aus, um z.B. Alzheimer auszulösen. Da Quecksilber alle bekannten Stoffwechselprozesse stören kann, erstaunt es nicht, dass Quecksilber zu allen uns heute bekannten Krankheiten führen kann. Typischerweise klagen die betroffenen Personen über Müdigkeit, Gedächtnisstörungen, Konzentrationsverlust, Schwindel, Herzrasen, Unruhe, Schlafstörungen, Verdauungsbeschwerden (Durchfall), Haarausfall, Kiefer- und Stirnhöhlenentzündungen, Infektanfälligkeit, Depressionen, Selbstmordgedanken, Allergien und Schmerzen im Körper, in den Gelenken und im Kopf. Viele haben Tinnitus, viele haben Autoimmunerkrankungen. Insbesondere Hashimoto-Schilddrüsenentzündung, aber auch Rheuma oder Multiple Sklerose haben als Hauptursache eine Quecksilberbelastung. Viele Fälle von Unfruchtbarkeit, Alzheimer und Parkinson sowie die amyotrophe Lateralsklerose sind auf Quecksilberbelastungen zurückzuführen. Selbst wenn jemand sein Amalgam vor Jahren entfernt hat, hat er immer noch erhöhte Quecksilberwerte in den Organen.

Wenn das Amalgam ohne Schutzmaßnahmen entfernt wurde, dann geht es den Menschen danach meist schlechter. In vielen Fällen von schweren Krankheiten sehen wir sogar Amalgamsplitter, die im Kieferknochen stecken. Bei solchen Menschen führt keine Therapie oder Entgiftung der Welt zur Heilung, außer man entfernt diese »Sondermülldeponien« sorgfältig. Amalgam ist übrigens als höchst giftiger Sondermüll eingestuft, aber erst, wenn er aus Ihrem Mund draußen ist. Kritisch ist auch, dass Quecksilber auf das ungeborene Kind übertragen wird und Kinder von amalgambelasteten Müttern ein höheres Risiko für Entwicklungsstörungen und Autismus aufweisen.

▶ *Was genau macht Quecksilber in unseren Zellen? Wie wird die mitochondriale Energiegewinnung gestört?*

Dr. Joachim Mutter: Quecksilber wird mit der stärksten Kraft, die wir kennen, von den Zellbestandteilen angezogen. Es bindet an alle Proteine der Elektronentransportkette, aber auch an die Ionenkanäle, wo z. B. die körpereigene Energie, das ATP, erzeugt wird. Von allen Giften, die wir kennen, schwächt Quecksilber die Energieerzeugung unserer Mitochondrien besonders effektiv. Weiterhin löst Quecksilber die Bildung von freien Radikalen aus. Die Transportwege der Zelle werden zerstört, sodass sie nicht mehr ausreichend mit Baustoffen versorgt wird, aber auch kein Abfall mehr aus der Zelle entfernt werden kann. Quecksilber bindet an die DNS, führt also zu Erbsubstanzschäden. Und Quecksilber führt zu einem Mehrverbrauch von lebensnotwendigen Vitaminen, Spurenelementen und Eiweißen, insbesondere Glutathion. Quecksilber führt auch zu Selenmangel.

▶ *Sind andere Metalle vergleichbar toxisch? So liest man z. B. häufig über Aluminium, Blei und Cadmium?*

Dr. Joachim Mutter: Alles ist weniger giftig als Quecksilber. Aber wenn diese Metalle zusätzlich anwesend sind, dann wird die Giftigkeit von Quecksilber auf das Hundertfache gesteigert. Dies konnte mehrfach bewiesen werden. Aluminium ist relativ ungiftig, aber sobald eben Quecksilber in Mengen, die eigentlich nicht viel schädigen, anwesend ist, dann wird es auf einmal supergiftig. Daher sind die Forschungen gut erklärbar, die z. B. zeigen, dass Kinder von amalgambelasteten Müttern nach Impfungen krank werden oder sogar Autismus entwickeln. In den Impfstoffen ist Aluminium enthalten, das bei quecksilberbelasteten Kindern zu bösen Schäden führen kann. Der gleiche Mechanismus gilt für Alzheimer. Patienten mit Aufmerksamkeitsdefizit-Syndrom haben mehr Quecksilber in ihren Gehirnen; wenn sie nun Aluminium ausgesetzt werden, dann werden die Nervenzellen deutlich schneller zerstört.

▶ *So kann eine nicht erkannte und nicht behandelte Schwermetallbelastung den Zellstoffwechsel so schädigen, dass die Energiegewinnung dauerhaft lahmgelegt wird. Ein Burnout-Syndrom wäre die mögliche Folge?*

Dr. Joachim Mutter: Zweifellos. Ich sehe an unzähligen Patienten genau diesen Mechanismus. Der effektivste Weg, wieder gesund zu werden, ist die sinnvolle Entgiftung des Körpers von Schwermetallen. Die Entgiftung ist der Königsweg zur Heilung.

▶ *Wie stellen Sie bei Ihren Patienten eine Schwermetallbelastung fest?*

Dr. Joachim Mutter: Das ist schwierig, da die Schwermetalle im Blut normalerweise schnell verschwinden und in den Zellen und Mitochondrien der Körperorgane abgelagert werden. Das heißt, bei Blutanalysen, aber auch im Urin oder Haar oder Speichel finden Sie nichts. Und bei schweren Erkrankungen, wie dem Aufmerksamkeitsdefizit-Syndrom oder Autismus gibt es sogar eine paradoxe Situation. Es finden sich noch weniger Schwermetalle im Blut, obwohl das Gehirn viel mehr enthält. Von daher sind alle Tests nicht aussagekräftig. Der einzig gute Test wird in der Rechtsmedizin gemacht, wenn Sie schon tot sind. Aber es gibt einige Tricks. Man kann z. B. einen effektiven Chelatbildner spritzen. Das wäre DMPS, da DMSA nur ein Zehntel der Wirksamkeit besitzt und EDTA kein Quecksilber ausleiten kann. Nach der Spritze wird der Urin analysiert, da das Entgiftungsmittel im Körper die Schwermetalle aufnimmt und über die Niere ausleitet.

Im Urin kann man den massiven Anstieg der Schwermetalle nachweisen. In meinem neuesten Buch sind die Werte, die als Grenzwerte gelten, und das Vorgehen genau beschrieben. Denn es ist wichtig, vor einer Ausleitungsspritze oder Infusion unbedingt die fehlenden Vitalstoffe aufzufüllen. Ansonsten kann es den Patienten schlechter gehen, denn das Entgiftungsmittel löst viel Quecksilber aus den Körperdepots auf, bei fehlenden Vitalstoffen kann der Körper es aber nicht zur Ausscheidung bringen. Derart behandelten Patienten geht es meist sehr schlecht, denn sie zeigen die Symptome einer Schwermetallvergiftung.

▶ *Welche Möglichkeiten der Therapie gibt es bereits?*

Dr. Joachim Mutter: Im Prinzip, und das ist nicht nur meine Erfahrung, können Sie die meisten Krankheiten, die es gibt, also auch solche, die als unheilbar gelten, mit der richtigen Therapie und einer intelligenten Entgiftung verbessern oder heilen. Wir wissen heute, dass die Hauptursachen der heutigen Krankheiten durch zwei Dinge ausgelöst werden. Erstens: Belastung durch Gifte (darunter zählen auch Schwermetalle und Strahlungen) und zweitens: Vitalstoffmängel, meist durch Fehlernährung und durch die Gifte bedingt. Das bedeutet: Für eine erfolgreiche Therapie müssen die Vitalstoffdefizite aufgefüllt werden, und dann muss mittels Entgiftungsmitteln der Körper von den Giften befreit werden. Nach einiger Zeit lassen sich wundersame Verbesserungen beobachten – auch bei neurologischen, psychischen, Herz-Kreislauf-, Stoffwechsel-, Leber-, Galle-, Magen- und Darm-, Bauchspeicheldrüsen- und Autoimmunerkrankungen. Auch Gesunde profitieren: Bei ihnen wird die Lebenskraft und Energie deutlich gesteigert.

Im Fokus: Arzneimittel und Energiestoffwechsel

Die dauerhafte Einnahme von Arzneimitteln kann zu vielfältigen Störungen in den Körperzellen, insbesondere zu Störungen der Energiegewinnung der Zelle führen. Viele Menschen nehmen teilweise über Jahre oder Jahrzehnte ihres Lebens Medikamente ein. Dies möchten wir an dieser Stelle auch nicht infrage stellen. Problematisch ist bei einer dauerhaften Medikation vor allem, dass Arzneistoffe sich direkt auf den Mikronährstoffhaushalt und teilweise auch direkt auf die mitochondriale Funktion ungünstig auswirken. Ein Experte auf diesem Gebiet ist der Apotheker Uwe Gröber.

INTERVIEW: UWE GRÖBER

Der Apotheker Uwe Gröber ist einer der führenden Mikronährstoffexperten Deutschlands. Er ist Leiter und Gründer der Akademie für Mikronährstoffmedizin, Autor und Koautor zahlreicher Fachbücher und Herausgeber der Zeitschrift für Orthomolekulare Medizin. Zu seinen Spezialgebieten zählen Mikronährstoffmedizin, Interaktionen zwischen Arzneimitteln und Mikronährstoffen sowie Ernährungs- und Präventivmedizin. Wir haben ihn befragt:

▶ *Herr Gröber, Sie sind Pharmakologe und beschäftigen sich schon seit Jahren intensiv mit dem Thema Mikronährstoffe, insbesondere mit den Wechselwirkungen von Arzneimitteln und Mikronährstoffen. Im Zusammenhang mit dem Thema Burnout fällt uns auf, dass auch junge Menschen häufig Medikamente einnehmen, von denen bekannt ist, dass die Mitochondrienfunktion direkt oder indirekt beeinträchtigt wird. Ein Beispiel hierfür wären die CSE-Hemmer, die sogenannten Statine, die Cholesterin senken sollen. Welche Wirkungen gehen von diesem Wirkstoff aus und welche negativen Auswirkungen auf den Zellstoffwechsel sind bekannt?*

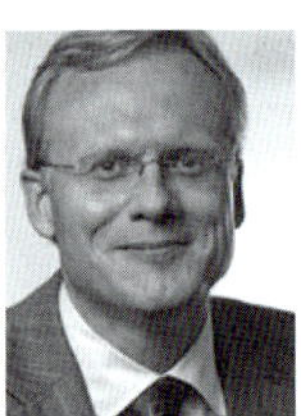

Uwe Gröber: Mitochondrien sind nicht nur gegenüber Schadstoffen aus der Umwelt, sondern auch gegenüber vielen Arzneimitteln sehr störanfällig und empfindlich. Zu diesen Arzneimitteln zählen nicht nur Krebsmittel – auch normale Schmerzmittel, wie Paracetamol, oder Antibiotika, wie Tetrazykline, können die Mitochondrien schädigen. Die Organe mit der höchsten Mitochondrien-Dichte sind solche mit einer hohen Stoffwechselleistung. Dazu zählen unter anderem die Leber, die Nieren, das Herz, die Muskulatur und das Zentralnervensystem. Diese Organe sind daher besonders anfällig für arzneibedingte Mitochondrienschäden. Diese Schäden können sich in Form lebertoxischer, nierentoxischer, nerventoxischer, herztoxischer und muskeltoxischer Nebenwirkungen äußern. Die Marktrücknahme einer Reihe von Arzneimitteln in den zurückliegenden Jahren, wie zum Beispiel des Parkinson-Mittels Tolcapon (➡ Lebertoxizität), des Insulin-Sensitizers Troglitazon (➡ Lebertoxizität) oder des CSE-Hemmers Cerivastatin (➡ Muskeltoxizität) steht in direkter Verbindung mit ihrer mitochondrialen Toxizität. Die von Ihnen angesprochenen CSE-Hemmer wie Atorvastatin können muskuläre Störungen auslösen und nach einer großen Meta-Analyse aus dem Lancet bei älteren Personen auch das Diabetes-Risiko steigern. Mögliche Erklärungen könnten sein: die medikations- und altersabhängige Abnahme des körpereigenen Coenzym-Q_{10}-Status und die direkte Hemmung von Atmungskettenkomplexen durch CSE-Hemmer im mitochondrialen Energiestoffwechsel.

▶ *Mit anderen Worten, ein Patient, der auf den CSE-Hemmer nicht verzichten möchte oder kann, sollte auf jeden Fall in regelmäßigen Abständen den Coenzym-Q_{10}-Spiegel kontrollieren lassen, um die Mitochondrienfunktion nicht zu gefährden?*

Uwe Gröber: Eine labordiagnostische Kontrolle des Coenzym-Q_{10}-Status ist sicherlich empfehlenswert und ein gezielter Ausgleich durch Supplemente. Auch Vitamin D scheint nach ersten Studien das Nebenwirkungsrisiko der CSE-Hemmer auf die Muskulatur zu verringern. Zusätzlich kann das Sonnenvitamin die cholesterinsenkende Wirkung dieser Medikamente verbessern.

▶ *Was ist zum Beispiel bei den oralen Verhütungsmitteln (»die Pille«) zu beachten?*

Uwe Gröber: Die sogenannten oralen Kontrazeptiva können vor allem Störungen im Folsäure- und Vitamin-B_6-Haushalt auslösen. Die Folge kann ein Anstieg des Homocysteinblutspiegels sein. Erhöhte Homocysteinwerte stehen in Verbindung mit Schwangerschaftskomplikationen, Demenz und Schlaganfall. Da die diätetische Folsäureversorgung der deutschen Bevölkerung generell kritisch ist, würde ich Frauen, die die Pille einnehmen, empfehlen, begleitend täglich ein moderat dosiertes Präparat mit Folsäure, Vitamin B_6 und Vitamin B_{12} einzunehmen.

▶ *Sehr häufig werden auch Säureblocker eingesetzt, insbesondere auch in Selbstmedikation bei Menschen, die z. T. stressbedingt unter Sodbrennen leiden. Welche Auswirkungen auf den Zellstoffwechsel sind hier bei längerfristiger Einnahme zu befürchten?*

Uwe Gröber: Die regelmäßige Einnahme von Säureblockern wie Omeprazol kann zu schweren Störungen der pH-abhängigen Vitamin-

B_{12}-Aufnahme führen. Vitamin B_{12} wird unter anderem für eine intakte Nervenfunktion und die Blutbildung benötigt. Auch die Aufnahme von Kalzium, Magnesium und Vitamin D wird durch die von Säureblockern bedingte Verschiebung des pH-Milieus im Magen-Darm-Trakt gestört. Die Folge bei langfristiger Einnahme dieser Medikamente ist ein deutlich erhöhtes Osteoporose-Risiko!

▶ *Also: Wer dauerhaft Medikamente einnehmen muss, muss umso genauer seinen Mikronährstoff-Haushalt in Bezug auf eine ausreichende Vitamin-, Mineralien- und Spurenelementversorgung beim Heilpraktiker oder Arzt überprüfen lassen?*

Uwe Gröber: Ich würde grundsätzlich bei Patienten, die langfristig mehrere Medikamente einnehmen müssen (z. B. Diabetes, Rheuma, Krebs) nicht nur auf die Wechselwirkung der Medikamente untereinander, sondern auch auf medikationsbedingte Störungen im Haushalt der Vitamine und Mineralstoffe achten. Hierzu kann man in Deutschland in zahlreichen medizinischen Fachlabors seinen Mikronährstoff-Status überprüfen lassen.

▶ *Welche sind – Ihrer Beobachtung nach – die häufigsten durch Medikamenteneinnahme verursachten Mikronährstoffmängel in der Altersgruppe der 30- bis 55-Jährigen, also der Gruppe, die am häufigsten vom Burnout-Syndrom betroffen ist?*

Uwe Gröber: In der Altersgruppe von 30 bis 55 Jahren finden sich vor allem Nährstoffmängel durch Blutdrucksenker (Hydrochlorothiazid ➡ Magnesiummangel), Cholesterinsenker (CSE-Hemmer ➡ Coenzym-Q_{10}-Mangel), Säureblocker (Protonenpumpenhemmer ➡ Vitamin-B_{12}-Mangel), Cortisonpräparate und Epilepsiemittel (➡ Vitamin-D-Mangel). Auch die Therapie mit Antidepressiva kann den Bedarf an Folsäure, Vitamin B_6 und Vitamin B_{12} erhöhen.

Licht ist Leben – Lichtstress fördert Burnout

»Die Sonne ist die Universalarznei aus der Himmelsapotheke.«

August von Kotzebue

Im Winter, wenn das dunkle Novembergrau das Wetter bestimmt, ist bei vielen Menschen die Stimmung auf einem Tiefpunkt. Können die Menschen dann im Frühling wieder Sonne tanken, blühen sie förmlich auf. Kennen Sie das auch?

Die Sonne hat in vielen alten Kulturen immer einen besonderen, oft gottgleichen Stellenwert gehabt. Zu Recht – denn Licht ist für die Gesundheit unseres Organismus unersetzlich.

Bis vor ca. 150 Jahren war die Sonne die Hauptlichtquelle der Menschen. Seit es Leben gibt, hat die Sonne unsere Evolution begleitet. Ohne Licht kein Leben, nicht für Pflanzen, nicht für Tiere und auch nicht für uns Menschen.

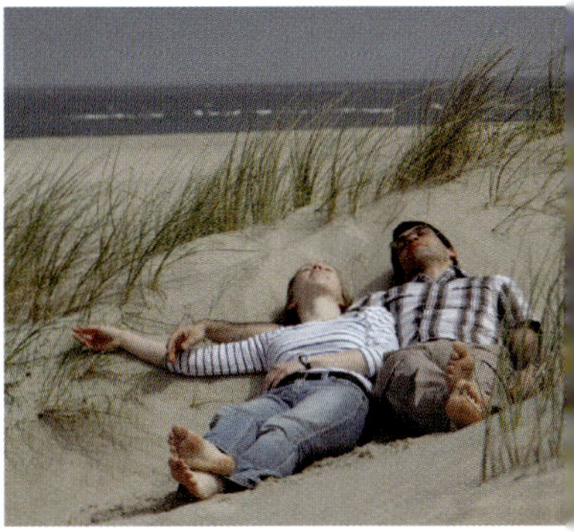

Dabei strahlt die Sonne ihr Licht in einem breiten elektromagnetischen Spektrum über UV-B, UV-A-, die Regenbogenfarben sowie Infrarot auf die Erdoberfläche. Wir Menschen können mit unserem Auge allerdings nur die Farben des Regenbogens wahrnehmen. Die andere Strahlung bleibt unserem Auge verborgen. Wir nehmen Licht direkt über die Haut und die Netzhaut unserer Augen auf. Von dort aus verläuft der Weg in wichtige Steuerungszentren des Gehirns, insbesondere zur Epiphyse (Zirbeldrüse) sowie zur Hypophyse. Licht wirkt sowohl über die Helligkeit als auch über die jeweilige Farbe bzw. Farbtemperatur auf unseren Körper ein.

Zwei wichtige Hormone werden direkt lichtabhängig gebildet: Das Vitamin D_3 durch das Sonnenlicht, und in Phasen der Dunkelheit das Melatonin. Beide Hormone erleben derzeit gerade einen Boom, da erst in den letzten Jahren bekannt geworden ist, welch großen Einfluss sie auf unsere Gesundheit haben, gerade auch bei den Themen Burnout und Erschöpfung. Beide Hormone werden wir im Laufe dieses Buches noch genauer kennenlernen.

Fast alle Hormone, auch die Stress- und Geschlechtshormone, werden über das Hypophysensystem im Gehirn ebenfalls lichtabhängig produziert. Der Nucleus suprachiasmaticus, ein winziges Kerngebiet in der Region der Sehnervenkreuzung, gilt als innere Zentraluhr, die über Nervenfasern mit allen lebenswichtigen Organen, z. B. Herz, Niere und Verdauungsapparat, und auch mit dem Hypothalamus verbunden ist. Er ist der übergeordnete Taktgeber für die konzertierte Aktivität aller Organsysteme. Licht steuert unser Leben – Tag und Nacht!

Licht ....

- wirkt blutdrucksenkend
- senkt die Cholesterinwerte
- reguliert das Stresshormon Cortisol
- regt die Ausscheidung giftiger Substanzen an
- kann durch Melatoninreduktion Depressionen mildern und verhindern
- bewirkt die Bildung wichtiger Schutzsubstanzen für viele Krebsarten
- produziert in unserer Haut »Proopiomelanocortin«, eine opiumähnliche Substanz, die glücklich macht.

Aus der aktuellen biophysikalischen Forschung wissen wir, dass alle Körperzellen lichtabhängig arbeiten und dass Licht in Körperzellen speicherbar ist. Mit anderen Worten: Ohne Licht kein Leben!

Seit Thomas Alva Edisons genialer Erfindung der elektrischen Glühlampe im Jahr 1879 ist die Sonne zunehmend nicht mehr unsere Hauptlichtquelle. Wir umgeben uns überwiegend mit künstlichen Lichtquellen, die nur einen ganz geringen Teil des gesamten Lichtspektrums der Sonne wiedergeben. Beispielsweise geben sogenannte »Tageslichtlampen« nur drei bis vier der Regenbogenfarben wieder und kein UV-Licht sowie kein Infrarotlicht. Aufgrund unserer beruflichen Tätigkeit halten wir uns in der Regel tagsüber in geschlossenen Räumen auf und setzen uns dadurch – auch im Sommer – nur in sehr geringem Maße dem Sonnenlicht aus.

Mehrfach verglaste Fensterfronten, Rollos, Lamellen und Sonnenbrillen verhindern, dass das lebensnotwendige Licht der Sonne an unseren Körper kommt. Auf lange Sicht und bei fehlendem Ausgleich durch regelmäßigen Aufenthalt im Freien kommt der Körper in ein Lichtdefizit. Fehlt uns Sonnenlicht dauerhaft, dann sind die ersten Symptome Müdigkeit und Konzentrationsmangel, Heißhunger auf Süßes, Infektanfälligkeit und depressive Verstimmungen. Messbar wird dieser Mangel vor allem durch die Messung des Vitamin-D_3-Spiegels, eines Vitamin-Hormons, das der Körper durch UV-B-Strahlung bildet. Nach Schätzungen aufgrund der aktuellen Vitamin-D-Forschung ist davon auszugehen, dass 80–90 Prozent aller Deutschen das gesamte Jahr hindurch einen Vitamin-D_3-Mangel haben.

Mit allem, was wir über dieses Powerhormon wissen, ist dies eine bittere Wahrheit und erklärt viele Krankheitsbilder! Lichtmangel führt nicht nur zu den sogenannten SADs (seasonal affective disorders), den saisonalen Depressionen, dem Winterblues in der lichtarmen Jahreszeit, sondern das gesamte Jahr hindurch zu Müdigkeit, Konzentrationsstörungen und schleichend in die chronische Erschöpfung.

In 7 Millionen Jahren menschlicher Evolution stand dem Körper immer das gesamte, volle Lichtspektrum der Sonne zur Verfügung – bis auf die letzten 130 Jahre. Wir leiden alle unter Sonnenmangel! Durch das Kunstlicht konnten wir die Nacht zum Tag werden lassen. Wir gehen nun nicht mehr mit den Hühnern ins Bett, sondern sind vom Tageslicht unabhängig geworden. Interessanterweise wurden die ersten Schlaftabletten (die Barbiturate) in etwa zur gleichen Zeit entwickelt wie künstliches Licht. Wie ist das zu erklären? Indem wir uns abends mit Kunstlicht umgeben, senden wir an unsere innere Uhr im Gehirn höchst verwirrende Signale. Dies hat großen Einfluss auf die Aktivität unserer Organe und auf die Bildung unserer Hormone. Wir laufen dauernd auf Hochtouren. Daher ist es wichtig, den Umgang mit Licht und künstlichen Lichtquellen zu überdenken.

Mit welchen künstlichen Lichtquellen umgeben Sie sich zu Hause und am Arbeitsplatz?

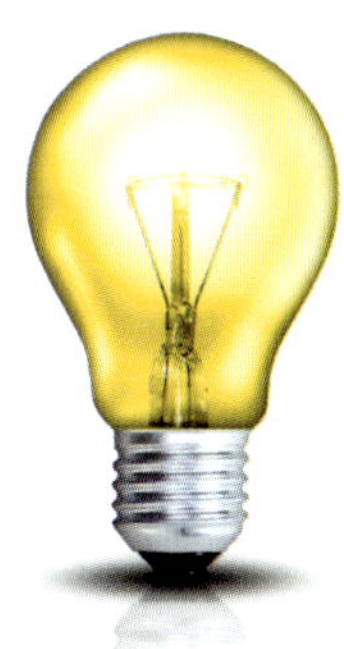

Es ist wichtig, gesundheitsförderndes Licht in Ihrer Umgebung zu installieren. Dabei ist das wichtigste Kriterium für künstliche Lichtquellen, dass sie hormonneutral sind, d.h. möglichst wenig Einfluss auf die Bildung von Melatonin und andere Hormone nehmen. Hormonneutral sind alle Lampen mit einem niedrigen Blauanteil im Farblicht. Je höher der Blauanteil einer Lichtquelle, desto niedriger ist die Melatoninbildung. Die »gute alte« Glühlampe, die jetzt nach und nach aus dem Handel genommen wird, hat den geringsten störenden Effekt auf das feine Hormonsystem des Körpers.

Die Energiesparlampen haben neben anderen Nachteilen einen hohen Blauanteil, der einen negativen Einfluss auf unser Hormonsystem und wahrscheinlich auch auf die Netzhaut hat. Denn: Licht ist viel mehr als Beleuchtung – Licht ist Leben!

STICHWORT: ENERGIESPARLAMPEN

Energiesparlampen sollen nach dem Willen der EU nach und nach die herkömmlichen Glühlampen ersetzen. Das Argument, Energie und damit Geld zu sparen, ist für viele Verbraucher überzeugend. Den meisten Menschen ist nicht bewusst, dass Energiesparlampen gesundheitlich bedenklich sind. Zum einen enthalten sie Quecksilber, d.h. bei

Bruch besteht grundsätzlich die Gefahr, mit diesem hochgiftigen Stoff in Kontakt zu kommen. Zum anderen fielen Energiesparlampen bei Elektrosmogmessungen durch. Bei nicht ausreichendem Abstand zum Körper kann die Strahlenbelastung so hoch sein wie die eines Handys. Auch die Lichtzusammensetzung ist weitaus ungünstiger als die herkömmlicher Glühlampen – welche bereits deutlich vom natürlichen Licht abweichen. Energiesparlampen haben einen hohen Blauanteil, der in Verdacht steht, hormonelle Fehlregulationen und degenerative Netzhautschäden zu begünstigen. Selbst in puncto Öko-Bilanz wurde Energiesparlampen immer wieder ein schlechtes Zeugnis ausgestellt, da aufgrund hoher Herstellungs- und Entsorgungskosten die tatsächliche Energiebilanz der Sparlampen bei Untersuchungen deutlich geringer ausgefallen ist.

Unsere Power-Tipps:

- Gehen Sie so oft wie möglich nach draußen. Nutzen Sie jede Gelegenheit – auch bei schlechtem Wetter -, Ihre Körperzellen dem lebensnotwendigen Licht auszusetzen!
- Tanken Sie bewusst Sonne, so oft es geht. Bitte beherzigen Sie dabei unsere Tipps für den Umgang mit der Sonne, die wir im »Fokus Vitamin D« genauer erläutern.
- Setzen Sie hormonneutrale Lichtquellen in Innenräumen ein. Im Zweifel lassen Sie sich von einem Lichtbiologen beraten.

INTERVIEW: ALEXANDER WUNSCH

Herr Alexander Wunsch, Arzt und Lichtbiologe aus Heidelberg, ist ein ausgewiesener Experte zum Thema Lichthygiene und Lichttherapie. Wir haben ihn befragt:

▶ *Herr Wunsch, was ist heutzutage die grundsätzliche Problematik im Umgang mit Licht aus der Sicht des Lichtbiologen?*

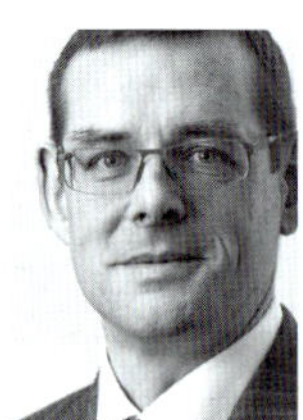

Alexander Wunsch: Für fast alle Menschen in modernen Industrienationen gilt, dass sie zu wenig Sonnenlicht am Tag und zu viel Kunstlicht in der Nacht bekommen. Die künstlichen Lichtquellen entfernen sich immer mehr vom »Vorbild Sonne«, sind also in ihrer Zusammensetzung nicht mehr naturnah, sondern völlig synthetisch aufgebaut. Da die Lichttechnik nur ein oberflächliches

Verständnis für die Vorgänge im Körper mitbringt, werden immer mehr Lichtquellen entwickelt, die aus ganzheitlicher Sicht als »Mogelpackungen« bezeichnet werden müssen. So wird ein moderner Bildschirm beispielsweise mit einer Farbtemperatur-Einstellung ausgeliefert, die ungefähr dem Tageslicht zur Mittagszeit an einem sonnigen Sommertag entspricht. Wenn jemand aber abends am Computer sitzt, erhält seine innere Uhr damit eine völlig falsche Information.

▶ *Welchen Bezug sehen Sie zwischen Burnout-Syndrom und richtigem Umgang mit Licht? Kann ein falscher Umgang mit Licht zum Burnout-Syndrom beitragen?*

Alexander Wunsch: Licht hat von allen Umweltreizen den stärksten Effekt auf unsere innere Uhr. Daher ist der Einfluss von Licht aus meiner Sicht hier entsprechend groß, denn nur bei richtigem Timing und der entsprechenden Lichtqualität kann man erwarten, dass die Leistungs- und Regenerationszyklen im Organismus gefördert werden. Burnout hat ja damit zu tun, dass die individuellen Leistungsgrenzen längerfristig überschritten wurden und Regeneration nur unzureichend stattgefunden hat. Die Ursachen hierfür sind vielfältig, aber der Zusammenhang mit Licht ist allgegenwärtig. In der Industrie- und Arbeitsplatzbeleuchtung wird der Zusammenhang nach meiner Überzeugung sogar besonders deutlich, denn hier geht der Trend seit einigen Jahren in die Richtung, die Arbeitnehmer durch entsprechende Beleuchtungsbedingungen leistungsfähiger zu machen. So versprechen manche Hersteller ihren Kunden, durch eine Umrüstung auf modernste Beleuchtungsanlagen die Produktivität der Beschäftigten um 10 bis 15 Prozent zu steigern. Solche Konzepte machen noch nicht einmal vor Schulen halt, in denen pubertierende Jugendliche durch eine Art Lichtdoping hormonell manipuliert werden. Wenn 15 Prozent mehr Produktivität erreicht werden, müsste man den Beschäftigten auch die Möglichkeit einräumen, sich nach der Leistungserbringung im gleichen Umfang zu regenerieren. Mir ist jedoch kein Fall bekannt, in dem dies zutreffen würde. Durch derartige Maßnahmen wird das Gleichgewicht immer mehr in Richtung langfristiger Erschöpfung verschoben, der Zusammenhang mit dem Burnout-Syndrom ist für mich hier offensichtlich.

▶ *Was empfehlen Sie Burnout-Patienten speziell im Umgang mit Licht?*

Alexander Wunsch: Ich rate zu Lichthygiene und Lichtdiät, also dem bewussten Einsatz vom richtigen Licht zur richtigen Zeit – und das bewusste Einbeziehen von Dunkelphasen. Die Beleuchtungssituation am Tag sollte ausreichend natürliches Licht beinhalten und in den Abendstunden und in der Nacht so wenig Kunstlicht wie möglich zum Einsatz kommen. Thermische Lichtquellen wie Kerzen oder Glühlampen sind als Nachtbeleuchtung ideal, hier sehe ich aber auch eine Chance für die sinnvolle Verwendung farbiger LEDs, wobei z.B. bernsteinfarbenes LED-Licht für die Nachtbeleuchtung äußerst hormonneutral und dabei sehr energieeffizient ist.

▶ *Sie haben sich kürzlich in einer Fernsehsendung zum Glühlampenverbot geäußert. Sie sprachen von einer »staatlich verordneten Körperverletzung«. Bitte erläutern Sie dies kurz unseren Lesern.*

Alexander Wunsch: Die Glühlampe ist die einzige künstliche Lichtquelle außer der Kerze, die eine natürliche Spektralverteilung aufweist. Außerdem enthält sie keine giftigen Inhaltsstoffe und kann daher problemlos entsorgt werden. Alle anderen Leuchtmittel, die heute die Glühlampe ersetzen sollen, also die sogenannten Energiesparlampen und LED-Lichtquellen, weisen ein unnatürliches Spektrum auf und enthalten keine Wärmestrahlung mehr. Gerade aber die Wärmestrahlung, die von Physikern und Technikern als Energieverschwendung angesehen wird, ist für den menschlichen Körper so wichtig. Besonders die Stelle des schärfsten Sehens in der Netzhaut ist auf die stoffwechselfördernden Wärmeanteile angewiesen, um langfristig nicht geschädigt zu werden. Mit der Glühlampe haben wir seit über einhundert Jahren gute Erfahrungen gemacht. Für alle neuen Lichtquellen gilt das nicht.

Die einzige elektrische Lichtquelle mit natürlichem Spektralverlauf durch synthetische Lichtquellen zu ersetzen, ist für mich ein Experiment mit ungewissem Ausgang. So warnt z.B. die französische Gesundheitsbehörde ANSES vor dem Einsatz von weißen LEDs überall dort, wo sich Kinder aufhalten. Bei Kindern ist die Augenlinse noch nicht vergilbt und deswegen für kurzwelliges Licht besonders gut durchlässig, was möglicherweise die Entstehung der altersbedingten Makuladegeneration umso mehr fördert, je früher im Leben eine Belastung des Auges mit bläulich-weißen Lichtquellen erfolgt ist. Es sind also noch viele Fragen offen, daher habe ich diese drastische Formulierung gewählt. Das Glühlampenverbot wurde ja auch gegen den Willen der Verbraucher durchgesetzt, die sich jahrzehntelang intuitiv und mehrheitlich für die Glühlampe entschieden hatten.

▶ *Welche künstlichen Lichtquellen sind gesundheitlich unbedenklich?*

Alexander Wunsch: Alle Arten von Glühlampen weisen ein natürliches Spektrum auf und nehmen aufgrund des niedrigen Blauanteils nur geringen Einfluss auf das lichtgesteuerte Hormonsystem. Halogenglühlampen, die mit Gleichstrom betrieben werden können, eignen sich z.B. ideal für Schreibtisch- und Arbeitsleuchten. Glühlampen haben auch eine hervorragende Farbwiedergabe, dadurch werden sie auch überall dort eingesetzt, wo die Hautfarbe unverfälscht und natürlich erscheinen soll – im Energiesparlampenlicht sehen die Menschen meistens etwas krank aus.

▶ *Als Alternative zu Energiesparlampen sind sogenannte »Vollspektrumlampen« in Mode gekommen, die das Spektrum des Sonnenlichts imitieren sollen. Ist das eine gangbare Alternative bei Lichtmangel für den Büroalltag?*

Alexander Wunsch: Die Bezeichnung »Vollspektrum-Licht« geht auf die Arbeiten des Amerikaners John Ott zurück und bezeichnet quecksilberhaltige Leuchtstoff-Lampen, die einen zusätzlichen Anteil an UV-A abstrahlen. Ott hatte in den 1950er-Jahren im Zusammenhang mit Pflanzenfotografie festgestellt, wie überaus sensibel diese auf die spektrale Zusammensetzung des Lichtes reagieren. Spätere Experimente führten ihn zu der Erkenntnis, dass das Spektrum von Kunstlicht auch für den Menschen von großer Bedeutung ist. Die damaligen Leuchtstoffröhren hatten sehr defizitäre Spektren, also experimentierte er mit anderen Ausführungen, deren Spektrum bis in den UV-A-Bereich ging. Diese Modelle wiesen aber auch schon einen höheren Blauanteil auf. Ott war der Ansicht, dass die Erweiterung des Spektrums in den kurzwelligen Bereich hinein das Licht verträglicher machte. Heute weiß man jedoch, dass der UV-A-Anteil weder über das Auge noch über die Haut eine positive Wirkung haben kann: Im Auge werden diese Spektralanteile ausgefiltert, bevor sie die Netzhaut erreichen können und in der Haut erzeugt UV-A Sauerstoffradikale. Zur Vitamin-D-Bildung trägt es nicht bei.

Die scheinbar positiven Effekte, die in einigen Studien beschrieben wurden, kommen aus heutiger Sicht am ehesten von dem erhöhten Blauanteil, der die Hypophyse und damit die Stresshormon-Ausschüttung stimuliert. Die Bezeichnung »Vollspektrum« oder »Bio-Licht« tragen solche Leuchtmittel völlig zu Unrecht, da es im Spektralverlauf erhebliche Lücken und Fehlstellen gibt, die von den Herstellern oft durch mathematische Tricks aus den Spektren »ausgebügelt« werden. Da bei allen Leuchtmitteln auf Quecksilberbasis (und dazu gehören eben auch die »Vollspektrum-Bio-Lampen«) der Bereich zwischen 630 nm und 700 nm praktisch völlig fehlt, fallen fast 25 Prozent des sichtbaren Lichts, das sich von 400 nm bis 700 nm erstreckt, weg. Wenn hier ein Viertel der sichtbaren Strahlung fehlt, ist der Name Vollspektrum definitiv irreführend. Die einzige elektrisch betriebene Kunstlichtquelle, die den Namen »Vollspektrum« wirklich verdient, ist übrigens die Glühlampe, da in ihrem kontinuierlichen Spektrum alle Wellenlängen enthalten sind.

Im Fokus: Vitamin D – das Sonnenhormon, nicht nur für gute Nerven und gute Laune

Ein Vitamin sorgt in den letzten Jahren zunehmend für Schlagzeilen: Vitamin D. Fast täglich erscheinen neue Studienergebnisse zu den vielfältigen Wirkungen dieses Vitamins. Streng genommen ist Cholecalciferol – wie Vitamin D auch genannt wird – gar kein Vitamin. Das wussten die Forscher allerdings noch nicht, als es im Jahr 1919 als vermeintlich viertes Vitamin (nach Vitamin A, B und C) entdeckt wurde. Erst seit einigen Jahren ist bekannt, dass dieser Stoff hormonartige Wirkungen entfaltet. Bei seiner Entdeckung gingen die Forscher davon aus, dass Vitamin D lediglich eine Bedeutung für den Schutz vor Knochenerkrankungen hat. Zwischenzeitlich konnte belegt werden, dass eine Vielzahl von modernen Zivilisationskrankheiten mit einem Vitamin D_3-Mangel in Verbindung gebracht werden, u. a.

- Depressionen
- Schlafstörungen
- chronische Müdigkeit
- Übergewicht
- Bluthochdruck
- bestimmte Krebserkrankungen, z. B. Brustkrebs und Dickdarmkrebs
- Multiple Sklerose.

Vitamin D hat für fast alle Körperfunktionen eine wichtige Bedeutung. Es reguliert ca. 10 Prozent unserer Gene, d. h., es hat Einfluss darauf, ob diese Gene richtig funktionieren. Wichtigen Einfluss hat es auch auf unser Immunsystem und auf unser Nervensystem.

Vitamin D kann vom Körper nur dann selbst gebildet werden, wenn die Haut der UV-B-Strahlung der Sonne ausgesetzt ist. Zudem hängt der UV-B-Anteil der Sonne sehr vom Sonnenstand und vom Breitengrad ab. In den Wintermonaten (Oktober bis März) ist es daher nicht möglich, auch nicht an sonnigen Wintertagen in der Freiluftsauna, in Mitteleuropa ausreichende UV-B-Strahlung zu tanken. Es ist daher notwendig, sich in den übrigen Monaten möglichst häufig – möglichst wenig bekleidet – der Sonne auszusetzen, um die Vitamin-D-Speicher zu füllen. In verregneten Sommermonaten wie denen des Jahres 2011 ist es also ebenfalls nicht oder kaum möglich, seinen Vitamin-D-Bedarf über die Lichtexposition abzudecken. Wir haben auch schon bei Patienten, die nach drei Wochen Thailandurlaub braun gebrannt in die Praxis kamen, einen sehr niedrigen Vitamin-D-Wert gemessen, denn Sonnenmilch mit Lichtschutzfaktoren von 8 und mehr verhindert die Vitamin-D-Bildung in der Haut.

Einige Nahrungsmittel können auch zur Vitamin-D-Versorgung beitragen (z. B. Tiefseefisch und Eier). Allerdings reicht die Ernährung allein nicht aus, um den Bedarf zu decken. Daher leiden fast alle Menschen hierzulande an einem gravierenden unerkannten Vitamin-D_3-Mangel.

Ein Vitamin-D_3-Mangel bei Ihnen ist wahrscheinlich, wenn Sie

- sich selten bei Tageslicht draußen aufhalten
- Ihr Arbeitsplatz in Innenräumen liegt
- sich meist durch Kleidung vor der Sonne schützen
- Sonnenlichtschutzfaktor 8 oder mehr nutzen
- älter als 50 Jahre sind, da die Haut mit steigendem Lebensalter weniger Vitamin D bildet.

Ein Test auf Vitamin D im Blut gibt Auskunft darüber, ob ein Mangel vorliegt.

Test	Ergebnis	Einheit	Normbereich	Vorwert
Einzelanforderung				
Vitamin D3 (25 OH)	8,20	ng/ml	25 - 68	
	Präventivmedizinischer Optimalbereich		30 - 80	

Labore geben zum Teil sehr unterschiedliche Referenzbereiche in Bezug auf ausreichende Vitamin-D-Werte an. Zum Teil gelten Werte von 15–60 ng/ml als normwertig. Präventionsmediziner plädieren allerdings auf Basis der aktuellen Forschung schon länger für höhere Normwerte von 30–80 ng/ml, amerikanische Wissenschaftlicher sogar für einen Zielbereich von 40–100 ng/ml. In Deutschland sind wir vom Erreichen dieser Werte weit entfernt, durch repräsentative Untersuchungen wissen wir, dass hier ein flächendeckender Mangel vorliegt. Um Werte in den oben genannten Bereichen zu erzielen und die leeren Speicher schnell und ohne Sonnenlicht aufzufüllen, sind spezielle Vitamin-D-Präparate auf dem Markt. Allerdings sind diese für uns kein Ersatz für maßvolle Sonnenbäder, da auch andere Aspekte des Sonnenlichts für unsere Gesundheit eine Rolle spielen, wie wir im vorigen Abschnitt gesehen haben. Daher empfehlen wir regelmäßige Sonnenbäder unter Beachtung der Sonnenregeln. Empfehlenswert ist ein Umgang mit der Sonne, mit dem wir die gesundheitsfördernden Aspekte nutzen und die schädigenden meiden: Maßvolle Sonnenbäder sind wichtig und fördern die Gesundheit. Sonnenbrand sollte auf jeden Fall vermieden werden!

Und was ist mit Hautkrebs? »Macht Sonnenbaden nicht Hautkrebs?«, werden Sie vermutlich erstaunt fragen.

Hier muss zwischen zwei unterschiedlichen Hautkrebsarten, dem »weißen« und dem »schwarzen« Hautkrebs unterschieden werden. Der sogenannte »weiße Hautkrebs«, das Basaliom (ca. 170.000 Neuerkrankungen pro Jahr in Deutschland), ist tatsächlich auf eine zu hohe Sonnenlichtexposition zurückzuführen. Zu hoch bedeutet hier, regelmäßig weit über die maximale Eigenschutzzeit hinaus. Sein Entstehungsort sind die Körperflächen, die häufig der Sonne ausgesetzt sind, wie z. B. das Gesicht und die Kopfhaut. Das Basaliom ist allerdings gut behandelbar und setzt extrem selten Metastasen. Die Todesrate für diese Form von Hautkrebs ist damit sehr, sehr gering.

Das maligne Melanom, der gefährliche »schwarze Hautkrebs« (ca. 16.000 Neuerkrankungen pro Jahr in Deutschland), setzt bereits in frühen Stadien Metastasen und ist dann sehr schlecht behandelbar. Daher ist eine Früherkennung des Melanoms sehr wichtig. Das Melanom entsteht häufig an Körperstellen, die nicht regelmäßig der Sonne ausgesetzt sind, z. B. am Rücken oder an den Fußsohlen. Es kann sogar in der Mundhöhle oder im Darm vorkommen. Die Ursache für die Melanomentstehung ist allerdings nicht genau geklärt. Neueste Studien konnten zeigen, dass ein hoher Vitamin-D_3-Spiegel sogar vor Melanomen schützen kann.

WISSENSWERTES: WIE VIEL SONNE IST GESUND?

Sonnencreme soll Sonnenbrand verhindern, allerdings blockiert sie auch die Vitamin-D-Bildung. Schon ein Sonnenschutzfaktor 15 blockiert die Vitamin-D-Produktion zu 99,5 %! Deswegen ist es für die Vitamin-D-Bildung unerlässlich, dass wir uns eine bestimmte Zeit am Tag, vorzugsweise zwischen 11 und 15 Uhr, ohne Sonnenschutz in der Sonne aufhalten. Aber wie lange ist jetzt genug, und wie viel ist zu viel?

Hier möchten wir Ihnen die Empfehlung eines anerkannten Experten auf diesem Gebiet weitergeben: Prof. Dr. Jörg Spitz empfiehlt in seinem Ratgeber »Superhormon Vitamin D«, zwei bis drei Mal pro Woche mindestens 25 Prozent der Körperoberfläche (Hände, Arme, Beine) der UV-Strahlung auszusetzen. Die Einwirkzeit hängt dabei vom Hauttyp ab und braucht 50 Prozent der Eigenschutzzeit der Haut nicht zu überschreiten. D. h. für Hauttyp 1 im Hochsommer 1 bis 2 Minuten, Hauttyp 2 2,5 bis 5 Minuten, Hauttyp 3 5 bis 8 Minuten, Hauttyp 4 8 bis 10 Minuten. Menschen mit Hauttyp 5 und 6 können sich nahezu unbegrenzt in der Sonne aufhalten.

Die Eigenschutzzeit ist die Zeitspanne, bis die Haut sich ohne Sonnenschutz leicht rötet. Neben dem Hauttyp hängt sie auch von der Intensität der Sonneneinstrahlung ab, ist also mittags kürzer als morgens und am späten Nachmittag.

DIE UNTERSCHIEDLICHEN HAUTTYPEN

- **Hauttyp 1:** hat sehr helle Haut mit Sommersprossen, blonde, rötlichblonde oder rote Haare, bekommt fast immer einen Sonnenbrand, Eigenschutzzeit (ESZ) maximal 5 bis 10 Min.
- **Hauttyp 2:** hat helle Haut und blonde Haare, wird kaum braun, bekommt schnell einen Sonnenbrand (skandinavischer Typ), ESZ 10 bis 20 Min.

- **Hauttyp 3:** hat braunes Haar, leicht pigmentierte Haut, bräunt langsam, aber gut, bekommt gelegentlich Sonnenbrand (Mittelmeertyp), ESZ 20 bis 30 Min.
- **Hauttyp 4:** hat schwarze Haare, keine Sommersprossen, bräunt leicht und gut, bekommt sehr selten Sonnenbrand (Menschen aus Ostasien, einige Inder und Pakistani), ESZ 30 bis 40 Min.
- **Hauttyp 5:** hat schwarze Haare und bereits ohne Sonneneinstrahlung mittel- bis dunkelpigmentierte Haut, bekommt fast nie Sonnenbrand (Indien, Pakistan, Südostasien, einige afrikanische Länder), ESZ nahezu unbegrenzt.
- **Hauttyp 6:** hat schwarze Haare und selbst ohne Sonne tiefbraune bis schwarze Haut, bekommt nie Sonnenbrand (Menschen aus Afrika und einigen asiatischen Ländern), ESZ unbegrenzt.

Der aktuelle Stand der wissenschaftlichen Forschungen zu diesem Thema zeigt deutlich, dass ein Mangel an Sonne gravierende gesundheitliche Schäden nach sich zieht, zu denen Schäden aufgrund mangelnden Sonnenschutzes in keinem Verhältnis stehen. Es ist an der Zeit, unseren Umgang mit der Sonne zu überdenken. Sonnenlicht hat unsere Vorfahren über Jahrmillionen begleitet, unser moderner Lebensstil hat die Sonne aus unserem Leben verbannt. Wir sind sozusagen von einem Extrem ins andere gefallen.

VITAMIN-D-MANGEL KANN TÖDLICH SEIN

NEW YORK (hub). Ein Mangel an Vitamin D erhöht offenbar die Sterberate.

Eine Studie in den USA hat ergeben, dass 70 Prozent der knapp 11.000 untersuchten Erwachsenen einen Vitamin-D-Mangel hatten. Das Sterberisiko war in dieser Gruppe dreimal so hoch wie bei Personen ohne einen Mangel an dem Sonnenvitamin. Wer wiederum Vitamin-D-Präparate einnahm, hatte ein 60 Prozent niedrigeres Sterberisiko als der Rest, schreibt die Nachrichtenagentur Reuters. (Ärzte Zeitung, 28.11.2011)

Vielleicht fehlt Ihnen ja auch das Sonnenhormon? Lassen Sie es testen!

INTERVIEW: PROF. DR. NICOLAI WORM

Der Ernährungswissenschaftler und Fachbuchautor Professor Dr. Nicolai Worm hat bereits vor Jahren auf die gravierende Mangelversorgung mit Vitamin D_3 in unseren Breitengraden hingewiesen. Wir haben ihn zum Thema Vitamin D_3 befragt:

► *Herr Professor Dr. Worm, Sie setzen sich sehr für die Verbreitung der wissenschaftlichen Erkenntnisse zum Vitamin-D_3-Hormon ein. Ihr Buch »Heilkraft D« und Ihre gleichnamige Website stellen die Erkenntnisse der aktuellen Studien vor. Welche sind die wichtigsten Erkenntnisse der letzten Jahre?*

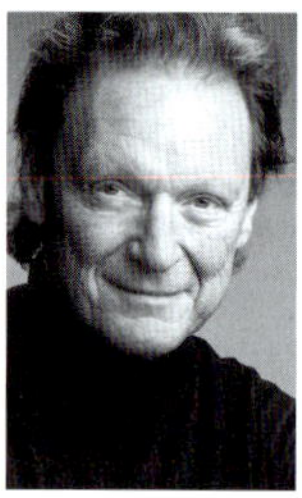

Dr. Nicolai Worm: Vitamin D, das ja eigentlich kein Vitamin, sondern ein Hormon ist, fungiert im Körper wie ein genereller Regulator von Transkriptionsvorgängen im Zellkern und aktiviert in mehr als 30 Geweben und Organen Hunderte von Genen. Ist man schlecht mit Vitamin D versorgt, können die genetischen Anlagen nicht zur Anwendung kommen. Vor diesem Hintergrund wundert es nicht, dass eine Mangelversorgung zu Funktionsstörungen und im Endeffekt zu allen Zivilisationskrankheiten führt.

► *Wir messen in unseren Praxen bei jedem Patienten den Vitamin-D_3-Wert (25 OH) und stellen auch im Hochsommer in 90 Prozent aller Fälle schwere bis sehr schwere Vitamin-D_3-Mängel fest, insbesondere auch bei Patienten mit den typischen chronischen Erkrankungen, wie Multiple Sklerose, Osteoporose, Arthrose, Krebserkrankungen und Diabetes Typ II. Seitens der Schulmedizin wird Vitamin D_3 so gut wie gar nicht gemessen und somit ein Mangel nicht erkannt und nicht therapiert. Woran liegt es, dass die Erkenntnisse der letzten Jahre nicht in ein für Patienten nutzbares Therapiekonzept umgesetzt werden?*

Dr. Nicolai Worm: Die vielen vergangenen »Hypes« um diverse Vitamine, die meist als Flop endeten, haben Ärzte und Behörden skeptisch gemacht. Allerdings übersehen sie, dass repräsentative Studien für die Bevölkerung in Deutschland ja tatsächlich eine flächendeckende Mangelversorgung festgestellt haben – ganz objektiv mit Bestimmung des Blutspiegels. Zudem ist es wenig hilfreich, dass diese lebenswichtige Substanz als »Vitamin« bezeichnet wird, obwohl es per Definition gar keines ist – man kann es selbst herstellen und muss es nicht essen! »Vitamin« suggeriert fälschlich, dass man mit einer »ausgewogenen« bzw. »vollwertigen« Ernährung alle essenziellen Nährstoffe in ausreichendem Maße erhält. Tatsächlich kann man mit unserer Nahrung nicht einmal annähernd eine Vitamin-D-Versorgung sichern.

▶ *Aus welchen Nahrungsmitteln kann der Mensch seinen Bedarf an Vitamin D_3 decken?*

Dr. Nicolai Worm: Im Prinzip ist es im Fettanteil der Nahrungsmittel gespeichert – also in allem, was fett ist. Doch sind die Gehalte generell verschwindend gering. Es gibt nur eine relevante Nahrungsquelle – fetter Meeresfisch! So könnten Frauen im Winterhalbjahr – also ohne Sonnenhilfe – mit etwa 1 kg fettem Hering oder Makrele pro Tag und Männer mit etwa 1,5 kg täglich eine adäquate Versorgung sichern! Das entspricht etwa 2000 bzw. 3000 I.E. Vitamin D_3.

▶ *D.h., ein vernünftiger Umgang mit der Sonne und ggfs. eine Supplementierung über die sonnenarmen Monate sind heutzutage die Hauptquellen für die Vitamin D_3-Versorgung. Die Ernährung spielt hier nur noch eine untergeordnete Rolle. Welchen Vitamin-D_3-Wert sollte man erzielen, wenn im Serumblut der Wert bestimmt wird?*

Dr. Nicolai Worm: Die meisten Experten gehen davon aus, dass man, um alle gesundheitlichen Effekte von Vitamin D ausnutzen zu können, mindestens einen 25-OH-D_3-Spiegel von 30 ng/ml haben sollte. In welchem Bereich der »optimale« Wert liegt, weiß man noch nicht genau. Aber wenn man zwischen 40 und 50 ng/ml liegt, sollte man – zumindest theoretisch – bestens vorgesorgt haben.

▶ *Wir sehen gerade bei Burnout-Patienten – ähnlich wie bei den o.g. chronischen Erkrankungen – stark erniedrigte Vitamin-D_3-Spiegel im Blut und eine Verbesserung der Symptomatik, wenn die Blutspiegel wieder Normalwerte erreichen. Welchen Einfluss hat Vitamin D_3 auf die Stimmung und den Antrieb? Gibt es hierzu schon Forschungsergebnisse?*

Dr. Nicolai Worm: Unzählige Studien zeigen, dass Vitamin D auf die Stimmung Einfluss nimmt. Nicht umsonst behandelt man seit ewigen Zeiten eine Winterdepression mit Aufenthalten in sonnigen Höhenlagen. Wenn man hoch genug der Sonne ausgesetzt ist, wird selbst im Winter in unseren Landen Vitamin D gebildet. Generell gilt beim Sonnen: kurz und knackig und nackig! Je größer die Expositionsfläche, desto kürzer die Zeit bis zur ausreichenden Vitamin-D-Bildung und entsprechend geringer die Risiken für die unerwünschten Nebeneffekte der UV-Bestrahlung.

▶ *Zusammenfassend lässt sich sagen, dass wir wieder einen gesunden Umgang mit der Sonne lernen müssen. Das ist ein starker Paradigmenwechsel zu den medizinischen Lehren der letzten Jahre!*

Dauerbelastung Elektrosmog – die unterschätzte Gefahr für den Zellstoffwechsel

> ***»Tatsächlich gibt es überhaupt keine Materie. Alles und jedes ist aus Schwingung zusammengesetzt.«***
>
> *Max Planck, dt. Physiker, Begründer der Quantenphysik*

»Wie haben die Menschen nur vor ca. 130 Jahren gelebt?«, könnte man sich fragen. Denn die meisten Alltagsgeräte, die für uns heute selbstverständlich sind, gab es damals noch nicht. Erst zu diesem Zeitpunkt hat der Mensch begonnen, die Elektrizität für sich flächendeckend nutzbar zu machen. Dadurch hat sich unsere Umgebung stark verändert. Eine Vielzahl elektrischer Felder umgibt uns heutzutage, z.B. Computer, Fernsehen, Wireless-Technologien (WIFI), Radio, GPS, Handys, Mikrowellen und Radar. Diese Felder können wir mit unseren Sinnesorganen nicht erfassen, wir können sie nicht riechen, schmecken, sehen, hören oder spüren. Daher sind die (Aus)Wirkungen dieser Felder für uns schwierig zu erfassen. Einige Tiere hingegen, die häufig eine viel feinere Sinneswahrnehmung als der Mensch besitzen, können diese Felder spüren und für sich nutzbar machen. So zum Beispiel der Hai oder der Rochen, die dafür ein Sinnesorgan, die »Lorenzinische Ampulle«, unter der Haut haben. Damit nehmen sie elektrische Felder zur Ortung ihrer Beute war.

Gerade in den letzten zwanzig Jahren gab es eine rasante Entwicklung im Bereich der Nutzung von Mobilfunk und Internet. Eine Entwicklung, die unser Leben in Sachen Kommunikation und unkompliziertem Zugang zu Wissen revolutioniert haben. Fast niemand mehr, der heutzutage kein Handy besitzt oder nicht online kommuniziert. Immer wieder lesen wir aber über Elektrosmog und seine möglichen Gefahren für unsere Gesundheit. Kaum jemand möchte jedoch wirklich wahrhaben oder verstehen, worum es geht. Um diese Dinge besser zu verstehen, müssen wir zunächst ein paar Begriffe klären.

Künstliche elektromagnetische Felder

»Elektrosmog« bezeichnet definitionsgemäß zunächst einmal alle elektromagnetischen Felder, die durch künstlich-technische Quellen erzeugt werden. D.h., er entsteht überall dort, wo künstliche Elektrizität produziert, transportiert oder verbraucht wird. Die Wissenschaft unterscheidet zwei Effekte von künstlichen elektromagnetischen Feldern, die möglicherweise schädlich auf Körperzellen wirken können: zum einen den thermischen Effekt und zum anderen den sogenannten athermischen oder auch Verdrängungseffekt.

Der thermische Effekt beschreibt die Erwärmung des Zellverbandes (Gewebe) durch elektromagnetische Felder. Da jedes Körpergewebe eine bestimmte definierte »Betriebstemperatur« benötigt, damit Zellprozesse ordnungsgemäß ablaufen, ist ein dauerhafter physikalischer Reiz, d.h. eine ständige Überwärmung eines Gewebes, auf lange Sicht ungünstig für den Zellstoffwechsel.

Um den athermischen Effekt besser zu verstehen, müssen wir eine kleine Zeitreise in unsere Vergangenheit machen. Unser Organismus ist mehr als fünf Millionen Jahre an natürliche elektromagnetische Felder gewöhnt. Diese zeichnen sich durch eine sehr niedrige Frequenz aus. Hier ein Beispiel zum Vergleich. Das Erdmagnetfeld hat eine Frequenz im Bereich von 11,75–11,79 Hertz. Handys arbeiten in einem Bereich von ca. 0,8–1,9 Gigahertz.

WISSENSWERTES: FREQUENZEN

Als Frequenz bezeichnet man die Anzahl von Schwingungen pro Sekunde. Frequenzen werden in der physikalischen Einheit Hertz (Hz) gemessen.

- 1 Hertz = 1 Schwingung pro Sekunde, z.B. Hausstromnetz (50 Hertz)
- 1 Megahertz = 1 Million Schwingungen pro Sekunde, z.B. UKW-Radio (100 Megahertz)
- 1 Gigahertz = 1 Milliarde Schwingungen pro Sekunde, z.B. Handys, Radar, WLAN

An die Werte des Erdmagnetfeldes mussten sich unsere Körperzellen nicht anpassen. Da es schon existierte, bevor sich höhere Lebensformen entwickelt haben, ist es für ein reibungsloses Funktionieren des Zellstoffwechsels sogar Voraussetzung.

STICHWORT: DAS BIOLOGISCHE FENSTER

Der Begriff »biologisches Fenster« geht auf den australischen Arzt und Neurowissenschaftler William Ross Adey zurück. Im Jahr 1976 fand er in Tierversuchen heraus, dass Zellen innerhalb eines bestimmten Frequenzbereiches eine überdurchschnittliche Reaktion zeigten. Demnach reagieren Körperzellen auf Schwingungen in diesem sehr niedrigen Bereich (0,5–25 Hz) positiv in Bezug auf Stoffwechselprozesse.

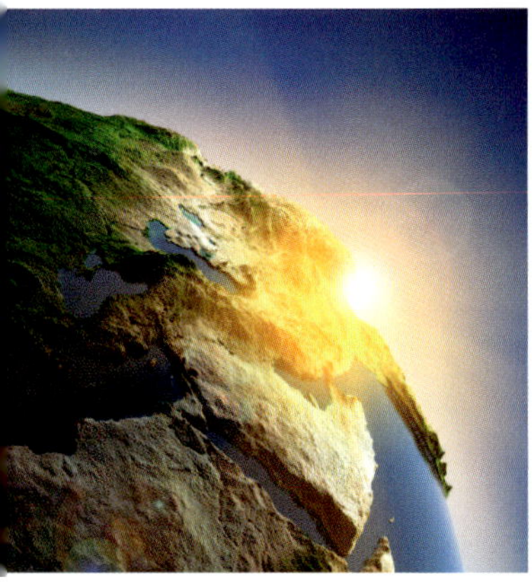

Leben auf unserem Planeten hat sich in Abhängigkeit vom Sonnenlicht und vom Erdmagnetfeld entwickelt.

Dass der Körper ohne natürliche elektromagnetische Felder förmlich aus dem Takt gerät und Krankheiten die Folge sind, belegten Studien schon vor mehr als vierzig Jahren. In den späten Sechzigerjahren des vergangenen Jahrhunderts fanden die sogenannten »Bunker-Experimente« statt. Der Verhaltensforscher Prof. Dr. Rütger Wever vom Max-Planck-Institut in Seewiesen interessierte sich dafür, wie sich Menschen (nicht Ratten oder Mäuse!) verhalten, wenn sie vom natürlichen Magnetfeld der Erde komplett abgeschirmt leben. Die Probanden wurden dazu mehrere Wochen in einem mit speziellem Stahl abgeschirmten Bunker untergebracht. Der Bunker war undurchlässig für natürliches Sonnenlicht und auch für natürliche elektromagnetische Felder. Die Experimente zeigten, dass Organismen ohne Bezug zu natürlichen elektromagnetischen Feldern und den elektromagnetischen Wellen des Sonnenlichts deutliche Störungen in ihrem Biorhythmus erfahren, dass sogar die innere Uhr vollständig aus dem Takt gerät.

WISSENSWERTES: MAGNETFELD DER ERDE

Das Erdmagnetfeld entsteht durch die Bewegung von elektroleitfähiger Masse, die durch das Magnetfeld der Sonne beeinflusst wird. Die Erde lässt sich daher wie ein gigantischer Stabmagnet betrachten, der jeden Kompass auf der Welt zwingt, sich nach dem magnetischen Süd- oder Nordpol der Erde auszurichten. Seit über fünf Millionen Jahren haben sich Lebewesen in diesem (Um-)Feld entwickelt. Es gibt zahlreiche Beispiele für die Bedeutung des Erdmagnetfeldes für Tiere. So richten z.B. Brieftauben und Störche ihre Flugrouten am Erdmagnetfeld aus. Auch für Menschen ist das Erdmagnetfeld – wie wir heute wissen – überlebenswichtig.

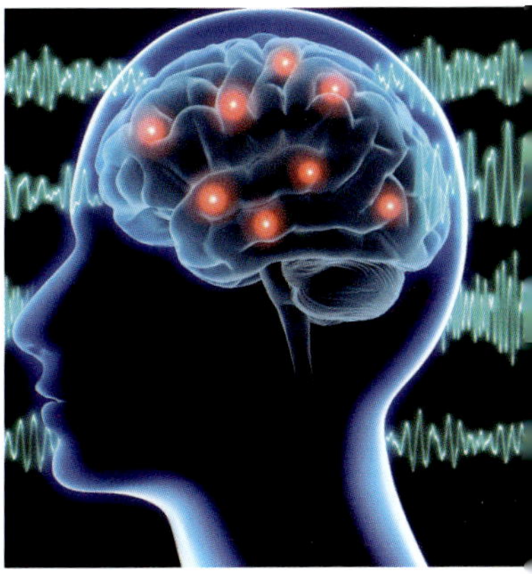

Eine Dauerbelastung der Körperzellen mit hochfrequenten künstlichen elektromagnetischen Feldern – z. B. Handy, WLAN, Radio – ist für die meisten Menschen heute Alltag. Das führt zu Interferenzen und damit zu einer Überlagerung der uns umgebenden natürlichen elektromagnetischen Felder, was dazu führen kann, dass die Informationen des natürlichen Feldes die Zelle nicht mehr vollständig erreichen. Dies kann zu Störungen in unserem Zellstoffwechsel führen, da auch jede Körperzelle ein eigenes elektromagnetisches Feld besitzt. Nehmen wir hier als Beispiel das Gehirn: Wir besitzen viele Milliarden Gehirnzellen, die durch elektrische Signale miteinander Informationen austauschen. Dadurch bilden sich spezifische Signalmuster (Gehirnwellenmuster). Diese lassen sich durch ein sogenanntes Elektro-Enzephalogramm (EEG) genau bestimmen.

Dabei befindet sich das Gehirn je nach Aktivität oder Ruhephasen in ganz unterschiedlichen Frequenzen:

- **Beta:** 12–38 Hz, Wachzustand, normaler Zustand während des Tages, z. B. während Sie dieses Kapitel lesen.
- **Alpha:** 8–12 Hz, entspannter Wachzustand, z. B. direkt nach dem Aufwachen oder kurz vor dem Einschlafen.
- **Theta:** 3–8 Hz, leichter Schlaf oder tiefe Entspannung, z. B. während der Meditation.
- **Delta:** 0,2–3 Hz, tiefer, traumloser Schlaf, komplette Ausschaltung des Bewusstseins.

Wenn wir entspannen und regenerieren wollen, benötigen wir den sogenannten Alpha- oder Theta-Zustand des Gehirns, also Phasen, in denen das Gehirn im sehr niedrigen Frequenzbereich arbeitet. Die Gehirnzellen reagieren besonders sensibel auf künstliche elektromagnetische Felder und eine Regeneration ist sicherlich kaum möglich mit dem Handy am Ohr. Ein kleines Beispiel soll das verdeutlichen: Stellen Sie sich vor, Sie liegen an einem ruhigen Ort und hören Mozarts Symphonie Nr. 40. Sie lauschen gebannt diesem wunderbaren Werk klassischer Musik…doch dann dringt – durch das geöffnete Fenster – plötzlich das Geräusch des Rasenmähers Ihres Nachbarn an Ihr Ohr. Es wird lauter und lauter…der Genuss, die Konzentration auf die Musik und damit auch die Entspannung ist dahin! So ähnlich muss es sich für Körperzellen »anfühlen«, wenn unharmonische künstliche elektromagnetische Felder in ihrer Umgebung vorhanden sind. Stress pur. Und Stress blockiert über freie Radikale die Energiegewinnung der Zelle. Womit wir wieder beim Thema Burnout wären.

Jede Körperzelle hat ihr eigenes elektromagnetisches Feld und alle 70 Billionen Körperzellen benötigen für ihr Überleben, ihre Energiegewinnung und ihren Stoffwechsel natürliche elektromagnetische Felder aus ihrer Umgebung!

Aus der frühen bemannten Raumfahrt ist bekannt, dass die Kosmonauten teilweise gravierende Störungen durch das fehlende Erdmagnetfeld erfahren mussten. U.a. wurden Depressionen, Sehstörungen und eine Abnahme der Knochendichte beschrieben. Neuere Studien konnten zeigen, dass Mobilfunkstrahlen oxidativen und auch nitrosativen Stress auslösen und damit die Energiegewinnung der Zelle blockieren können.

Gerade bei ständiger Exposition mit Elektrosmog, z.B. am Arbeitsplatz, ist es daher wichtig, überflüssige Benutzung von Hochfrequenztechnologien zu vermeiden bzw. ihren Gebrauch zu überdenken. Wir können uns allerdings nicht vor elektromagnetischen Feldern abschotten. Daher ist es notwendig, den »dosierten« Umgang mit diesen Technologien zu erlernen. Ebenso wichtig ist aber auch der Ausgleich, d.h. das regelmäßige »Auftanken« unserer Zellen mit natürlichen elektromagnetischen Feldern. Je mehr Sie beruflich oder auch privat hochfrequente künstliche elektromagnetische Felder nutzen, desto dringender benötigen Sie den harmonisierenden Aufenthalt in der freien Natur, möglichst fernab von Mobilfunkmasten.

Nach einem ausgedehnten Waldspaziergang oder längerem Laufen am Strand sind unsere leeren Akkus wieder »aufgeladen« – dafür sorgen diese lebensnotwendigen natürlichen elektromagnetischen Felder.

Moderne Kommunikationstechnologien sind aus unserem Leben heute nicht mehr wegzudenken. Sie leisten uns gute Dienste und können im Extremfall sogar Leben retten. Ein ungehemmter Gebrauch kann aber auch schädliche Auswirkungen auf die Gesundheit haben. Daher ist ein bewussterer Umgang insbesondere mit Hochfrequenztechnologien notwendig – nicht erst, wenn bereits eine Burnout-Erkrankung vorliegt.

Unsere Power-Tipps:

- Reduzieren Sie den Gebrauch von Mobiltelefonen auf ein Minimum. Nutzen Sie mitgelieferte Kabel-Ohrhörer mit eingebautem Mikrofon zum Telefonieren (kein Bluetooth), da hier ein Sicherheitsabstand zum Ohr gewährleistet wird.
- Kaufen Sie sich nur Mobiltelefone mit einem möglichst geringen SAR-Wert. Der SAR (spezifische Absorptionsrate) ist das Maß für die Absorption von elektromagnetischen Feldern in biologischem Gewebe. Das Bundesamt für Strahlenschutz (www.bfs.de) informiert über die verschiedenen Mobiltelefonmodelle.

- Stellen Sie Ihre Computer von WLAN auf LAN-Kabelverbindung um. Schalten Sie in jedem Fall Ihren WLAN-Router über Nacht aus!
- Benutzen Sie an Ihrem Arbeitsplatz und zu Hause zumindest strahlenreduzierte Schnurlostelefone. Besser noch: Benutzen Sie Schnurtelefone.
- Ihr Schlafzimmer sollte möglichst frei von elektrischen Störfeldern sein. Lassen Sie sich einen Netzfreischalter einbauen, sodass der Körper, insbesondere das Gehirn, nachts regenerieren kann. Handys gehören nicht auf den Nachttisch, ebenso keine elektrisch betriebenen Wecker!
- Halten Sie sich so oft wie möglich, am besten täglich, in der freien Natur auf (insbesondere im Wald oder am Strand), um Ihre Körperzellen mit natürlichen elektromagnetischen Feldern zu versorgen. Je häufiger, desto besser.

INTERVIEW: DR. JOACHIM MUTTER

Ein Experte auf dem Gebiet von Elektrosmog und seinen Auswirkungen auf den menschlichen Organismus ist Arzt und Fachbuchautor Dr. Joachim Mutter. Wir haben ihn interviewt:

▶ *Herr Dr. Mutter, in Ihrem Buch »Gesund statt chronisch krank« machen Sie ganz gezielt auf die gesundheitlichen Gefahren durch Elektrosmog aufmerksam. Was genau ist Elektrosmog? Wie wirkt sich dieser auf den Zellstoffwechsel aus?*

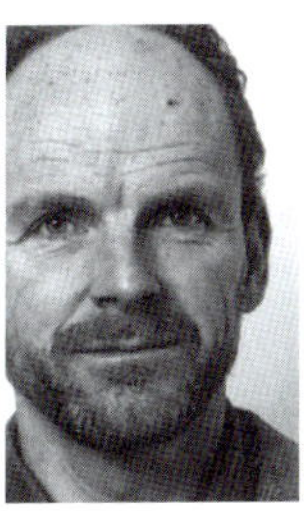

Dr. Joachim Mutter: Unter Elektrosmog werden alle künstlichen elektromagnetischen Felder gezählt. Die gab es vom Beginn des menschlichen Lebens vor sieben Millionen Jahren bis vor 150 Jahren nicht auf diesem Planeten. Die größte negative Rolle spielen der niederfrequente Elektrosmog, wie er vom Hausstromnetz, Hochspannungsleitungen und Endgeräten verursacht wird, und der hochfrequente Elektrosmog, der die letzten 10 Jahre massiv zugenommen hat und noch weiter zunehmen wird. Der Hochfrequenz-Elektrosmog wird verursacht durch Mobilfunksender, digitale Fernseh- und Radiosender, Handys, schnurloses Internet (WLAN), UMTS, Schnurlostelefone, elektronische Wärme und Stromzähler, Babyphone, elektronische Kinderspiele wie Wii, den neuen digitalen Behördenfunk (TETRA) und die kommende vierte Generation Mobilfunk, Long Term Evolution (LTE). Diese Strahlungen verursachen ähnliche Schäden, wie wir es von radioaktiver Gammastrahlung her kennen: Die Erbsubstanz wird geschädigt, es werden höchst unerfreuliche freie Radikale im Körper erzeugt, unsere guten Neurotransmitter, die gute Gefühle auslösen, werden vermindert, die Blut-Hirn-Schranke wird durchlässiger für Gifte und es werden vermehrt Stresshormone ausgeschüttet. Schlussendlich sind die ersten Symptome oft Kopfschmerzen, Schlaflosigkeit, Blutdruckentgleisungen, Depressionen, Tagesmüdigkeit, Hautbrennen, Sehstörungen und Tinnitus. Bei Männern kommt Zeugungsunfähigkeit hinzu, da die Samenzellen geschädigt werden. Immerhin sind immer mehr Männer zeugungsunfähig. Des Weiteren wird auch der Gehirnstoffwechsel negativ beeinflusst, d. h., man wird dumpfer, weniger kritisch und man wird außerdem süchtig nach der Strahlung. Weiterhin zeigen Tierversuche, dass die Lebensdauer rapide verkürzt wird und schlussendlich das Krebsrisiko extrem ansteigt.

▶ *Welchen Sinn machen denn die bestehenden Grenzwerte?*

Dr. Joachim Mutter: Grundsätzlich würden sie Sinn machen, wenn sie mit dem Ziel gemacht worden wären, das Leben vor zu hoher Strahlung zu schützen. Leider wurden die Grenzwerte von einem privaten Verein festgelegt, vor 14 Jahren, mit dem Ziel, dass die Technik, also Handys, auch im tiefsten Keller funktionieren kann. Dazu muss im Außenbereich natürlich die Strahlenmenge entsprechend hoch sein, damit das funktioniert. Also, zur Grenzwertfestlegung hat man eine wassergefüllte Puppe mit HF-EMF bestrahlt und dann gemessen, ab welcher Strahlenmenge sich das Wasser innerhalb von 30 Minuten um 1 °C erwärmt. Und aus dieser Strahlenmenge hat man dann den Grenzwert abgeleitet. Das bedeutet, der Grenzwert schützt nur vor kurzzeitigen Verbrennungen. Er schützt aber nicht vor Langzeitwirkungen, wie Krebs, Herzinfarkt, Alzheimer etc. Verschiedene Kommissionen, unter anderem die EU Umweltagentur, das Europäische Parlament, der EU Rat, die russische Strahlenschutzkommission und die österreichische Ärztekammer warnen vor den zu hohen Grenzwerten. Die Studien pulverisieren die Grenzwerte. Eine Vielzahl von Studien beweisen Schädigungen weit unterhalb der Grenzwerte.

▶ *Kann eine Überexposition, z.B. am Arbeitsplatz (Handy, Schnurlostelefon), zur Burnout-Symptomatik beitragen?*

Dr. Joachim Mutter: Wie oben beschrieben, wird durch übermäßige Stimulation der neuroendokrinen Stresshormonachse mit der Zeit ein Zusammenbruch erfolgen. Das bedeutet, dass die Menschen depressiv, antriebslos und chronisch müde sind. Der Anstieg genau dieser Krankheiten in den letzten Jahren, der mit dem vermehrten Konsum von Psychopharmaka einhergeht, kann nur durch die steigende Funkstrahlung erklärt werden. Die meisten wissen aber nichts davon, weil, egal wo sie sich befinden, diese Strahlung vorhanden ist. Also zu Hause haben die Leute WLAN, DECT, Smart Grid, Handy, sind umzingelt von Nachbarn, die das Gleiche haben und alle sind umzingelt von permanent strahlenden Mobilfunkmasten. Und das ist an Urlaubsorten, Hotels oder zu Hause oder am Arbeitsplatz so. Die Menschen haben keinen Vergleich mehr, wie es Ihnen ohne Strahlung gehen würde.

Im Fokus: Magnetresonanzstimulation

Eine Methode, den Körper regelmäßig mit naturidentischen elektromagnetischen Feldern zu versorgen, ist die Magnetresonanzstimulation. Wir setzen diese Methode in unseren Praxen seit Jahren erfolgreich ein. Gerade vor dem Hintergrund von Elektrosmogbelastungen ist sie aus unserer Sicht unverzichtbar geworden.

Wissenschaftliche Studien haben gezeigt, dass der negative Effekt von Elektrosmog durch die Anwendung von künstlich erzeugten, naturidentischen Magnetfeldern umgekehrt bzw. abgeschwächt werden kann (u.a. Blank 1995b, 350:339–348, Lednev und Malishev 2001, Dertinger 2002). Dies erfolgt in der Regel durch die Anwendung von Applikation auf den Körper oder bestimmte Körperteile. Durch die Anwendung wird der behandelte Körperteil mit naturidentischen elektromagnetischen Feldern in Kontakt gebracht. Dies kann eine Verbesserung der zellulären Energiegewinnung unterstützen, indem der bei vielen Menschen vorhandene Mangel an natürlichen Magnetfeldern ausgeglichen wird. Daher profitieren Patienten mit Burnout-Syndrom in der Regel von dieser Methode.

Am ehesten lässt sich dies vielleicht mit einem durch Sonnenmangel bedingten Vitamin-D_3-Defizit vergleichen. Hier ist aufgrund unseres Lebensstils häufig kein Ausgleich auf natürlichem Wege möglich. Der Ausgleich muss hier durch Lichttherapie und/oder Vitamin-D_3-Tabletten erfolgen. Die Magnetresonanzstimulation ist eine erprobte und anhand von klinischen Studien gut untersuchte Methode. Auf dem deutschen Markt gibt es seit ca. 15 Jahren Geräte für den Heimgebrauch. Bei der Auswahl eines Gerätes sollten bestimmte, wichtige Qualitätsmerkmale beachtet werden: z.B. das Frequenzspektrum, die applizierte Feldstärke, die Wellenform und die geprüfte Sicherheit des Systems (CE-Zertifizierung sowie ein gültiges EU-Medizinprodukte-Zertifikat).

INTERVIEW: DR. JOEL CARMICHAEL

Ein internationaler Experte auf dem Gebiet der Magnetresonanzstimulation ist der amerikanische Chiropraktiker und Buchautor (»Magnetic-Resonanz-Stimulation, Using the field to optimize your health., 2009«) Dr. Joel Carmichael. Wir haben mit ihm gesprochen:

▸ *Herr Dr. Carmichael, Sie sind ein bekannter US-amerikanischer Chiropraktiker, Inhaber des »Center of Spine Pain« (Zentrum für Wirbelsäulenschmerzen) und ein Experte für Physikalische Medizinische Verfahren. Wie sind Sie auf die Magnet-Resonanz-Stimulation aufmerksam geworden und welche Erfahrungen haben Sie in Ihrer Klinik damit gemacht?*

Dr. Joel Carmichael: Vorgestellt wurde mir die Magnet-Resonanz-Therapie 2006 von einer Dame aus Bayern, die diese Technik schon seit Jahren

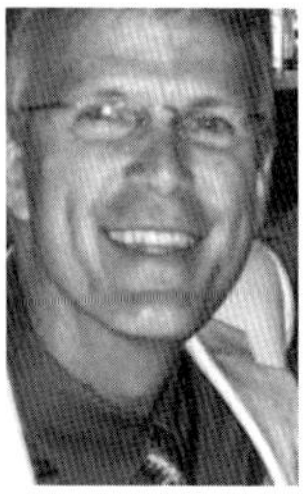

sowohl in Deutschland als auch den Vereinigten Staaten einsetzte und deren Wirkungsweise studierte. Ich setze die Magnet-Resonanz-Stimulation seit 2007 täglich in meiner Klinik, dem »Center of Spine Pain«, ein. Mit einer Häufigkeit von bis zu 20 bis 30 Anwendungen pro Tag über mehrere Jahre habe ich eine große Spannbreite an Erfahrungen in unterschiedlichen Bereichen gesundheitlicher Beeinträchtigungen gemacht – viel zu viele, um ins Detail zu gehen.

▶ *Was sind die Hauptauswirkungen der Magnet-Resonanz-Stimulation auf den menschlichen Körper?*

Dr. Joel Carmichael: Die Hauptauswirkungen der Magnet-Resonanz-Therapie auf den menschlichen Körper begründen sich auf den Grundlagen des biologischen Systems. Wir tendieren dazu, lebende Organismen als ein Wirrwarr potenzieller chemischer Reaktionen zu betrachten. Und jeder Chemiker wird Ihnen sagen, dass eine chemische Reaktion einen Austausch von Elektronen und anderen subatomaren Teilchen beinhaltet. Magnet-Resonanz-Stimulation bringt den körpereigenen Elektronentransportmechanismus auf einen höheren, effizienteren Funktionslevel – das bezieht sich sowohl auf die zellulären Gewebemembranen als auch auf bestimmte Gewebeschichten, die eine hohe Affinität für elektronische Ladung aufweisen, wie z.B. das Muskelgewebe. Das ist etwas, was Chiropraktiker und Physiotherapeuten seit Jahren durch mechanische Stimulation unterstützen. Es wird angenommen, dass Magnet-Resonanz-Stimulation den Elektroneneinsatz in unserem Körper mobilisiert, eine Grundlage für Energiegewinnung sowie neurologische, immunologische, verdauungsfördernde und andere Funktionen.

▶ *Welche Erfahrungen haben Sie mit Patienten gemacht, die an Burnout-Syndrom oder dem Chronischen Erschöpfungssyndrom (CFS) leiden?*

Neben anderen Ursachen leiden Patienten mit Burnout-Syndrom oder CFS an Umweltgiften, verringerter Immunabwehr, verringerten neurologischen Funktionen und einem verkümmerten Stoffwechsel. Ich habe beobachtet, dass bei einem alleinigen Einsatz der Magnet-Resonanz-Stimulation 20 Prozent dieser Patienten innerhalb von vier bis acht Wochen einen signifikanten Umschwung dieser Symptomatik erfahren. Die Übrigen benötigen nahrungsergänzende Unterstützung und besondere Beachtung verschiedener unterschwelliger bestehender wiederkehrender Faktoren. Aber in allen Fällen bringt der Einsatz der Magnet-Resonanz-Stimulation einen für mich und die Patienten messbaren Nutzen.

Knick im Genick – die instabile Halswirbelsäule

»Manchmal riskieren wir Kopf und Kragen.«

Volksmund

Haben Sie manchmal das Gefühl, Ihr Kopf sei schwer oder fühlt es sich an, als ob er manchmal wegknickt? Hatten Sie bereits eine Verletzung im Bereich des Kopfes oder der Wirbelsäule, z. B. ein Schleudertrauma, einen Sturz auf einer eisigen Fläche mit Stauchung des Steißbeines oder gar einen Bandscheibenvorfall? Dann sollte auf jeden Fall eine gründliche Untersuchung der Halswirbelsäule erfolgen! Denn der Internist und Umweltmediziner Dr. Bodo Kuklinski konnte zeigen, dass Burnout-Patienten (aber auch viele andere chronisch Erkrankte) häufig eine sogenannte instabile Halswirbelsäule haben. Sie ist einer der Hauptfaktoren für die Entstehung von nitrosativem Stress (siehe auch Kapitel 5, GAU im Zellkraftwerk), der die Energiegewinnung in den Mitochondrien nachhaltig stören kann. In unserer Praxis finden auch wir häufig eine instabile Halswirbelsäule bei unseren Burnout-Patienten – durchaus auch als einzige Krankheitsursache. Eine Behandlung erfolgt hier mit Unterstützung von manuellen Therapeuten.

Ein Beispiel hierfür ist Frau M. L., eine 59-jährige Angestellte, und bis zu ihrem Autounfall, bei dem sie ein leichtes Schleudertrauma erlitt, eine gesunde und lebenslustige Frau. Die lokalen Beschwerden an der Halswirbelsäule, die direkt nach dem Unfall auftraten, wurden durch orthopädische und physiotherapeutische Therapien behandelt, sodass sie sich in den nächsten Tagen besserten. Kurze Zeit nach dem Unfall konnte sie an ihren Arbeitsplatz zurückkehren.

Etwa drei Monate nach diesem Ereignis berichtete Frau L. über zunehmende Müdigkeit, begleitet von Augenbrennen und starken Konzentrationsstörungen. Sämtliche hinzugezogenen Fachärzte (Augenarzt, Internist, Neurologe) konnten keine Ursache für die plötzlichen Symptome finden. Letztlich wurde sie an einen Psychiater verwiesen. Die Verdachtsdiagnosen »endogene Depression« und »Burnout-Syndrom« wurden geäußert. Nach insgesamt sechs Monaten vergeblicher Behandlung suchte sie Rat in der naturheilkundlichen Praxis.

Wie kann ein orthopädisches Problem zu einem Burnout-Syndrom führen?

Die Halswirbelsäule ist ein Nadelöhr für alle Nerven des menschlichen Körpers. Alle Nerven, die vom Hirn in den restlichen Körper gelangen und auch alle Nerven, die aus der Peripherie zurück in das Hirn verlaufen, müssen durch diese

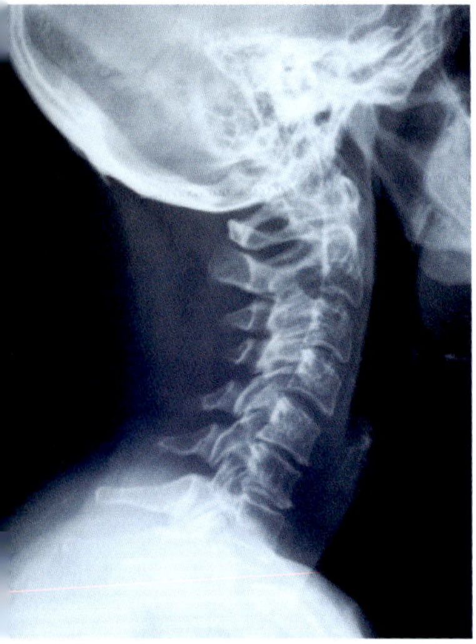
Die Halswirbelsäule ist ein sehr empfindlicher Teil des Körpers

Engstelle. Anatomisch besteht die Halswirbelsäule aus sieben Halswirbeln, die sich in zwei Funktionseinheiten gliedern. Der erste und der zweite Halswirbel (auch »Atlas« und »Axis« genannt) stellen das sogenannte Genickgelenk dar. Diese beiden Wirbel sind komplett anders aufgebaut als die restlichen fünf Wirbel der Halswirbelsäule. Auf dem ersten Halswirbel (Atlas) lastet das gesamte Gewicht des Kopfes (ca. 4–6 kg beim Erwachsenen). Der zweite Halswirbel (Axis) ist durch einen zahnförmigen Keil mit dem Atlas verbunden. Der Atlas ermöglicht die Nickbewegung, der Axis die Drehbewegung des Kopfes. Beide Gelenke haben keine Bandscheibe. Im Bereich des Genickgelenks befinden sich sehr viele hochempfindliche Sensoren, sogenannte Propriozeptoren. Das sind Reizempfänger, die der Verarbeitung von Nerveninformationen dienen. Durch Propriozeptoren kann der Körper seine komplexe Motorik auch unter dem Einfluss der Schwerkraft aufrechterhalten. Sie reagieren auf jegliche Art von Druck, Dehnung oder auch Erschütterung. Verletzungen des Genickgelenks, insbesondere an dessen Bändern und Sehnen sowie Muskeln, können zu Beeinträchtigungen der Propriozeptoren und damit zu permanenter Überaktivierung verschiedener Nervenstränge führen. Diese Verletzungen können durch einfache Sportverletzungen am Kopf, eine unvorsichtige Lagerung des Kopfes während einer Vollnarkose, leichte Auffahr- oder Haushaltsunfälle und auch durch andere eher banale Stürze im Kindes- oder Erwachsenenalter verursacht werden.

Es bedarf keinesfalls schwerer Verletzungen oder Bandscheibenschäden!

Besonders schwerwiegend ist eine häufig durch solche Verletzungen verursachte chronische Überaktivierung des Sympathikus-Nervs. Als Hauptstrang des vegetativen Nervensystems hat er Einfluss auf die regelrechte Funktion fast aller Organe, Muskeln und Drüsen. Aber auch andere Nervenstränge können dauerhaft gereizt werden.

WISSENSWERTES: VEGETATIVES NERVENSYSTEM

Das sympathische Nervensystem bildet gemeinsam mit dem parasympathischen und dem enterischen Nervensystem (Darmnervensystem) das autonome Nervensystem, auch als vegetatives Nervensystem bezeichnet. Während sich das enterische Nervensystem auf den Verdauungsapparat beschränkt, sind die beiden anderen im ganzen Organismus aktiv, wo sie als Gegenspieler wirken. Dabei hat der Sympathikus vorwiegend aktivierende Funktionen, der Parasympathikus steuert vorrangig die Regeneration des Organismus und den Aufbau von Energiereserven.

Durch jegliche Form von Nervenreizung kommt es zu einer chronischen Stickstoffmonoxidgas-Freisetzung und infolgedessen in der Regel zum nitrosativen Stress. Dieser kann – wie wir bereits wissen – die mitochondriale Energiegewinnung dauerhaft blockieren, Zellstrukturen zerstören und die Schilddrüsen- und Nebennierenfunktion nachhaltig beeinträchtigen.

Die Folge ist unweigerlich ein spürbares Energiedefizit – genau dieses spürte auch Frau L. Wir untersuchen in einem solchen Fall die bereits erwähnten Laborparameter auf nitrosativen Stress. Bei Frau L. fanden wir durch eine Blutprobe einen deutlich erhöhten Hinweis auf Nitrostress.

Frau L. erhielt zunächst als »Erste-Hilfe-Maßnahme« die Empfehlung, sich täglich eine subkutane Injektion mit Hydroxocobalamin (Vitamin B_{12}) für die nächsten 14 Tage zu verabreichen. Vitamin B_{12} hat – in entsprechend hohen Dosen – die Möglichkeit, die zelltoxischen Wirkungen von Nitrostress an der Zelle schnell zu binden. Es ist empfehlenswert, gerade zu Beginn einer Therapie hohe Dosen über Injektionen zu verabreichen. Diese Injektionen spürt man kaum, und sie sind leicht zu geben. Der Vitamin-B_{12}-Spiegel des Patienten wird damit schnell angehoben, und wir erreichen eine deutlich beschleunigte Besserung. Neben den Vitamin-B_{12}-Injektionen erhielt die Patientin spezielle, die Mitochondrienfunktion stärkende, orale Präparate mit Vitaminen, Mineralien und Pflanzenextrakten. Zusätzlich wurde die Halswirbelsäule, insbesondere das Genickgelenk, von einer Osteopathin behandelt. Bereits nach ungefähr 4 Wochen ging es Frau L. sehr viel besser. Die Müdigkeit, das Augenbrennen und die Konzentrationsschwäche verschwanden endgültig innerhalb von 4 Monaten.

Es ist wichtig, dass bei Burnout-Patienten grundsätzlich auch die Halswirbelsäule in die Diagnostik mit einbezogen wird. Ist die Diagnose »instabile Halswirbelsäule« dann einmal gestellt, so ist es erforderlich, diesen Aspekt begleitend von speziell geschulten manuellen Therapeuten (Physiotherapeuten, Osteopathen) behandeln zu lassen. Für den Schutz der empfindlichen Halswirbelsäule lässt sich vor allem in der Prävention eine Menge tun, damit es erst gar nicht zu einem Zusammenbruch der Energiegewinnung im Körper kommt.

Unsere Power-Tipps:

- Ihre Halswirbelsäule ist ein eigenes, hochempfindliches Organ, insbesondere Ihr Genickgelenk. Vermeiden Sie jegliche Verletzungen, insbesondere im Sport- und Freizeitbereich. Dies gilt besonders für Ballsportarten (Fußball, Basketball, Eishockey, Handball) und andere waghalsige Freizeitbeschäftigungen wie Headbanging und Bungee-Jumping.

- Stärken Sie Ihre Halswirbelsäulenmuskulatur und den Bandapparat durch entsprechende Übungen in einem medizinisch ausgerichteten Sportstudio oder Reha-Center unter Anleitung eines Physiotherapeuten, Chiropraktikers oder Osteopathen.

- Stützen Sie Ihre Halswirbelsäule nachts durch entsprechende Lagerung auf einem sogenannten Cervikal-Kissen. Das sind spezielle Kissen, die die Halswirbelsäule während der Nacht optimal stützen. Diese sind bei Physiotherapeuten oder in Fachgeschäften erhältlich und müssen unbedingt dem Körper angepasst sein. Am besten mehrmals probeschlafen!

INTERVIEW: DR. BODO KUKLINSKI

Einer der wichtigsten Experten zum Thema ist Dr. Bodo Kuklinski, Arzt für Innere Medizin und Umweltmedizin sowie Autor zahlreicher Publikationen zum Thema Mitochondriopathien, Halswirbelsäulentraumata sowie zum metabolischem Syndrom. Wir haben ihn zu diesem Thema befragt:

▶ *Herr Dr. Kuklinski, Sie sind bekannt für Ihre Erkenntnisse zu den Auswirkungen von Halswirbelsäulenschädigungen auf die Energiegewinnung in den Körperzellen. Ihre Bücher (gemeinsam mit Dr. Anja Schemionek) »Schwachstelle Genick – das unterschätzte Krankheitsrisiko« sowie »Das HWS-Trauma« haben vielen Laien, aber auch Therapeuten diese Zusammenhänge nachvollziehbar gemacht. Bitte erläutern Sie unseren Lesern, welche Problematik eine instabile Halswirbelsäule für den gesamten Organismus hat.*

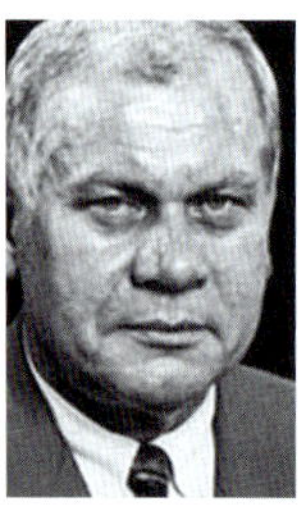

Dr. Bodo Kuklinski: Bei HWS-Schädigungen geht es nicht so sehr um die HWS, sondern um das Genickgelenk. Aufgrund seiner morphologischen und funktionellen Sonderstellung ist dieses ja zusätzlich auch ein Sinnesorgan mit hoher Ausstattung an Sensoren im Muskel- und Bindegewebe. Im Genickgelenksbereich zieht der Sympathikus-Strang entlang, es finden sich in den Ganglien zahlreiche Verknüpfungen von Hirnnerven, die Wirbelsäulenarterien haben einen komplizierten Verlauf.

Die Instabilität des Genickgelenks ist die häufigste Schädigung des Menschen in Deutschland und auch in den Industrienationen. Ursache sind nicht nur die sog. klassischen Auffahrunfälle, sondern zahlreiche Stürze, Verletzungen im Freizeitbereich, im Sport, Arbeitsunfälle. Auslösend sind heftige plötzliche energetische Beschleunigungsverletzungen, die zu Einrissen von Bändern, Sehnen, Faszien führen und damit zu einer Überbeweglichkeit des Genickgelenkes.

Die Folgen betreffen alle Organsysteme, sodass alle Fachgebiete der Medizin hiervon tangiert werden. Besonders wichtig ist die mentalkognitive Leistungseinbuße infolge immer wiederkehrender Hypoxie-Prozesse des Hirns (Anmerkung der Autorinnen: Sauerstoffmangel), ausgelöst durch Reperfusionsphänomene (Anmerkung der Autorinnen:

erneute Durchblutung eines Gewebes nach vorheriger Unterbrechung des Blutflusses), sodass hier toxische Stickstoff- und Sauerstoffradikale entstehen. Sie hemmen den Glukoseeinstrom in das Gehirn, sodass zahlreiche Einbußen der Hirnleistung die Folgen sind.

Als Folgen der Multiorgansymptome entwickeln sich Schlafstörungen, als Folge hiervon wieder erhöhte Sympathikus-Aktivitäten, chronische Müdigkeit tagsüber, eingeschränkte kognitiv-mentale Leistungsfähigkeit. Betroffene sind licht-, lärm-, zugluft-, stressempfindlich, vertragen immer weniger Trinkalkohol. Häufig werden die Beschwerden auch durch Kopfdrehbewegungen oder Erschütterungen ausgelöst oder verstärkt. Retroflexionen des Kopfes oder auch rasche, abrupte Kopfdrehbewegungen sind hierfür typisch.

Da im deutschen Gesundheitswesen Fachärzte nur fachspezifisch diagnostizieren und therapieren dürfen, ist seitens der Berufsordnung die Überschreitung der Fachgrenzen nicht erlaubt. Als Folge arbeitet jeder Kollege mit Tunnelblick auf seinem Fachgebiet.

Die HNO-Ärzte wissen, dass 60 Prozent der Patienten als auslösende Ursache Genickgelenksschäden aufweisen. Dafür sind sie nicht zuständig, sondern der Orthopäde. Der Orthopäde ist für die Morphologie und Struktur des Bewegungsapparates in diesem Bereich zuständig, nicht jedoch für Augen, Ohren, Hirn oder periphere Organe. Das Gleiche betrifft den Augenarzt, der intermittierende Sehstörungen klären soll. Der Neurologe sucht nach manifesten Lähmungen, Tumoren, Epilepsien. Gerade das Fachgebiet Neurologie, aber auch Psychiatrie hat bis heute noch nicht die Diagnose des cervico-encephalen Syndroms anerkannt. Das Fachgebiet Orthopädie, Unfallchirurgie geht davon aus, dass derartige Leiden stets abheilen würden. Höchstens würden hier Rentenbegehren als Ursache, ggf. auch psychosomatische Leiden infrage kommen.

Obwohl Betroffene sehr deutlich sagen können, dass nach einem Unfall die Beschwerden auftraten, diese bei Retroflexion des Kopfes, bei Überkopfarbeiten verstärkt werden, Symptome bei Kopfdrehbewegungen tagsüber, aber auch während der Nacht massive Beschwerden auslösen können, werden diese Symptome nicht ernst genommen.

Aus internistischer Sicht führt die Genickgelenksinstabilität zu erhöhter Stickstoffmonoxidfreisetzung. Dieses wird an Eiweiß gebunden, im gesamten Organismus verteilt und hemmt die Energieausbeute aus Nahrungsmitteln. Diese Störung spielt sich auf mitochondrialer Ebene ab. Als Folge der mangelhaften Energiebereitstellung entwickeln sich sekundäre Immunschwächen, Reaktivierungen von viralen oder bakteriellen Infektionen. Betroffene sind körperlich nicht mehr so belastbar. Es kommt eher zur Erschöpfung mit zunehmend längeren Erholungsphasen. Die chronisch rezidivierende Stressbelastung des Herzens bleibt nicht ohne Auswirkung, da Myokardsteifigkeit, Klappeninsuffizienzen, Pumpschwächen Spätfolgen sind. Betroffene, die den Zusammenhang nicht kennen (warum auch, wenn ihn Ärzte nicht kennen), sind dann Stammkunden bei vielen Fachärzten. HNO wegen Nasennebenhöhlenentzündungen, beim Augenarzt wegen Glaukomentwicklung, beim Hautarzt wegen Ekzembildung, beim Neurologen wegen Migräne, beim Rheumatologen wegen auftretender Gelenkschmerzen, beim Orthopäden wegen LWS-, HWS-Schmerzen, beim Magen-Darm-Spezialisten wegen Meteorismus und Sodbrennen, beim Kardiologen wegen Extrasystolie (Anmerkung der Autorinnen: eine Form von Herzrhythmusstörung), Bluthochdruckentwicklung, erhöhtem Ruhepuls.

▶ *D.h. mit anderen Worten, eine instabile Halswirbelsäule, quasi ein Volksleiden, dem viele Betroffene selbst kaum Beachtung schenken, kann den gesamten Zellstoffwechsel und die Energiegewinnung des Körpers beeinträchtigen. Wie messen Sie das Ausmaß der Schädigung? Gibt es hier bereits Laborparameter?*

Dr. Bodo Kuklinski: Ein weiteres Problem der Schädigung besteht in einer bisher ungeeigneten Diagnostik. Es werden statische Untersuchungen wie Röntgenaufnahmen oder MRT durchgeführt, die nicht geeignet sind, Bänderläsionen, Überdehnungen des Bandapparates, Lockerungen nachzuweisen. Bänder geben keinen Schatten. Aus dem Grund sind Funktionsuntersuchungen notwendig. Die einfachste wäre die Sandberg-Aufnahme durch offenen Mund in zusätzlicher Links- und Rechtsseitneigung, ein Funktions-MRT, neuerdings auch Upright-MRTs. In diesen offenen Geräten kann der Patient den Kopf rotieren und auch eine Ante- und Retroflexion durchführen. Immer wieder sehen wir hier Patienten, bei denen sogar das Rückenmark tangiert wird. Besonders schwerwiegend sind die Auswirkungen bei Patienten mit Hypoplasie einer Arteria vertebralis (schmalkalibriges Lumen). Die Ausmaße der Schädigung kann man indirekt ermitteln. Es sind keine spezifischen Werte.

Hierzu gehören:

- Hirnschrankenprotein S-100 als Maß für die Schädigung der Gliazellen und der peripheren Nervenscheiden.
- Neuronenspezifische Enolase NSE. Dieser Wert signalisiert Schädigungen, Zerstörung von grauen Nervenzellen der Hirnrinde und von Nervenaxonen.
- Citrullinmessung im Urin als Maß für die NO-Bildung.

- Nitrotyrosinmessung im EDTA-Blut oder Nitrophenylessigsäure im Urin als Maß für die Peroxinitritbildung.Laktat- und Pyruvatmessung aus dem Blut (Natriumfluorid).ATP-Messung intrazellulär in weißen Blutkörperchen.

Da NO Vitamin B_{12} verbraucht, wäre auch im Urin die Messung der Methylmalonsäure sehr wichtig. Sie steigt an, wenn Vitamin-B_{12}-Reserven erschöpft sind. Blutserumwerte sind nicht aussagekräftig. Als Folge der Genickgelenksinstabilitäten entwickeln sich auch Störungen im Zitratstoffwechsel (Anmerkung der Autorinnen: Der Zitratzyklus ist Bestandteil der Mitochondrien). Diese können im Urin nachgewiesen werden.

▶ *Wie lässt sich eine instabile Halswirbelsäule behandeln?*

Dr. Bodo Kuklinski: Sind die Bänder einmal instabil, bleiben sie es. Es kann nur über zwei Wege versucht werden, eine Besserung zu erreichen:

Training der Halsmuskulatur durch tägliches flottes Gehen. Hierbei werden alle Nackenmuskeln, auch die tiefen autochthonen, trainiert, sodass durch erhöhten Muskeltonus hier das Genickgelenk abgefedert und stabilisiert wird.

Isometrisches Training der Hals- und Nackenmuskulatur, z.B. mithilfe von Thera-Bändern sowie diverse Übungen aus dem Fachgebiet der Manualtherapie, wie Kopfkreisbewegungen, Augen-, Zungenbewegungen u.a. Sie sind deshalb wichtig, weil die Betroffenen diese selbstständig mehrmals täglich durchführen sollen und müssen. Wenn schon intermittierend das Gehirn zu wenig Blut bekommt, muss versucht werden, durch erhöhte Mikronährstoffdichte die Funktion des Hirns zu bessern, die Synthese von Neurotransmittern zu ermöglichen und strukturelle Schäden zu vermeiden (Alzheimer-Gefahr). Der chronische Untergang von weißen Hirnnervenzellen (S-100 erhöht) und grauen Nervenzellen (NSE erhöht) ist ein Risikoindikator für sich anbahnende Demenzprozesse. Aus dem Grund empfehlen wir die Zufuhr von Vitaminen, insbesondere von allen B-Vitaminen, flankiert durch Spurenelemente wie Zink, Selen, bei Bedarf noch Mangan und Kupfer, Magnesium und Kalium besonders bei Sympathikusattacken. Weiterhin kommen andere Mikronährstoffe infrage wie Ginkgo biloba, Vitamin C, Omega-3-Fettsäuren, Coenzym Q_{10} u. v. a.

Die Einstellung auf Mikronährstoffe erfordert große Erfahrung. Auf keinen Fall erfolgt sie nach dem Motto viel hilft viel, sondern sollte stets Step by Step erfolgen. Besonders gefährdet sind die Betroffenen durch Sympathikus-Stresszustände.

▶ *D. h., eine Mikronährstofftherapie ist hier erfolgsentscheidend. In der Presse ist immer wieder zu lesen, in Deutschland gäbe es keine Mangelernährung und somit keinen Mikronährstoffmangel. Wie ist Ihre Erfahrung: Wie gut sind die Menschen in Deutschland mit speziellen Mikronährstoffen, z. B. Vitamin B_{12}, versorgt?*

Dr. Bodo Kuklinski: In den letzten Jahren war immer wieder in Artikeln in überregionalen Zeitschriften zu lesen, dass Mikronährstoffe gefährlich seien, Lug und Trug seien, eine Abzocke darstellten. Diese Aussagen fußen auf Prämissen, die aufgrund falscher Laborwerte oder falscher Diagnostik beruhen. Normwerte richten sich danach, Mangelzustände zu vermeiden, d. h., Vitamin C ist dann normal, wenn die geringste Dosis ausreicht, einen Skorbut (Zahnfleischbluten) zu verhindern. Vitamin D ist noch normal in der Dosis, in der eine Rachitis verhindert wird. Bei Vitamin B_{12} sind diese Fehlbewertungen besonders drastisch zu erkennen, da Werte von 190 pmol noch als normal gelten, obwohl hier der größte Teil als unwirksames Haptocorrin vorliegt.

Viele Vitamine und Elektrolyte samt Spurenelementen liegen intrazellulär vor. Beispiel: Das Vitamin B_1 kommt zu 90 Prozent in den Blutzellen vor, nur 10 Prozent im Blutplasma, gemessen wird im Serum. Auch die Elektrolyte wie Kalium, Magnesium liegen vorwiegend intrazellulär vor, gemessen wird im Serum. Wenn eine Zelle sauer wird, und das ist bei Genickgelenksinstabilitäten häufig eine Sekundärfolge, verlieren diese Kalium und Magnesium, sodass sogar im Serum völlig normale und hohe Werte auftreten können. Die ermittelten sog. Normalwerte sind in der Regel nicht bei gesunden Personen gemessen worden, sondern häufig bei Patienten, denn diese suchen ja Ärzte auf.

Vitamindefizite treten erst recht auf, wenn Medikamente eingenommen werden. Dies betrifft z. B. Vitamin-B_6-Defizite durch Kontrazeptiva, Vitamin-B_{12}-Mangel durch Metformin, Vitamin-B_{12}-Defizite durch NO produzierende Medikamente wie Betablocker, Statine, Langzeitnitrate, Antihypertonika, Antiarrhythmika, Potenzmittel. Schmerz- und Rheumamittel wirken ebenfalls vitaminmindernd, da sie in der Regel Mitochondrien schädigen. Diuretika, Antiepileptika, ASS, Antibiotika, also praktisch alle Medikamente, die ja letztendlich für den Organismus Fremdkörper darstellen, erhöhen den Vitaminbedarf. Wird nur im Serum gemessen, kommt die ganze Dramatik nicht ans Tageslicht. Die Folgen sind, dass Patienten mit Vitamin-B_{12}-Spiegeln im Blut von 200 bis 300 pmol als völlig normal gelten, obwohl sie weiterhin einen hohen Vitamin-B_{12}-Bedarf haben. Senioren ab dem 60. Lebensjahr haben in der Regel alle B-Vitamin-Defizite, da sie in der Regel schon Medikamente einnehmen.

Selbst der tägliche Verzehr von Obst und Gemüse sichert nicht die Vitaminversorgung, da der Nitratreichtum von pflanzlichen Nahrungsmitteln aus der industrialisierten Landwirtschaft Vitamin E und C verbraucht. Wer magenkrank sein möchte, braucht nur eine Woche lang täglich im Winter eine Portion Spinat zu essen.

Aufgrund unserer Erfahrungen mit intrazellulären Messungen wissen wir, dass bei Patienten mit Multiorganbeschwerden immer Defizite mehr oder weniger messbar sind. Nicht zu reden vom Vitamin D, das ja aufgrund des schrägen Sonnenlichteinfalls nicht optimal durch das Sonnenlicht gebildet werden kann. Hier ist der Mangel generell. Dabei geht es nicht um Kalziumhaushalt und Osteoporose, sondern die wichtige Funktion des Vitamin D für das Immunsystem und praktisch für alle Organsysteme bis hin zum Gehirn. Durch die Verzehrgewohnheiten der jetzigen »Pizza-Generation« sind Vitamindefizite vorprogrammiert. Der hohe Kohlenhydratkonsum sowie der Genuss sehr zuckerhaltiger Getränke führt stets zum Vitamin-B_1-Mangel, der geringe Gemüseverzehr zu weiteren Defiziten.

Störfaktor Bewegungsmangel – die sitzende Gesellschaft

»Leben ist Bewegung und ohne Bewegung findet Leben nicht statt.«

Moshe Feldenkrais, israelischer Physiker und Bewegungspädagoge

Was schätzen Sie, wie viele Kilometer Sie so täglich zu Fuß zurücklegen? Wahrscheinlich schwer zu sagen. Legen Sie sich doch einen Schrittzähler zu! Mit diesem können Sie Ihre tägliche Bewegung leicht überprüfen. Haben Sie mehr als einen Kilometer geschafft? Dann sind Sie schon besser als der Durchschnitt. Im Durchschnitt, so schätzen Experten, legen wir heute nur noch ca. 500 bis 800 m zu Fuß zurück.

Unsere Vorfahren in der Steinzeit sind noch etwa 20 bis 30 km am Tag gelaufen auf der Suche nach Beeren, Früchten, Tieren und sicheren Schlafplätzen. Noch vor einer Generation sind die Menschen deutlich mehr zu Fuß unterwegs gewesen. Das Auto wurde erst in den Sechzigerjahren zu einem Massenprodukt, das sich fast jeder leisten konnte. Nicht ohne Grund sind unsere Oberschenkelmuskeln unsere am stärksten ausgeprägten Muskeln am Körper. Allerdings werden sie heute kaum noch genutzt – die Muskeln unseres Sitzfleisches werden dafür heutzutage häufig überbeansprucht.

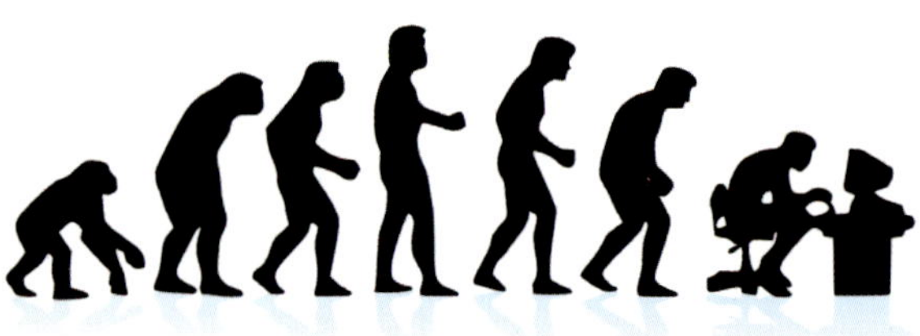

Dass Bewegungsmangel zu schweren Herz-Kreislauf- und Stoffwechsel-Erkrankungen, Übergewicht und Haltungsschäden führen kann, das wissen Sie sicherlich. Und Bewegungsmangel macht müde und schlapp. Die Durchblutung fehlt, die Sauerstoffversorgung aller Organe, inklusive des Gehirns, nimmt ab, die Muskulatur baut ab. Außerdem macht er dumm, wie Hirnforscher vor kurzem herausfanden.

Aristoteles (384 bis 322 v. Chr.) wusste dies anscheinend schon. Er gründete die philosophische Denkschule »Peripatos«. Philosophische Schulen wurden in der Antike häufig nach dem Ort ihrer Entstehung benannt. »Peripatos« bedeutet Wandelhalle. Seine Schüler, die Peripatetiker, sollen philosophische Gespräche beim Umherwandeln geführt haben. Die ständige Bewegung sollte das Denken anregen.

Studien der letzten Jahre konnten z.B. an lange Zeit bettlägerigen Krankenhauspatienten und Gefängnisinsassen zeigen, dass Bewegungsarmut mit einer deutlichen Abnahme des Intelligenzquotienten, d.h. mit einer messbaren Einschränkung der kognitiven Leistung einhergeht. Auch für die antiken Ideen fanden sich durch Studien wissenschaftliche Belege: Bewegung in jeder Form verändert das Gehirn. Es entstehen neue Nervenverbindungen, wir werden kreativer.

MIT TANGO GEGEN BURNOUT

Wenn Bewegung so wichtig ist – warum sind dann so viele Menschen heute totale Bewegungsmuffel? Nur an der fehlenden Zeit kann es kaum liegen, für etwas, das wir unbedingt wollen, finden wir die Zeit fast immer. Wir glauben, dass hier eine der Ursachen liegt: Wir WOLLEN uns nicht bewegen, wir haben das Gefühl, wir SOLLEN uns bewegen. Nicht, weil wir Lust dazu haben, sondern weil es gesund sein soll. Es hapert also an der Motivation. Walken, Joggen, Wandern oder Radeln macht bei schönem Wetter und in schöner landschaftlicher Umgebung ja möglicherweise schon Spaß. Wobei es ja auch nicht so wahnsinnig aufregend ist, die immer gleiche Strecke abzulaufen. Und wann scheint hier schon mal die Sonne.... Ist es kalt, nass und grau draußen und wir sollen zwischen Wohnblöcken auf Beton und Asphalt unser tägliches »Pflicht«programm absolvieren, dann gewinnt ganz schnell der innere Schweinehund, dem in jeder Lebenslage tausend Ausreden einfallen, warum wir dann jetzt doch lieber bequem zu Hause auf dem Sofa bleiben. Irgendwie nachvollziehbar. Uns erging es ähnlich: Kaum Zeit für Bewegung, und langweilig mochten wir schon gar nicht. Was also tun? Die Lösung: eine Bewegungsart finden, die bei jedem Wetter Spaß macht, anregend ist und dazu motiviert, das Sofa Sofa sein zu lassen. Wir möchten Ihnen etwas vorstellen, mit dem wir dem Schweinehund ein sehr erfolgreiches Schnippchen geschlagen haben:

Wie wär's denn mal mit Tango Argentino?

Tango Argentino – nicht zu verwechseln mit dem europäischen Salontango – entstand Ende des neunzehnten Jahrhunderts in Buenos Aires in den armen Schichten der Einwanderer aus aller Herren Länder. Mit viel vollmundigen Versprechungen nach Argentinien gelockt, blieb für viele doch nur ein sehr ärmliches Leben in düsteren Mietskasernen. Tanzen wurde zu einer Art Gegenwelt, in der man bei melancholischer oder beschwingter Musik für kurze Zeit der Mühsal des Alltags entkommen konnte. Relativ schnell wurde der Tango über die Grenzen Argentiniens hinaus in alle Welt getragen, wo er sich bis zum Ende des letzten Jahrhunderts seinen festen Platz als Favorit gebildeter Europäer und Amerikaner eroberte.

Was ist so besonders an diesem Tanz? Zum einen natürlich die unverwechselbare Musik. Und zum anderen: Es gibt – im Gegensatz zu anderen Tänzen – keine festen Schrittfolgen oder Choreografien. Die typischen Schritte und Figuren werden im Einklang mit der Musik improvisiert. Das führt dazu, dass im tanzenden Paar das, was als nächstes getanzt werden soll, eindeutig und unmissverständlich geführt werden muss, natürlich alles ohne Worte. Das erfordert höchste Konzentration und Aufmerksamkeit – einmal natürlich für die Musik, und dann innerhalb des Paares in beide Richtungen: Was wurde geführt? Ist das, was geführt wurde, angekommen? Insofern erfordert Tango eine besonders hohe Wachheit und Präsenz in Kombination mit einer ausgeprägten Fähigkeit zu koordinierter Bewegung, Vorausdenken und Flexibilität. Somit ist Langeweile auf jeden Fall schon mal ausgeschlossen.

Und was hat das Ganze jetzt mit Burnout zu tun? In letzter Zeit wächst das Interesse von Therapeuten und Medizinern, da die sehr speziellen Bewegungen offensichtlich gleich in mehrerer Hinsicht positiv auf Körper und Gemütslage wirken. Untersuchungen und Messungen fördern Interessantes zutage: Zum Beispiel sinkt während des Tanzens die Konzentration des Stresshormons Cortisol, die Testosteronkonzentration steigt. Tango tanzen verbessert die Beweglichkeit und die Balance. Und es wirkt sich positiv auf die Fähigkeiten zur Kommunikation und der sozialen Kompetenz aus. Fazit: Tango Argentino ist Bewegung, die gesund ist UND Spaß macht. Sehen wir uns demnächst beim Tanzen?

Je stressiger Ihr Alltag ist, desto wichtiger wird Bewegung auch als eine Möglichkeit zum körperlichen Stressabbau. Erinnern Sie sich? Im Kapitel 3, Stress essen Körper auf, haben wir ausführlich die Stressreaktion Ihres Organismus beschrieben: Der Organismus bereitet sich angesichts einer als bedrohlich bewerteten Situation darauf vor, zu kämpfen oder zu fliehen. Unterbleibt beides, dann verbleibt der Organismus in der zu diesem Zweck aufgebauten Spannung, Sie stehen sozusagen »unter Strom«. Das Gefühl kennen sicher die meisten von Ihnen. Bewegung in Form von Gehen, Walken, Joggen, Radfahren, Tanzen und so weiter hilft Ihrem Organismus, die körperlich aufgebaute Spannung auf gesunde Art und Weise abzubauen. Gleichzeitig macht Bewegung auch den Kopf wieder frei, da schrumpft dann so mancher »Löwe« wieder auf das richtige Maß.

Und bezogen auf das Thema Burnout wissen wir heute: Regelmäßige Bewegung erhöht die Anzahl der Mitochondrien pro Zelle. D. h., Sie können durch sportliche Betätigung Ihre Energieproduktion ganz gezielt unterstützen.

HALLO, AUFWACHEN!

Ein kleiner Weckruf von Dr. Ulrich Strunz

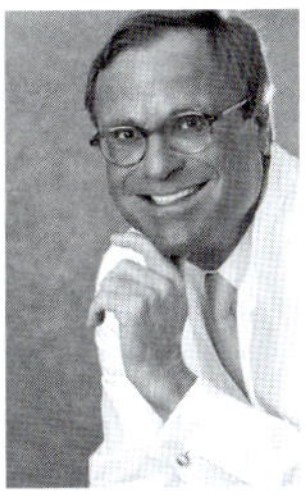

»Kümmere Dich um Deine Mitochondrien!« hatte ich Ihnen zugerufen. Und versucht, Ihnen klar zu machen, dass Ihre Mitochondrien, wenn von Ihnen beleidigt, buchstäblich umschalten in den Zustand Krebs. Wie wichtig die Mitochondrien sind, lesen wir soeben (März 2011) in der PNAS. In welcher Prof. Tarnopolski ein Mäuseexperiment beschreibt. Und vorausschickt: »Der Verlust gesunder Mitochondrien verursacht die Alterung. Muskeln schrumpfen, das Gehirn wird kleiner, die Haare fallen aus oder werden grau ...«

Zwischenbemerkung: Graue Haare? Ich hab's immer gewusst. Aber zurück: »Prof. Tarnopolski hatte genetisch veränderte Mäuse. Ausgestattet mit minderwertigen Mitochondrien. Kraftwerken also, deren eigener Reparaturmechanismus streikte. Diese Mäuse sterben innerhalb eines Jahres.

Außer, sie sind gerannt. Sind gejoggt. Haben sich bewegt. Und zwar nur drei mal 45 Minuten pro Woche. Dann blieben diese Mäuse nicht nur am Leben, sondern hatten eben nicht »graue Haare«. Weder Muskelmasse noch Gehirnvolumen hatte sich verringert. Ihre Keimdrüsen waren in Ordnung genau so wie ihre Herzen. Und obwohl auch die bewegten Mäuse mit minderwertigen Mitochondrien ausgestattet waren, zeigten sie nach einem Jahr mehr und tüchtigere Kraftwerke pro Zelle.«

Das Ergebnis war selbst für die Forscher dramatisch und unerwartet. Das hätten sie in dieser Ausprägung niemals erwartet. Das bisschen Joggen?

Aufgrund anderer Experimente bieten sie zur Erklärung ein Eiweiß an. Namens PGC-1 Alpha, welches wiederum Gene beeinflusst, die die Mitochondrienfunktion regulieren. Aufpäppeln. Tunen. Optimieren. Dieses Wundereiweiß wird stimuliert durch Bewegung.

Wieder die Erkenntnis: Laufen, Joggen, Bewegung verändert unseren genetischen Apparat. Verändert und vermehrt die Kraftwerke pro Zelle. Verlängert unser Leben dramatisch. Wir haben Laufen in seiner Bedeutung noch lange nicht verstanden.

Newsletter vom 25.3.2011, gefunden auf www.strunz.com. Abdruck mit freundlicher Genehmigung des Autors.

»Bewegung ist keine Freizeitbeschäftigung, sondern biologische Notwendigkeit.«

Dr. Michael Desphegel-Schöne, Sporttherapeut

Wichtig ist, dass Sie – bevor Sie nun loslaufen oder sich zum Tenniskurs anmelden – bitte Folgendes beachten: Jede ungewohnte Tätigkeit ist für Ihren Organismus zunächst einmal eine Herausforderung, die Energie kostet. Fangen Sie – insbesondere nach einer langen Bewegungspause – ganz langsam an. Bleiben Sie in einem Belastungsbereich, in dem Sie nicht aus der Puste kommen. Gerade zu Beginn eignen sich (Nordic) Walking und Wandern sehr gut. Idealerweise lassen Sie sich in einem Sportstudio, Reha-Center oder von einem Personal Trainer beraten.

Patienten mit Halswirbelsäulen-Traumata bitten wir, von Sport in Eigenregie abzusehen. Insbesondere Jogging führt hier häufig zu einer Verschlechterung der Symptomatik.

Wir wollen Sie nicht vom Bewegungsmuffel zum nächsten Halbmarathon-Sieger umerziehen, aber »artgerechte« Bewegung benötigen Ihre Zellen genauso wie »artgerechte« Ernährung.

Unsere Power-Tipps:

- Es klingt schon fast banal, aber setzen Sie dies einmal konsequent um: Nutzen Sie jede Gelegenheit für Bewegung im Alltag. Nehmen Sie die Treppe statt des Fahrstuhls, parken Sie Ihr Auto bewusst weit weg vom Eingang des Supermarktes. So erhöhen Sie – ohne es bewusst wahrzunehmen – Ihre tägliche Schrittzahl.
- Suchen Sie sich ein Hobby mit einer Bewegungsform, die Ihnen Spaß macht. Wie wär's mit Tanzen?
- Kleine Trampoline für zu Hause sind eine gute Möglichkeit, Bewegung in Ihren Organismus zu bringen. Lassen Sie sich hier bei einem Fachhändler beraten.
- Wandern, Nordic-Walking, Joggen sind die natürlichsten Bewegungsarten – je nach Typ und Laune.
- Falls Sie lange Zeit nicht mehr sportlich aktiv waren, suchen Sie sich einen Personal Trainer, der mit Ihnen gemeinsam verschiedene für Sie passende Sportarten testet und Ihren inneren Schweinehund bewacht.

INTERVIEW: DR. ULRICH STRUNZ

Dr. Ulrich Strunz, Arzt und Fachbuchautor, hat wie kein Zweiter durch seine zahlreichen Bücher und seine Kommentare im Internet Menschen zu regelmäßiger Bewegung animiert. Wir haben ihn gerade in Bezug auf die Burnout-Problematik befragt:

▶ *Sie sind bekannt als der »Fitnesspapst« und haben schon sehr viele Menschen für regelmäßige Bewegung begeistern können. Als Arzt behandeln Sie auch Burnout-Patienten. Welche Empfehlung geben Sie diesen in Bezug auf regelmäßige Bewegung?*

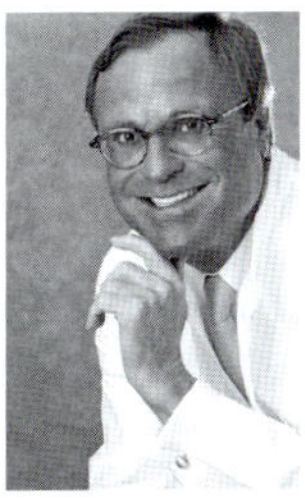

Dr. Ulrich Strunz: Erst tanken, dann fahren. Weiß jeder Formel-1-Pilot. Bedeutet für den Burnout-Patienten: Erst brauchen wir die Energie, dann können wir loslaufen. Und die Energie kommt aus den Mitochondrien. Den Kraftwerken der Zelle. Beim Burnout-Patient offenbar zu wenig Energie. Was kann er tun? Diese kleinen Maschinchen richtig füttern. Mit den essenziellen, den nötigen Stoffen. Welche man braucht? Weil die Antwort so einfach ist, Ihnen viel zu simpel erscheint, schreib ich's ausnahmsweise erst einmal wissenschaftlich korrekt auf.

Sie brauchen:

- Für die Funktionalität der Mitochondrienmembran: Omega-3
- Für die Fettsäureoxidation und den Citratzyklus: Alpha-Liponsäure, Coenzym Q_{10}, Glutathion, L-Carnitin, Vitamine B_1, B_2, Niacin, Pantothensäure, Magnesium
- Für die Elektronentransport-Kette: Eisen, Kupfer, Mangan, Selen, Q_{10}

Das war Wissenschaft. Heißt auf Deutsch ganz banal: Essen Sie Fisch, essen Sie Salat und Gemüse. Das war's. Aber eben nicht nur ein bisschen, sondern … hauptsächlich. Lassen Sie also für ein paar Wochen den überflüssigen Müll weg. Konzentrieren Sie sich auf … reine Energie!

Welchen Einfluss hat Bewegung, vor allem Ausdauertraining wie Laufen oder Walken, auf den Zellstoffwechsel, speziell auf die Mitochondrien und damit auf die Energiegewinnung?

Wenn Sie dann (erst dann) loslaufen, erleben Sie einen Turboeffekt. Denn das Laufen steigert die Durchblutung, die Sauerstoffversorgung der aktiven Muskulatur um den Faktor 10. Mindestens. Das ist ungeheuer viel. So viel Sauerstoff vertragen Ihre Kraftwerke, die Mitochondrien gar nicht. Müssen sich anpassen. Was Anpassung heißt? Die Mitochondrien, die Kraftwerke, werden erst größer und dann vermehren sie sich. In Summe hat der tägliche Läufer sechsmal mehr Kraftwerke, also sechsmal mehr Energie als der Nichtläufer.

Das kann man messen am ATP-Umsatz. Am Energieumsatz in der Muskelzelle. Man wird buchstäblich vom Zweizylinder zum Zwölfzylinder.

Wunderschön zu demonstrieren am Herz. Es gibt das Zwölfzylinderherz eines Hochleistungssportlers. Mit Ruhepuls von nur 30. Und Maximalpuls 200. Diese enorme Drehzahlbreite (so würde man das beim Automotor nennen) macht genau den Unterschied zum »Normalsitzenden« aus. Höchstleistung ist biologisch ganz einfach zu begründen.

▶ *Welchen Einfluss hat Bewegung, vor allem Ausdauertraining wie Laufen oder Walken, auf den Zellstoffwechsel, speziell auf die Mitochondrien und damit auf die Energiegewinnung?*

Dr. Ulrich Strunz: Wenn Prof. Hollmann, der Nestor der Deutschen Sportmedizin, uns 1988 zurief: »Beweg Deine Beine, und das Licht im Gehirn geht wieder an«, dann meinte er zunächst die gesteigerte Sauerstoffversorgung im Gehirn. Die aber hat Folgen. Es werden jetzt sogenannte Glückshormone stimuliert. Das Interessante: geschwindigkeitsabhängig. Auch Sie haben drei Gänge. Sie können ganz langsam joggend Serotonin freisetzen. Macht innerlich fröhlich, gibt Abstand. Man fühlt sich wohl, betrachtet die Gegend, freut sich über die Natur und den Partner...bis man die Geschwindigkeit steigert. Normaltempo erreicht.

Dann wird mehr ACTH freigesetzt, ein Hormon der Stressachse. Von Hollmann 1988 sehr richtig das Kreativitätshormon genannt. Bei mittlerem Tempo also beschäftigt man sich mit Fragen und Problemen, die man in das Joggen mitgenommen hat. Wird kreativ. Findet Lösungen. So wundervoll beschrieben von Joschka Fischer in seinem Buch.

Steigert man das Tempo weiter bis an die Obergrenze, bis ins Wettkampftempo, werden Endorphine stimuliert. Rauschhaftes Glück. Man konzentriert sich nur noch auf den Körper, hört in ihn hinein, ist voll fokussiert.... Und genießt. Höchstes Glück, wie mir Marathonläufer versichern.

Dem Läufer öffnen sich völlig neue Welten. Innere Zufriedenheit, neue Ideen und rauschhaftes Glück kann man sich erlaufen!

Störfaktor Schlafmangel – »Schlaflos in Deutschland«

»Der Schlaf ist für den ganzen Menschen, was das Aufziehen für die Uhr.«

Arthur Schopenhauer, deutscher Philosoph

Geht es Ihnen auch so, dass Sie oft lange wach liegen, obwohl Sie eigentlich »hundemüde« sind? Oder wachen Sie regelmäßig nachts auf? Plagen Sie Albträume? Und morgens fühlen Sie sich wie gerädert?

Viele Ursachen für Schlafstörungen liegen im psychischen Bereich – Sorgen, Ängste, häuslicher und beruflicher Ärger. Aber eine Reihe von Ursachen sind in unserer Lebensweise begründet. Überstunden, Geschäftsreisen, oft sogar über Zeitzonen hinweg, dazu eventuell noch Freizeitstress tragen einiges dazu bei, dass es in unseren Betten nicht unbedingt zum Besten steht. Einschlafstörungen sind die eine Seite des Problems, viele Menschen klagen aber auch, dass sie vor allem nicht durchschlafen können.

Warum Schlaf so wichtig für unseren Organismus ist, darüber sind sich die Schlafforscher übrigens nicht ganz einig. Diskutiert wird zum einen die regenerative Hypothese, d.h., der Körper nutzt die Schlafstunden, um sich zu regenerieren. Die psychische Hypothese besagt zum anderen, dass wir schlafen müssen, um geistig-emotionale Eindrücke des Tages zu verarbeiten. Gesichertes Wissen ist, dass unser Körper in den Abend- und Nachtstunden das Schlafhormon Melatonin bildet, das neben seiner schlaffördernden Wirkung eine sehr wichtige Funktion als Antioxidans für unsere Zellen hat. D. h., während der Abend- und Nachtstunden kurbelt der Körper die eigene Zellschutzfabrik an.

Einen interessanten Aspekt hat Schlaf vielleicht sogar im Zusammenhang mit den Mitochondrien: Dr. Heinrich Kremer, Begründer der Cellsymbiosistherapie®, äußerte die Vermutung, dass die Traumphasen während des Schlafes der »Mitochondrienmauserung« dienen könnten. In dieser Phase werden die Mitochondrien einer Bestandsprüfung unterzogen. Schlechte werden aussortiert und gute werden für die Mitochondrienvermehrung herangezogen.

Theorie hin – Theorie her, eine Nacht ohne ausreichenden Schlaf ist für jeden von uns »Beweis« genug, dass Schlafmangel und schlechte Schlafqualität Energieräuber sind. Schlafmangel beeinflusst alle Körperzellen negativ – das ist bekannt.

Viele Erkrankungen, wie z. B. Herz-Kreislauf-Erkrankungen, Fettleibigkeit und Diabetes mellitus werden mit einem chronischen Schlafdefizit in Verbindung gebracht. Bislang war »Übermüdung« allerdings eher nur ein subjektiv beschreibbarer Zustand. Forscher in den USA fanden jedoch kürzlich heraus, dass sich bei Übermüdung ein bestimmtes Speichelenzym erhöht. Damit wäre Übermüdung vielleicht auch bald quantifizierbar. Möglicherweise gibt es dann demnächst auch einen Schnelltest auf Übermüdung auf unseren Straßen – ähnlich dem Alkoholtest?

WISSENSWERTES: MELATONIN – MEHR ALS NUR SCHLAFHORMON

Melatonin ist ein Hormon, das aus Serotonin gebildet wird und – lichtabhängig – aus der Epiphyse (Zirbeldrüse) freigesetzt wird. Serotonin bildet der Körper vor allem aus der Aminosäure Tryptophan, die wir über die Nahrung regelmäßig zuführen müssen. Ohne Tryptophan bilden wir kein Serotonin und dadurch auch kein Melatonin. Nitrosativer Stress kann Tryptophan zerstören. In der Folge sinkt unser Speicher am Glückshormon Serotonin und auch von Melatonin. Wir sind gereizt, missmutig und schlafen schlecht. Ein Teufelskreis…Melatonin ist neben der Schlaf-Wach-Regulation auch der wichtigste Gegenspieler des Stresshormons Cortisol. Als Antioxidans schützt es unsere Zellen vor freien Radikalen.

Grundsätzlich gilt: Chronische Schlafstörungen gehören in die diagnostischen und therapeutischen Hände eines Arztes oder Heilpraktikers, da auch organische Ursachen hinter den Beschwerden stecken können. Bei leichten Schlafstörungen können unsere Hinweise allerdings unter Umständen schon Abhilfe schaffen:

Unsere Power Tipps:

- Gehen Sie möglichst immer zur gleichen Zeit ins Bett und stehen Sie möglichst um dieselbe Zeit auf. Ihre Körperzellen lieben Rhythmen.
- Verzichten Sie in den Abendstunden möglichst auf den Gebrauch von Bildschirmen, d. h. Computer und Fernsehen. Das blaue Bildschirmlicht der LED-Monitore wirkt direkt hormonell auf die innere Uhr und verhindert die Melatoninbildung.
- Licht ist der wichtigste Taktgeber für unsere Innere Uhr. Daher sollte Ihr Schlafraum absolut dunkel sein. Das Licht der Straßenlaterne und andere nächtliche Lichtquellen haben einen negativen Einfluss auf die Schlafqualität.
- Sorgen Sie für eine angenehme Raumtemperatur (ca. 18 °C).
- Kaffee, Cola, Schwarz- und Grüntee, Alkohol und Nikotin sind direkte Gegenspieler des Melatonins. Sie sollten abends daher nicht genossen werden.

- Das Gehirn reagiert besonders sensibel auf Störfrequenzen, wie wir im Kapitel 11, Dauerbelastung Elektrosmog, gezeigt haben. Viele Menschen reagieren sehr sensibel auf elektrische Störfelder, ohne es zu wissen. Überprüfen Sie daher, ob es in Ihrer unmittelbaren Nähe Elektroinstallationen gibt. Ein sogenannter »Nachtfreischalter« kann in diesen Fällen schnell Abhilfe schaffen. Damit unterbrechen Sie den Stromfluss während der Nachtstunden im Schlafzimmer.

INTERVIEW: ALEXANDER WUNSCH

Herr Alexander Wunsch, Arzt und Lichtbiologe aus Heidelberg, ist ein ausgewiesener Experte zum Thema Lichthygiene und Lichttherapien. Wir haben ihn zum Thema Schlaf befragt:

▶ *Gibt es eine allgemeingültige Empfehlung für die Schlafdauer? Sind die in der Regel empfohlenen sieben Stunden Schlaf generell ausreichend?*

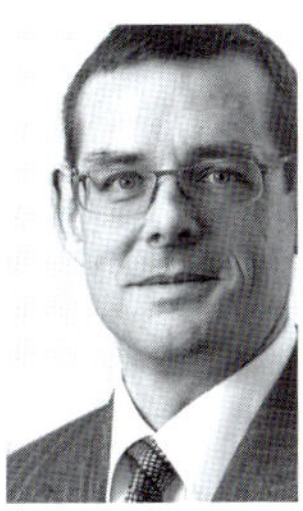

Alexander Wunsch: Es geht hier aus meiner Sicht nicht nur um die absolute Schlafdauer, sondern auch um die Schlafqualität und den entsprechenden Kontext, also z.B. auch die Qualität der Stunden vor dem Schlafengehen. Natürlicherweise setzt mit dem Eintritt der Dunkelheit auch die Melatoninproduktion ein. Durch den vielfältigen Einsatz von Kunstlicht in den Stunden vor dem Zubettgehen kommt diese hormonelle Vorbereitung auf einen erholsamen und regenerativen Schlaf zu kurz. Einige Forscher gehen davon aus, dass wir heute im Jahresmittel bis zu drei Stunden weniger Melatoninpräsenz in den Nachtstunden aufweisen als noch vor einhundert Jahren. Es gibt groß angelegte epidemiologische Studien, die beispielsweise zeigen konnten, dass ein signifikanter Zusammenhang zwischen zu wenig Schlaf und Brustkrebs bzw. Prostatakrebs existiert.

▶ *Welche Erkenntnisse haben wir heute über die vielfältigen Wirkungen von Melatonin?*

Alexander Wunsch: Melatonin wird oft als Schlafhormon bezeichnet, was seine Effekte jedoch nur sehr unvollständig beschreibt, denn es ist auch ein Regenerations- und Schutzhormon, das auf der Ebene jeder einzelnen Körperzelle seine Wirkungen entfaltet. In zahlreichen wissenschaftlichen Studien wurden unter anderem folgende Eigenschaften gefunden: Melatonin wirkt als Antioxidans, schützt also die Zellen vor Schäden durch Sauerstoffradikale; es ist ein Gegenspieler von Stresshormonen wie z.B. dem Cortisol; es wirkt als Aromatase-Hemmer und reduziert somit die Bildung von Östrogenen, die im Gewebe außerhalb der Keimdrüsen entstehen; es reguliert das Ausmaß der Energieerzeugung

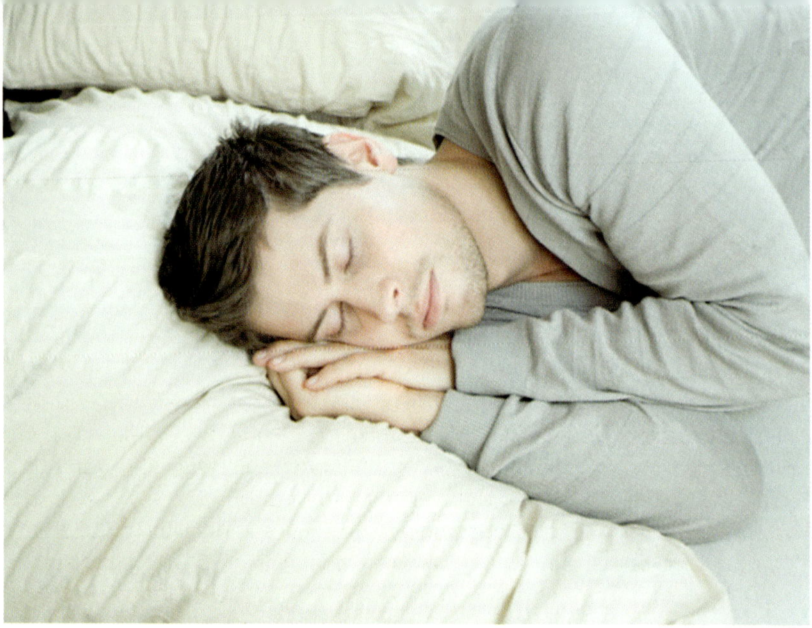

in den Zellkraftwerken und beeinflusst darüber auch die Körpertemperatur und viele Stoffwechselvorgänge. Im Auge, genauer in der Netzhaut, wird es ebenfalls gebildet und steuert hier neben anderen Prozessen die Regenerationszyklen von Stäbchen und Zapfen. Wahrscheinlich kann es dadurch sogar vor degenerativen Netzhauterkrankungen wie der altersbedingten Makuladegeneration (AMD) schützen. Diese Aufzählung ist natürlich nicht vollständig und ständig kommen neue Erkenntnisse hinzu – was man jedoch guten Gewissens schon sagen kann: Melatonin ist ein unverzichtbares Hormon, dem man eine Chance geben sollte, im Körper seine Wirkungen zu entfalten, indem man das Licht eben auch mal ausmacht.

Empfehlenswerte Websites:

- www.buergerwelle.de
- www.heilkraft-d.de
- www.schlafgestoert.de
- www.logi-methode.de
- www.5amtag.de
- www.lauftreff.de
- www.perfecthealthdiet.com
- www.lichtbiologie.de
- www.slowfood.de
- www.foodwatch.de
- www.mip-spitz.de
- www.terrywahls.com
- www.mercola.com

Resümee und Ausblick

Wir sind am Ende unserer Reise in Ihren Zellstoffwechsel angelangt. Vielleicht betrachten Sie Ihr »Supervehikel« Körper inzwischen mit etwas anderen Augen, und es ist uns gelungen, Sie dafür zu sensibilisieren, welche Vielfalt von Faktoren auf Ihre persönliche Energiegewinnung einwirkt. Und Sie haben vielleicht sogar schon begonnen, den einen oder anderen unserer Power-Tipps in Ihren Alltag zu integrieren, um einem Absinken oder Erliegen Ihrer persönlichen Energieproduktion entgegenzuwirken. Einige der Gefahren kannten Sie vielleicht, andere waren neu. Doch Unwissenheit schützt nicht vor den Folgen. Und wenn wir uns diese Faktoren mit all ihren gravierenden Auswirkungen auf unsere Energie und damit unsere Gesundheit einmal wirklich in aller Konsequenz vor Augen führen, dann können wir uns des Gefühls nicht erwehren, dass wir offensichtlich mit großer Ignoranz und Intensität an dem Ast sägen, auf dem wir sitzen. Ein bisschen erinnert uns das an Goethes Zauberlehrling: … die Geister, die ich rief, die werd' ich nun nicht los ….

Wir glauben uns heute in unserer mitteleuropäischen Welt ziemlich sicher. Die technische Sicherheit unseres Autos lassen wir uns eine Menge kosten, ABS, Airbag, ESP und wie die technischen Raffinessen alle heißen – ohne sie möchte heute niemand mehr fahren. Kliniken, Versicherungen aller Art, Altersversorgung und und und gaukeln uns vor, alles wäre geregelt. In großen Hotels dürfen wir heute noch nicht einmal mehr das Fenster ganz öffnen – wir werden davor geschützt, aus Versehen hinauszufallen. Auf Blumentöpfen im Gartencenter steht zu lesen, dass diese Pflanze nicht zum Verzehr geeignet ist, sie könnte ja schließlich gesundheitsschädlich sein. Sicherheit wird heutzutage ganz groß geschrieben. Doch diese Sicherheit ist trügerisch, denn die Gefahr lauert an einer ganz anderen Stelle: in Ihren eigenen Zellkraftwerken. Die Täter sind unauffällig und schwer zu fassen, oft kommen sie sogar ganz harmlos und scheinheilig als kleine vermeintliche Helferlein daher. Damit unser Leben noch bequemer und schneller werden kann. Damit wir uns noch weniger bewegen müssen. Damit wir keine Zeit mehr für das lästige Kochen benötigen. Damit wir vor der vermeintlich so gefährlichen Sonne geschützt werden. Damit wir überall und jederzeit erreichbar sind. Sie haben sich in unserem Leben breitgemacht, und sind scheinbar daraus nicht mehr wegzudenken. Es fragt sich nur: Was ist der Preis, den wir dafür zahlen? An dieser Stelle denken Sie jetzt vielleicht: »Ja, aber, muss ich das denn jetzt wirklich alles beachten? Das ist doch ziemlich umständlich und unbequem, auf vieles möchte ich auf gar keinen Fall verzichten!« Was möchten wir Ihnen hier raten? Lassen Sie uns doch noch ein letztes Mal Ihre Zellen nach ihrer Meinung fragen. Und wieder wird aus der Sicht Ihrer

Zellen die Antwort sehr einfach: Solange Sie gesund sind und vor Energie strotzen, kann Ihr Körper durchaus geringe Mengen schädlicher Einflüsse kompensieren. Unser Organismus ist ein sehr belastbares und regenerationsfähiges Instrument. Wenn wir denn ein grundsätzlich gesundes Regulationssystem haben! Ein gesunder Organismus verzeiht vieles. Nur: irgendwann ist das Maß voll, und wenn unsere Energieproduktion dann bereits am Boden liegt, dann reicht es nicht mehr, einmal am Tag einen Apfel zu essen. Dann sollten wir dringend die Notbremse ziehen und auf möglichst vielen Ebenen gleichzeitig ansetzen, um den Zustand Gesundheit wiederherzustellen. Je tiefer das Kind schon in den Brunnen gefallen ist, desto größere Anstrengungen müssen wir unternehmen, um es wieder herauszuholen. Kurz gesagt: Wir können nicht weitermachen wie bisher und erwarten, dass von selbst – wie durch Zauberhand – alles wieder in Ordnung kommt. Sondern wir müssen schnellstmöglich alles tun, damit die Zellen wieder genau das bekommen, was sie brauchen, und damit wir das von uns fernhalten, was unsere Zellen schädigt und unsere Energieproduktion einschränkt. Erwarten Sie nicht, dass jemand anderes sich um Ihre Zellen kümmert, das ist Ihre ganz persönliche »Chefsache«! Kümmern Sie sich um sie, bevor es zu spät ist! Wir wünschen Ihnen viel Spaß und Erfolg bei der Umsetzung unserer Power-Tipps! Wenn Sie weiterhin an regelmäßigen Informationen über Interessantes rund um Ihre Mitochondrien interessiert sind, besuchen Sie uns auf unserer Homepage www.derburnoutirrtum.de und abonnieren Sie unseren monatlich erscheinenden Newsletter!

Danksagung

Wir erzählen Ihnen in diesem Buch eine Geschichte über Gesundheit und Gesundwerdung. Wir haben sie aufgeschrieben – möglich wurde sie jedoch erst durch die Arbeit vieler außergewöhnlicher Wissenschaftler. Einige von ihnen sind in diesem Buch in Interviews zu Wort gekommen. Wir danken jedem Einzelnen von ihnen sehr für die Zeit und Mühe, die es gekostet hat, sich mit unseren zahlreichen Fragen auseinanderzusetzen. Ausdrücklich danken wir Herrn Dr. Heinrich Kremer, dem Begründer der Cellsymbiosistherapie®. Durch sein Engagement konnten bahnbrechende evolutionsbiologische und quantenphysikalische Erkenntnisse den Weg in die Medizin finden. Herzlicher Dank geht an alle Kollegen, die uns auf verschiedene Weise unterstützt haben, insbesondere Patrick Auth, Jörg Hentschel, Albert Hesse, Wolfgang Jaksch, Markus Junge, Sascha Kauffmann, Birgit Maurer, Ralf Meyer und Jörg Rinne. Wir danken unseren Familien und Freunden, die uns ermutigt haben, auch während turbulenter Praxis- und Seminarzeiten das Buch zu Ende zu bringen und die uns immer mit Rat und Tat zur Seite standen. Und nicht zuletzt bedanken wir uns bei unseren Patienten und Seminarteilnehmern. Durch die Arbeit mit ihnen wurde es überhaupt erst möglich, dieses Buch zu schreiben.

Index

Quellen und Literaturempfehlungen

Ärzte Zeitung online vom 19.04.2011: Burnout-Diagnosen nehmen zu

Ärzte Zeitung online vom 20.06.2011: Burnout greift um sich

Ärzte Zeitung online vom 27.09.2011: Zeitbombe Burnout

Ärztezeitung online vom 28.11.2011: Vitamin D-Mangel kann tödlich sein

Bergmüller, Heinrich, Assinger, Armin, Baldwin, Alexandra: Enorm in Form, Das Bergmüller-Prinzip bewegt in jedem Lebensalter, Verlag Carl Ueberreuther, Wien 2009

Binder, Franz, Wahler, Joseph: Zucker, nein danke, Heyne Verlag München 1995

Brakebusch, Leveke und Heufelder, Armin: Leben mit Hashimoto Thyreoiditis, Zuckschwerdt Verlag, München 2007

Brandmeyer, Elke, Dr. Köhler, Bodo: Licht schenkt Leben, Natura Viva Verlag, 1997

Cordain, Loren, Ph.D.: The Paleo Diet, John Wiley&Sons Hoboken, New Jersey 2011

Daunderer, Max: Gifte im Alltag, 2. Auflage, Verlag C.H. Beck 2005

Daunderer, Max: Gifte im Alltag, Verlag C.H. Beck, München 2005

Der Spiegel, Nr. 4/2011 und Nr. 30 vom 25.07.2011

Dr. Budwig, Johanna: Die Öl-Eiweiß-Kost, Sensei Verlag, Kernen 2010

Dr. Carmichael, Joel: Magnetic Resonance Stimulation – Using the field to optimize your health, 2009

Dr. Desphegel-Schöne, Michael: Fitness für faule Säcke, Goldmann Verlag, München 2006

Dr. Döll, Michaela: Die Kraft der Antioxidantien, Gesund und jung bleiben, Volle Abwehrkraft voraus, Goldmann Verlag München 2008

Dr. Döll, Michaela: Entzündungen, Ursache vieler Krankheiten, Goldmann Verlag München 2008

Dr. Freudenberger, Herbert, North, Gail: Burnout bei Frauen. Fischer Taschenbuch Verlag, 11. Auflage 2005

Dr. Freudenberger, Herbert: The staff Burnout-Syndrome in alternative institutions. In: Psychotherapy: Theory/Research/Practice/Training. Bd. 12 (1975), S. 72–83

Dr. Glück, Walter: Heilsame Schwingungen – die neue Dimension der sanften Medizin, Kneipp Verlag, Wien 2008

Dr. Grunewald, Armin: Die Öl-Eiweiß-Kost nach Dr. Johanna Budwig, Kanur Mens Sana, Oldenburg 2008

Dr. Grunewald, Armin: Essen als wahre Hilfe, Basisrezepte nach Dr. Johanna Budwig, Oldenburg 2007

Dr. Hill, Hans-Ulrich: Chronisch krank durch Chemikalien. Ein Ratgeber für Betroffene, Angehörige, medizinisches Personal, Hausärzte und Gesundheitswesen.2. Aufl., Shaker-Verlag, Aachen, 2009

Dr. Hill, Hans-Ulrich: Sind psychische Krankheiten Geisteskrankheiten? Zur Revision wissenschaftstheoretischer Auffassungen zu umweltbedingten Krankheiten. Umwelt, Medizin, Gesellschaft 24 (3), 2011, 228–231

Dr. Hill, H.U., Müller, K.E., Huber, W.: Multiple Chemikalien-Sensitivität (MCS) – Ein Krankheitsbild der chronischen Multisystemerkrankungen. Umweltmedizinische, toxikologische und sozialpolitische Aspekte. 3. neu bearbeitete und erweiterte Auflage, Shaker-Verlag Aachen, 2010

Dr. Hill, Hans-Ulrich: Umweltschadstoffe und Neurodegenerative Krankheiten des Gehirns (Demenzkrankheiten). – Wie neurotoxische Langzeitwirkungen von Chemikalien zur Degeneration des Gehirns führen.2. erweiterte Auflage, Shaker-Verlag Aachen, 2010

Dr. Köhler, Bodo: Biophysikalische Informations-Therapie, Books on Demand, Freiburg 2003

Dr. Kremer, Heinrich: Die stille Revolution der Krebs- und Aidsmedizin, Ehlersverlag Wolfratshausen, 5. Auflage 2006

Dr. Kuklinski, Bodo: Das HWS-Trauma, Ursachen, Diagnose, Therapie, 2. Auflage, Aurum im Kamphausen Verlag, Bielefeld 2007

Dr. Kuklinski, Bodo und van Lunteren, Ina: Gesünder mit Mikronährstoffen, Schützen Sie Ihre Zellen vor »Freien Radikalen«, Kamphausen Verlag, Bielefeld 2010

Dr. Lipton, Bruce: Intelligente Zellen, 6. Auflage, Koha-Verlag, Burgrain 2008

Dr. Liutgart Baumeister-Jesch: Einblicke in die Welt der Mikronährstoffe, Leimen 2011

Dr. Mayr, Franz Xaver: Darmträgheit, Adolf Holzhausens Nfg. Verlag, Wien1968

Dr. Mutter, Joachim: Amalgam – Risiko für die Menschheit, 3. Auflage, Natura Viva Verlag, 2011

Dr. Mutter, Joachim: Gesund statt Chronisch krank, Natura Viva Verlag 2009

Dr. Pfeiffer, Carl: Nutrition and Mental Illness etc., Rochester 1987

Dr. Servan-Schreiber, David: Die neue Medizin der Emotionen, Goldmann Verlag, München, 2006

Dr. Strienz, Joachim: Kryptopyrrolurie – Ratgeber für Patienten, 2. Auflage, Zuckschwerdt Verlag, Germering 2008

Dr. Strienz, Joachim: Nebennierenunterfunktion, Zuckschwerdt Verlag, Germering 2010

Dr. Strunz, Ulrich: Fit wie Tiger, Panther und Co., Heyne Verlag München, Was man von Tieren lernen kann

Dr. Strunz, Ulrich: Das Geheimnis der Gesundheit, Heyne Verlag, München 2010

Dr. Strunz, Ulrich: Forever Young – das Erfolgsprogramm, Heyne Verlag München 2003

Dr. Strunz, Ulrich: Forever Young – Das Leicht-Lauf-Programm, Heyne Verlag, München 2006

Dr. Strunz, Ulrich und Jopp, Andreas: Topfit mit Vitaminen: Die Vitamin-Revolution, Deutscher Taschenbuchverlag, 2006

Dr. Thuile, Christian: So hilft Ihnen die Magnetfeldtherapie, Trias Verlag, 2008

Epstein, Samuel S.: Toxic Beauty, Ben Bella Books Dallas, 2009

Gershon, Michael: Der kluge Bauch, Die Entdeckung des zweiten Gehirns, Goldmann-Verlag München 2001

Gonder, Ulrike, Prof. Dr. Worm, Nicolai: Mehr Fett, Liebeserklärung an einen zu Unrecht verteufelten Nährstoff, Systemed Verlag Lünen 2010

Gonder, Ulrike: Fett, Unterhaltsames und Informatives über fette Lügen und mehrfach ungesättigte Versprechungen, Hirzel Verlag Stuttgart 2009

Grimm, Hans-Ulrich: Die Ernährungslüge, Wie uns die Lebensmittelindustrie um den Verstand bringt, Knaur Taschenbuch Verlag München 2011

Grimm, Hans-Ulrich: Die Suppe lügt, Die schöne neue Welt des Essens, Knaur Taschenbuch Verlag München 2008

Grimm, Hans-Ulrich: Leinöl macht glücklich – Das blaue Ernährungswunder, Dr. Watson Books, Stuttgart-Bad Cannstadt, 2006

Gröber, Uwe: Arzneimittel und Mikronährstoffe, Wissenschaftliche Verlagsgesellschaft, Stuttgart 2011

Gröber, Uwe: Mikronährstoffe, 3. Auflage, Wissenschaftliche Verlagsgesellschaft Essen 2011

Gröber, Uwe: Orthomolekulare Medizin, 3. Auflage, Wissenschaftliche Verlagsgesellschaft Essen 2008

Günteroth, Horst, Stoessinger, Michael: Volksdroge Zucker, Stern Nr. 15, 2011

Gvodjakova, Anna (Hrsg.): Mitochondrial Medicine – Mitochondrial Metabolism, Diseases, Diagnosis and Therapy, Springer Science and Business Media 2008

Jacob Liberman: Die heilende Kraft des Lichts, Piper-Verlag 1996

Jaminet, Paul, Ph.D., Jaminet Shou-Ching, Ph.D.: Perfect Health Diet, Four Steps to Renewed Health, Youthful Vitality and Long Life, YinYang Press Cambridge Mass. 2010

Jennrich, Peter: Schwermetalle – Ursache für Zivilisationskrankheiten, CoMED Verlagsgesellschaft 2007

Jopp, Andreas: Risikofaktor Vitaminmangel, Trias Verlag, Stuttgart 2008

Margulis, Lynn: Die andere Evolution, Spektrum Verlag, 1999

Maslach, Christina und Jackson, Susan E.: The measurement of experienced burnout, Journal of occupational behaviour, Vol. 2, 99–113 (191)

Mauch, Walter: Die Bombe unter der Achselhöhle, Herbig Verlag München 1996

Meyer, Ralf: Chronisch gesund, Pirmasens 2009

Nesterenko, Sigi: Leaky Gut – der durchlässige Darm, Rainer Bloch Verlag Weinheim 2010

Pall, Martin: Explaining »unexplained Illnesses«, Informa Health Care USA, New York 2009

Piontzik, Klaus: Gitterstrukturen des Erdmagnetfeldes, Norderstedt 2007

Pollmer, Udo, Hoicke, Cornelia, Grimm, Hans-Ulrich: Vorsicht Geschmack, Was ist drin in Lebensmitteln? Rowohlt Taschenbuch Verlag Reinbek bei Hamburg 2000

Prof. Dr. Spitz, Jörg, Grant, William B., Ph. D.: Krebszellen mögen keine Sonne, Mankau-Verlag, 2010

Prof. Dr. Spitz, Jörg: Superhormon Vitamin D, Verlag Gräfe und Unzer, München 2011

Prof. Dr. Worm, Nicolai: Glücklich und schlank, Das komplette Logi-Basiswissen, Systemed Verlag, Lünen 2009

Prof. Dr. Worm, Nicolai: Heilkraft D, Systemed Verlag, Lünen 2009

Prof. Dr. Worm, Nicolai: Syndrom X oder Ein Mammut auf den Teller, Mit der Steinzeitdiät aus der Wohlstandsfalle, Systemed Verlag Lünen 2010

Prof. Dr. Worm, Nicolai: Die Schlafmangel-Fettfalle, Systemed Verlag, Lünen 2011

Reitz, Sonja: Seelische Beschwerden – Körperliche Ursachen, Gräfe und Unzer Verlag, München 2007

Runow, Klaus-Dietrich: Nervenschutz durch Entgiftung, Ratgeber für gesundes Altwerden, Mein Buch 2005

Runow, Klaus-Dietrich: Der Darm denkt mit, Südwest Verlag, München 2011

Runow, Klaus-Dietrich: Wenn Gifte auf die Nerven gehen, Südwest Verlag, München 2008

Schemionek, Anja, Dr. Kuklinski, Bodo: Schwachstelle Genick, Aurum im Kamphausen Verlag, Bielefeld 2010

Schilling, Jürgen: Kau Dich gesund, 6. Auflage, Trias Verlag, München 2011

Selye, Hans: Stress beherrscht unser Leben, Heyne Verlag Düsseldorf 1957

Tenzer, Eva: Tango – ein Tanz als Therapeutikum, Psychologie heute, Heft 10/2011

Thome, Konrad: Nährstoffe zum Überleben, und ihre Bedeutung für Körper, Geist und Seele, Kelkheim 2006

von Haller, Albert: Gefährdete Menschheit, Ursache und Verhütung der Degeneration, Hippokrates Verlag Stuttgart 2009

Wahls, Terry L., M.D.. Minding my Mitochondria, TZ Press, Iowa City 2010

Weill, Pierre: Sind wir morgen alle dick? 40 Jahre Ernährungslügen, 10 Kilo Übergewicht, Systemed Verlag Lünen 2009

Wilson, James L: Adrenal Fatigue – The 21st Century Stress Syndrome, 2007

Zitat Ursula von der Leyen: Süddeutsche Zeitung online, 27.12.2011

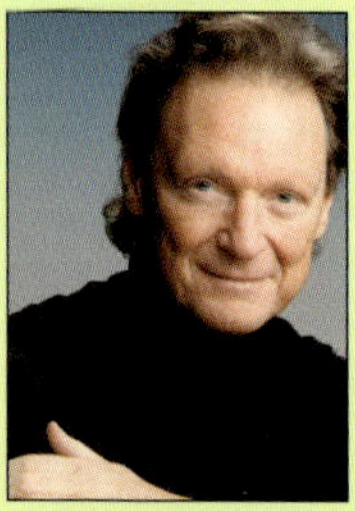

Über eine halbe Million Leser kauften LOGI-Bücher! Damit ist Dr. Nicolai Worms LOGI-Methode eine der erfolgreichsten Ernährungsratgeber-Reihen auf dem Markt.

Dr. oec. troph. Nicolai Worm ist ein im gesamten deutschen Sprachraum bekannter Ernährungswissenschaftler. Nach seinem Studium der Oecotrophologie in München und seiner Promotion an der Universität in Gießen lag sein Forschungsschwerpunkt im Bereich Ernährung und Herzinfarkt. Die Fachwelt kennt ihn u. a. für seine kritische Position in der Cholesterindiskussion und durch seine Lehrtätigkeit im Bereich Sporternährung. Nicolai Worm hat zahlreiche Bücher, Broschüren und Fachartikel verfasst und ist zusätzlich durch seine Radio- und TV-Auftritte sowie durch seine ARD-Sendereihe »Ernährungswissenschaft für den Hausgebrauch« auch dem Publikum vertraut geworden.

Seit 2009 ist er Professor an der Deutschen Hochschule für Prävention und Gesundheitsmanagement (DHPG).

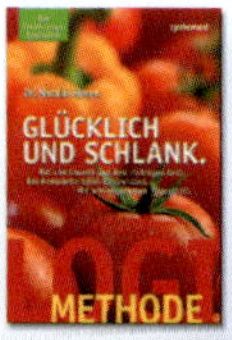

LOGI-METHODE.
Glücklich und schlank.
Mit viel Eiweiß und dem richtigen Fett.
Das komplette LOGI-Basiswissen.
Mit umfangreichem Rezeptteil.
Dr. Nicolai Worm
978-3-927372-26-9 **19,90 €**

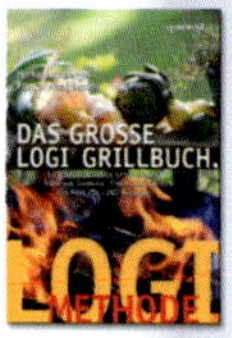

NEU

LOGI-METHODE.
Das große LOGI-Grillbuch.
120 heiß geliebte Grillrezepte
rund um Gemüse, Fisch und Fleisch.
Ein Fest für LOGI-Freunde.
Heike Lemberger | Franca Mangiameli
978-3-942772-12-9 **19,99 €**

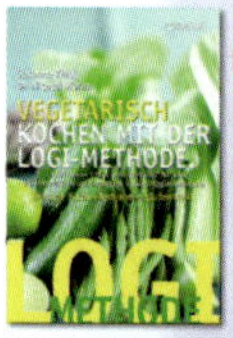

NEU

LOGI-METHODE.
Vegetarisch kochen mit der LOGI-Methode.
LOGI ohne Fisch und Fleisch?
Na klar! 80 innovative und kreative
LOGI-Veggie-Rezepte.
Wenige Kohlenhydrate – glutenfrei!
Susanne Thiel | Dr. Nicolai Worm
978-3-927372-80-1 **19,95 €**

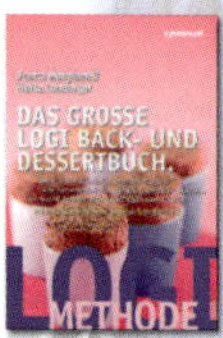

LOGI-METHODE.
Das große LOGI-Back- und Dessertbuch.
Über 100 raffinierte Dessertrezepte,
die Sie niemals für möglich gehalten
hätten. So macht Leben nach LOGI
noch mehr Spaß!
Mit ausführlichem Stevia-Extrakapitel.
Franca Mangiameli | Heike Lemberger
978-3-927372-66-5 **19,95 €**

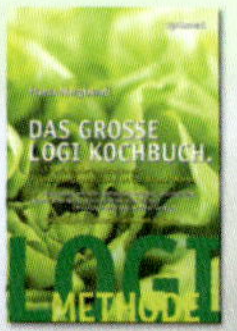

LOGI-METHODE.
Das große LOGI-Kochbuch.
120 raffinierte Rezepte zur Ernährungsrevolution von Dr. Nicolai Worm.
Mit exklusiven LOGI-Kompositionen
der Spitzenköche Alfons Schuhbeck,
Vincent Klink, Ralf Zacherl, Christian
Henze und Andreas Gerlach.
Franca Mangiameli
978-3-927372-29-0 **19,95 €**

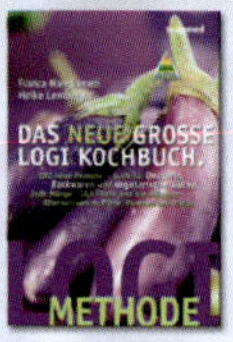

LOGI-METHODE.
Das neue große LOGI-Kochbuch.
120 neue Rezepte – auch für Desserts,
Backwaren und vegetarische Küche.
Jede Menge LOGI-Tricks und die klügsten
Alternativen zu Pizza, Pommes und Pasta.
Franca Mangiameli | Heike Lemberger
978-3-927372-44-3 **19,95 €**

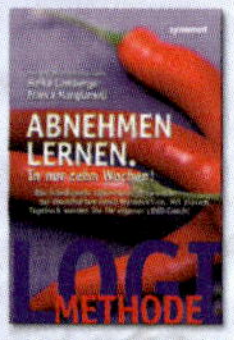

LOGI-METHODE.
Abnehmen lernen.
In nur zehn Wochen!
Das intelligente LOGI-Power-Programm
zur dauerhaften Gewichtsreduktion.
Mit diesem Tagebuch werden Sie Ihr
eigener LOGI-Coach!
Heike Lemberger | Franca Mangiameli
978-3-927372-46-7 **18,95 €**

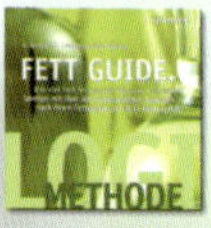

NEU

LOGI-METHODE.
Fett Guide.
Wie viel Fett ist gesund? Welches
Fett wofür? Tabellen mit über 500
Lebensmitteln, bewertet nach ihrem
Fettgehalt und ihrer Fettqualität.
Heike Lemberger
Ulrike Gonder | Dr. Nicolai Worm
978-3-942772-09-9 **9,99 €**

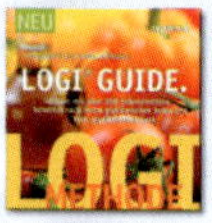

VOLLSTÄNDIG ÜBERARBEITETE NEUAUFLAGE

LOGI-METHODE.
LOGI-Guide.
Tabellen mit über 500 Lebensmitteln,
bewertet nach ihrem glykämischen Inde
und ihrer glykämischen Last.
Franca Mangiameli
Dr. Nicolai Worm | Andra Knauer
978-3-942772-02-0 **6,99 €**

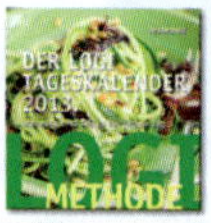

JÄHRLICH NEU! 2013 2014 2015

LOGI-METHODE.
Der LOGI-Tageskalender 2013.
Rezepte und Tricks für jeden Tag.
978-3-942772-18-1 **15,99 €**

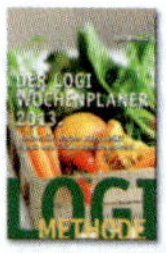

JÄHRLICH NEU! 2013 2014 2015

LOGI-METHODE.
Der LOGI-Wochenplaner 2013.
Woche für Woche alles LOGI!
Tipps und Tricks und Übersicht.
978-3-942772-19-8 **9,99 €**

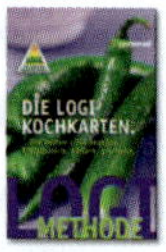

LOGI-METHODE.
Die LOGI-Kochkarten.
Die besten LOGI-Rezepte.
Einfallsreich, einfach, preiswert.
978-3-927372-45-0 **17,95 €**

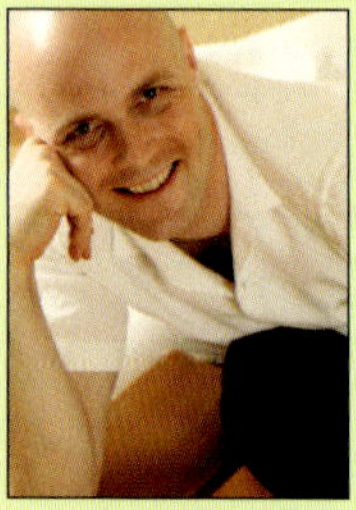

Trendthema Yoga im systemed Verlag: auch mit wenig Zeit zum perfekten Übungsergebnis. Mit Brahmadev Marcel Anders-Hoepgen.

Brahmadev Marcel Anders-Hoepgen praktiziert Yoga und Meditationstechniken schon seit früher Kindheit. Nach dem Studium der Musik konzertierte er viele Jahre als klassischer Gitarrist. Yoga und Meditation halfen ihm sehr bei dem Umgang mit Stress und Lampenfieber. Sein Verlangen, diese Lehre in ihrer Tiefe zu ergründen wurde so groß, dass er seinen Beruf als Musiker aufgab und der Einladung seines Gurus Shri Yogi Hari folgte, bei ihm zu leben und zu lernen.

Seitdem widmet er sein ganzes Leben dem Yoga. 2004 verlieh ihm Shri Yogi Hari den Titel »Sampoorna Yoga Meister«.

Brahmadev Marcel Anders-Hoepgen aus der Schule Shri Yogi Haris ist eine der einflussreichsten Persönlichkeiten im Sampoorna Hatha Yoga. Im systemed Verlag erscheint ein breites Spektrum seiner Lehrmaterialien in Buchform, auf DVD und auf CD.

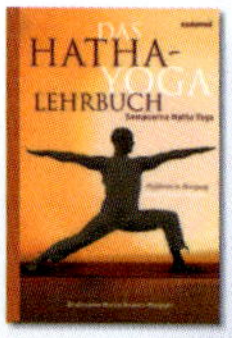

Das Hatha Yoga Lehrbuch.
Sampoorna Hatha Yoga, Perfektion in Bewegung. Die 150 schönsten Übungen.
Marcel Anders-Hoepgen
978-3-927372-53-5 **29,95 €**

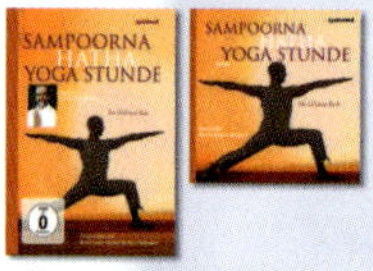

- **Sampoorna Hatha Yoga Stunde** (DVD)
  978-3-927372-64-1 **17,95 €**
- **Sampoorna Hatha Yoga Stunde** (CD)
  978-3-927372-65-8 **14,95 €**

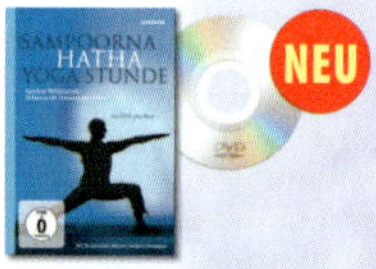

- **Sampoorna Hatha Yoga Stunde Stufe 2** (DVD)
  978-3-942772-04-4 **17,95 €**

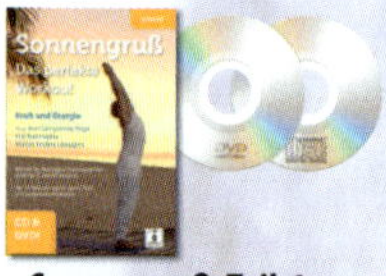

- **Sonnengruß, Teil 1** (DVD + CD)
  Das perfekte Workout
  978-3-927372-77-1 **16,95 €**

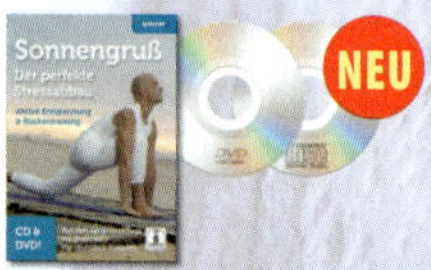

- **Sonnengruß, Teil 2** (DVD + CD)
  Der perfekte Stressabbau
  978-3-927372-97-9 **16,95 €**

- **Augenentspannung** (CD)
  978-3-927372-71-9 **8,95 €**
- **Gleichgewicht** (CD)
  978-3-927372-72-6 **8,95 €**
- **Nackenentspannung** (CD)
  978-3-927372-70-2 **8,95 €**
- **Oberen Rücken stärken** (CD)
  978-3-927372-73-3 **8,95 €**
- **Unteren Rücken stärken** (CD)
  978-3-927372-74-0 **8,95 €**
- **Bauchmuskulatur stärken** (CD)
  978-3-927372-75-7 **8,95 €**

Sampoorna Hatha Yoga begleitet Sie durch Schwangerschaft, Geburt und Wochenbett.

Das neue Standardwerk mit Atemtechniken, Übungen für Rücken und Beckenboden, Geburtsvorbereitung und Rückbildung.

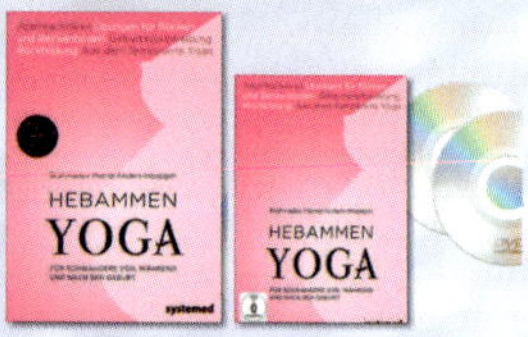

Hebammen Yoga
Übungen zur Geburtsvorbereitung und Rückbildung. Inkl. Mantra-Audio-CD.
Marcel Anders-Hoepgen
978-3-927372-99-3 **19,99 €**

- **Hebammen Yoga** (Doppel-DVD)
  Übungen zur Geburtsvorbereitung und Rückbildung.
  978-3-942772-03-7 **16,95 €**

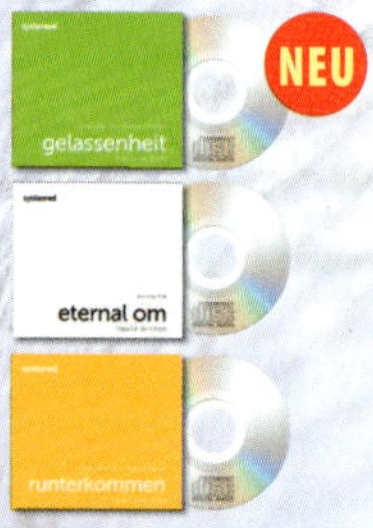

Nada-Yoga-Musik-Reihe

- **Gelassenheit** (CD)
  978-3-942772-15-0 **12,99 €**
- **Eternal OM** (CD)
  978-3-942772-16-7 **12,99 €**
- **Runterkommen** (CD)
  978-3-942772-17-4 **12,99 €**

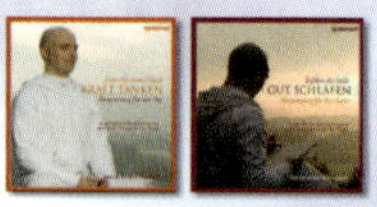

- **Kraft tanken.** (CD) **Entspannung für den Tag.**
  978-3-927372-61-0 **9,95 €**
- **Gut schlafen.** (CD) **Entspannung für die Nacht.**
  978-3-927372-62-7 **9,95 €**

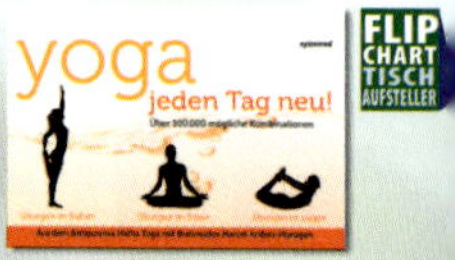

Yoga: Jeden Tag neu!
Über 100.000 mögliche Kombinationen für Übungseinheiten à 5 bis 10 Minuten.
Marcel Anders-Hoepgen
978-3-927372-69-6 **28,00 €**

Wenig Zeit? Übung macht den Meister!

Die meisten Menschen finden in der heutigen Zeit kaum genug Raum für ihre Hobbys, geschweige denn für ihre Gesundheit. Mit diesem Flipchart gibt Sampoorna Yogameister Brahmadev Marcel Anders-Hoepgen Ihnen die Möglichkeit, mit einem minimalen Zeitaufwand von 3–5 Minuten täglich trotzdem etwas für Ihre Gesundheit zu tun.

Mit unendlich vielen verschiedenen Kombinationsmöglichkeiten stellen Sie sicher, dass Sie nach und nach den ganzen Körper harmonisieren, kräftigen und entspannen. Sie brauchen dazu keine besonderen Geräte, müssen sich nicht umziehen und können die Übungen an dem Platz ausführen, an dem Sie gerade sind.

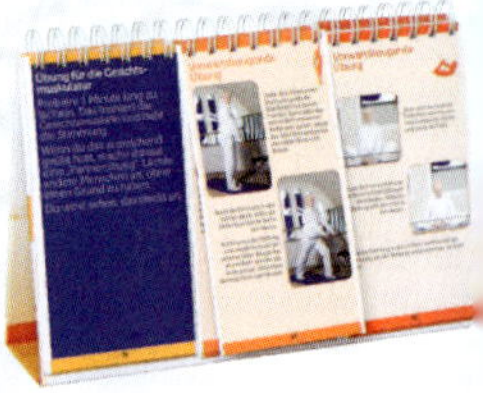

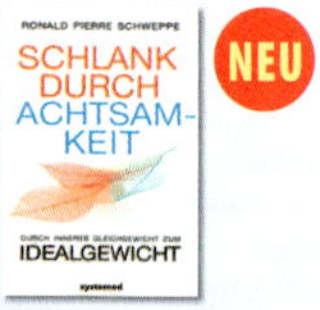

Schlank durch Achtsamkeit.
Durch inneres Gleichgewicht zum Idealgewicht
Ronald Pierre Schweppe
978-3-942772-00-6 **14,95 €**

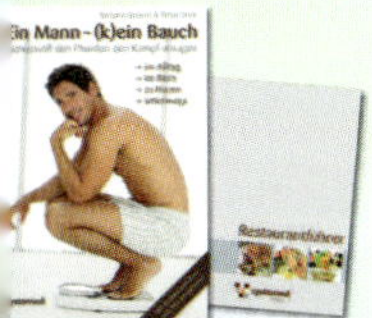

in Mann – (k)ein Bauch

enussvoll den Pfunden den Kampf
nsagen: im Alltag, im Büro, zu Hause
nd unterwegs. Mit Restaurantführer
um Herausnehmen.

arbara Gassert | Petra Linné

78-3-927372-82-5 **15,95 €**

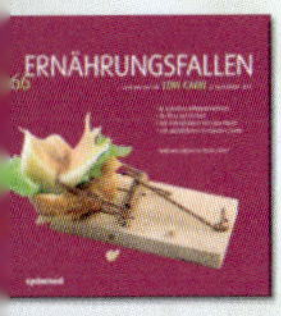

**6 Ernährungsfallen
.. und wie sie mit Low-Carb
u vermeiden sind.**

- in typischen Alltagssituationen
- für Büro und Freizeit
- mit Einkaufsführer im Supermarkt
- mit ausführlichem Restaurant-Guide

arbara Gassert | Petra Linné

78-3-927372-55-9 **15,95 €**

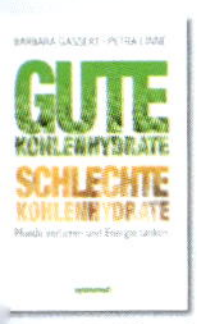

**ute Kohlenhyrate –
echte Kohlenhydrate**

funde verlieren und Energie tanken

arbara Gassert | Petra Linné

78-3-927372-81-8 **12,95 €**

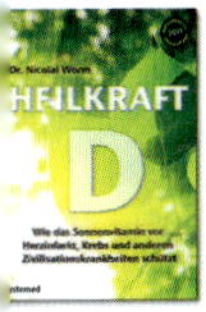

eilkraft D.

Vie das Sonnenvitamin vor Herz-
nfarkt, Krebs und anderen Zivilisations-
rankheiten schützt.

r. Nicolai Worm

78-3-927372-47-4 **15,95 €**

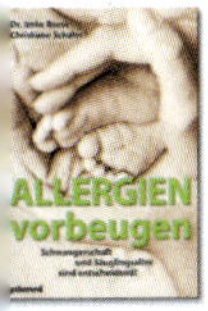

Allergien vorbeugen.

Allergieprävention heute.
chwangerschaft und Säuglingsalter
ind entscheidend!

r. Imke Reese | Christiane Schäfer

78-3-927372-50-4 **14,95 €**

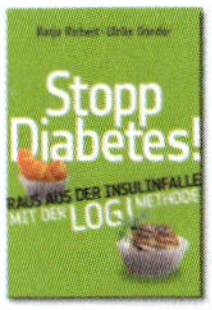

Stopp Diabetes!

Raus aus der Insulinfalle dank
der LOGI-Methode.

Katja Richert | Ulrike Gonder

978-3-927372-56-6 **16,95 €**

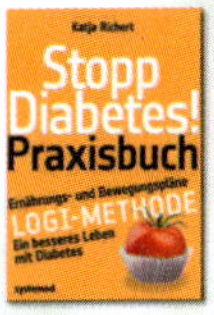

**Stopp Diabetes!
Praxisbuch.**

Ernährungs- und Bewegungspläne.
LOGI-Methode.
Ein besseres Leben mit Diabetes.

Katja Richert

978-3-942772-08-2 **16,99 €**

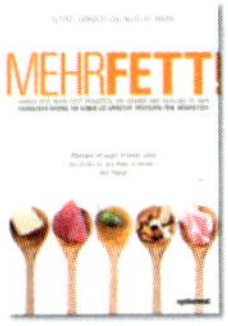

Mehr Fett!

Warum wir mehr Fett brauchen, um
gesund und schlank zu sein.

Ulrike Gonder | Dr. Nicolai Worm

978-3-927372-54-2 **19,95 €**

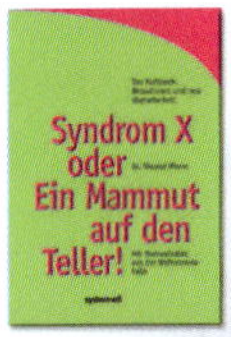

**Syndrom X oder
Ein Mammut auf den Teller!**

Mit Steinzeitdiät aus der Wohlstandsfalle.

Dr. Nicolai Worm

978-3-927372-23-8 **19,90 €**

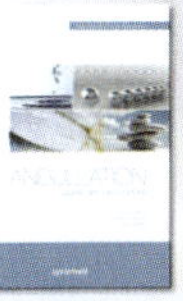

**Andullation
Quelle der Gesundheit**

Einfache Wege gesund zu werden
und zu bleiben

Birgit Frohn | Prof. Dr. Roland Stutz

978-3-942772-20-4 **18,99 €**

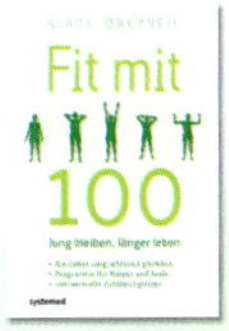

Fit mit 100

Jung bleiben, länger leben

- Ein Leben lang schlank & glücklich
- Programme für Körper und Seele
- 100 wertvolle Ernährungstipps

Klaus Oberbeil

978-3-927372-93-1 **14,99 €**

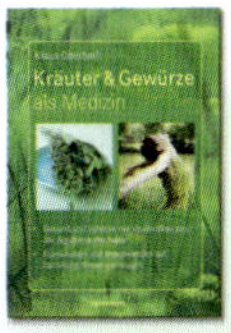

Kräuter & Gewürze als Medizin

- Gesund und schlank mit Vitalkräften aus der Apotheke der Natur.

Klaus Oberbeil

978-3-927372-92-4 **19,95 €**

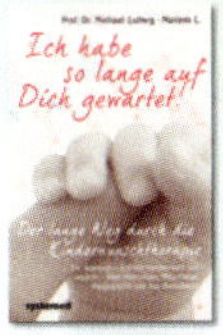

**Ich habe so lange
auf Dich gewartet!**

Der lange Weg durch die Kinderwunsch-
therapie. Ein Tagebuch – ärztlich
kommentiert und ergänzt – über
Hoffnungen, Misserfolge, Wegbegleiter
und das Wunschkind.

Prof. Dr. Michael Ludwig | Maileen L.

978-3-942772-11-2 **15,99 €**

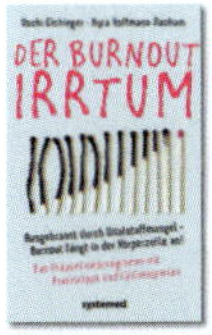

Der Burnout-Irrtum

Ausgebrannt durch Vitalstoffmangel –
Burnout fängt in der Körperzelle an!
Das Präventionsprogramm mit
Praxistipps und Fallbeispielen.

Uschi Eichinger | Kyra Hoffmann-Nachum

978-3-942772-06-8 **19,99 €**

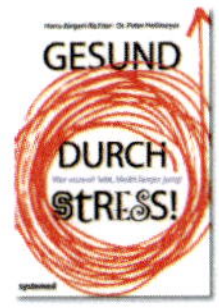

Gesund durch Stress!

Wer reizvoll lebt, bleibt länger jung!

Hans-Jürgen Richter | Dr. Peter Heilmeyer

978-3-927372-42-9 **15,95 €**

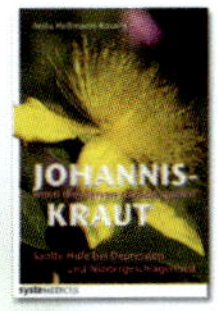

**Johanniskraut.
Wenn die Nerven verrückt
spielen.**

Sanfte Hilfe bei Depression und
Niedergeschlagenheit.

Anita Heßmann-Kosaris

978-3-927372-38-2 **10,95 €**

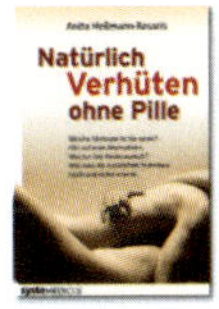

Natürlich verhüten ohne Pille.

Welche Methode ist die beste?
Alle sicheren Alternativen. Was tun bei
Kinderwunsch? Wie man die natürlichen
Techniken rasch und sicher erlernt.

Anita Heßmann-Kosaris

978-3-927372-63-4 **14,95 €**

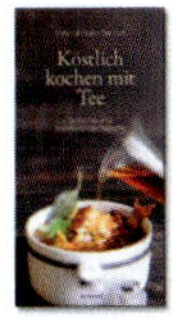

Köstlich kochen mit Tee.

Einfache und inspirierende Rezepte.

Tanja und Harry Bischof

978-3-927372-67-2 **18,95 €**

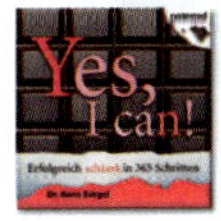

Yes, I can!

Erfolgreich schlank in 365 Schritten.

Dr. Ilona Bürgel

978-3-927372-51-1 **15,00 €**

systemed Verlag
Kastanienstraße 10
D-44534 Lünen
Telefon: 02306 63934
Fax: 02306 61460
faltin@systemed.de

systemed verlag

Impressum

Redaktion: systemed Verlag, Lünen

Umschlaggestaltung: Hauptmann & Kompanie Werbeagentur, Zürich

Satz: A flock of sheep, Lübeck

Fotografie: www.fotolia.de
www.iStockphoto.com
Ralf Meyer, Pirmasens
Labor Pro Immun M, Pirmasens
Labor Biovis, Limburg

Druck: Offizin Andersen Nexö Leipzig, Zwenkau

ISBN: 978-3-942772-06-8

2. Auflage

Haftungsausschluss: Die in dieser Publikation getroffenen Aussagen basieren auf Verfahren der modernen naturheilkundlichen Erfahrungsmedizin, die nicht zu den allgemein anerkannten Methoden im Sinne einer Anerkennung durch die Schulmedizin gehören. Alle getroffenen Aussagen beruhen auf dem Wissen und den Erfahrungen der Autorinnen. Sie wurden von den Autorinnen nach bestem Wissen und Gewissen geprüft und erarbeitet. Dennoch kann eine Garantie nicht übernommen werden. Die Autorinnen weisen darauf hin, dass die Aussagen der Interviewpartner nicht in jedem Falle ihre eigene Meinung wiedergeben. Ebenso sind die empfohlenen Literaturhinweise aus Sicht der Autorinnen lesenswerte, ergänzende Zusatzliteratur. Sie decken sich nicht grundsätzlich mit der Meinung der Autorinnen. Bevor die Leserin/der Leser die Empfehlungen aus diesem Buch anwendet oder weiterempfiehlt, raten die Autorinnen, einen professionell in der Diagnostik und Therapie von Burnout-Syndrom ausgebildeten Therapeuten (Ärztin, Arzt, Heilpraktikerin, Heilpraktiker) aufzusuchen. Dieses Buch soll als begleitende Unterstützung bei Burnout verstanden werden. Das Anliegen der Autorinnen ist vor allem die Prävention. Ferner weisen die Autorinnen darauf hin, dass ärztliche Verordnungen nicht ohne Rücksprache mit dem Arzt abgesetzt oder reduziert werden dürfen. Eine Haftung der Autorinnen für Personen-, Sach- oder Vermögensschäden ist ausdrücklich ausgeschlossen.

systemed
verlag